Letramento

Dados Internacionais de Catalogação na Publicação (CIP)
(Câmara Brasileira do Livro, SP, Brasil)

Letramento : referências em saúde e educação / Ana Paula Berberian,
Giselle Massi, Cristiane C. Mori-de Angelis, [orgs.] . – São Paulo :
Plexus, 2006.

Bibliografia.
ISBN 85-85689-76-5

1. Educação – Finalidades e objetivos 2. Fonoaudiologia 3. Letramento 4. Saúde I. Berberian, Ana Paula. II. Massi, Giselle. III. Mori-de Angelis, Cristiane C.

06-3478   CDD-370.11

Índice para catálogo sistemático:

1. Letramento : Referências em saúde e educação   370.11

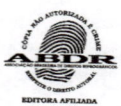

Letramento
Referências em saúde e educação

Ana Paula Berberian

Giselle Massi

Cristiane C. Mori-de Angelis

(organizadoras)

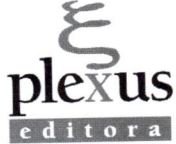

plexus
editora

LETRAMENTO
Referências em saúde e educação
Copyright © 2006 by autores
Direitos desta edição reservados por Summus Editorial

Editora executiva: **Soraia Bini Cury**
Assistente de produção: **Claudia Agnelli**
Capa: **Ana Lima**
Diagramação: **Acqua Estúdio Gráfico**
Fotolitos: **Casa de Tipos**

Plexus Editora
Rua Itapicuru, 613, 7º andar
05006-000 São Paulo SP
Fone (11) 3862-3530
Fax (11) 3872-7476
http://www.plexus.com.br
e-mail: plexus@plexus.com.br

Atendimento ao consumidor:
Summus Editorial
Fone (11) 3865-9890

Vendas por atacado:
Fone (11) 3873-8638
Fax (11) 3873-7085
vendas@summus.com.br

Impresso no Brasil

Sumário

Prefácio

A fonoaudiologia esteve, de início, fortemente direcionada por um olhar medicalizador e por uma perspectiva de intervenção clínica fundada no pressuposto da "cura" pelos caminhos mecânicos da tríade estímulo-resposta-reforço.

Esse panorama tem passado por mudanças radicais nas últimas décadas. Nesse processo, a fonoaudiologia se beneficiou intensamente de suas interações com a psicanálise e, em especial, com a lingüística.

Dessa última nasce, por exemplo, a preocupação em reconhecer a linguagem verbal em sua complexidade (sem reduzi-la a fenômenos de superfície) e olhá-la por um recorte discursivo e não apenas formal. Se isso trouxe melhor compreensão dos fenômenos da oralidade (e, por conseqüência, fundamentos mais seguros para a prática clínica), começa agora a trazer seus resultados também para melhor compreensão dos fenômenos da escrita e, por conseguinte, um horizonte mais adequado às eventuais intervenções clínicas.

E este livro, *Letramento: referências em saúde e educação*, organizado por Ana Paula Berberian, Giselle Massi e Cristiane C. Mori-de Angelis, é prova cabal desses novos direcionamentos.

A maioria dos capítulos foi escrita por fonoaudiólogas vinculadas a diferentes instituições universitárias, o que lhe dá a riqueza da diversidade de pontos de observação e pesquisa. O livro se enriquece com o olhar multidisciplinar na medida em que inclui capítulos de autoria de profissionais das áreas de letras e psicologia.

As autoras dos diversos capítulos aprofundam as discussões teóricas que envolvem a conceitualização da escrita (em especial a rica temática do letramento) e as complexas relações entre esta e a linguagem oral. Tiram daí orientações consistentes para o enfrentamento de situações-problema que emergem na educação básica em geral, na educação de surdos, no trato de sujeitos afásicos e na formação de profissionais.

O livro está dividido em treze capítulos. No primeiro, as organizadoras denunciam, com pertinência e propriedade, o olhar que naturaliza e individualiza os chamados distúrbios de leitura e escrita e desconsidera as suas determinações sociais, culturais e ideológicas. Por aí, o diferente se torna patológico e o profissional da saúde, limitado por esse olhar, acaba por imputar às crianças com manifestações gráficas desviantes de um certo padrão uma incapacidade lingüística. Com isso, essas crianças são desqualificadas, *a priori*, das possibilidades de se constituírem como sujeitos da e na linguagem, configurando trajetórias de sofrimento e traumas que reiteram a exclusão social.

No segundo capítulo, Ana Paula Berberian e Giselle Massi relatam um projeto institucional composto por um conjunto de pesquisas que visa formular conhecimentos capazes de superar abordagens fonoaudiológicas clínicas e institucionais, que tomam processos de aquisição da linguagem escrita por meio de um recorte organicista e maturacional. Essas abordagens atribuem, exclusivamente, aos aspectos perceptuais e cognitivos dificuldades apresentadas por um número significativo de crianças em relação a essa modalidade de linguagem, deixando de considerar as dimensões sociais e culturais que tornam restrito e desigual o acesso à linguagem escrita.

As autoras reiteram a importância de as intervenções fonoaudiológicas clínicas e institucionais voltadas à linguagem escrita serem conduzidas a partir da compreensão das práticas sociais de leitura e escrita, o que pressupõe que a ação do fonoaudiólogo se realize não só com e sobre a criança, mas também com e sobre as instituições familiares e educacionais. Para isso, essas pesquisas passaram a incluir relatos orais de história de vida das mães (quanto às suas próprias experiências de leitura e escrita) das crianças sob acompanhamento clínico. Esses relatos permitem alterar a consciência que essas mães têm de si como leitoras e escritoras, desestabilizando visões e expectativas negativas que elas têm acerca dos processos de aquisição da leitura e escrita de seus filhos, condição para outorgarem a si e a eles a possibilidade de ocupar o lugar de sujeitos da linguagem escrita.

Miriam Aparecida Graciano de Souza Pan, no terceiro capítulo, faz, a partir de sua experiência de formadora de psicólogos escolares, uma ampla reflexão sobre a complexa inserção das crianças na cultura letrada por meio da escola. Realiza uma densa revisão crítica das questões teóricas que envolvem a alfabetização, o letramento e a construção escolar da subjetividade. Nesse contexto, analisa o caso de uma aluna do ciclo básico que era apontada pela professora como uma das que apresentavam problemas de leitura e escrita. A análise vai desvelando a força dos efeitos de sentido do discurso pedagógico sobre a experiência que a criança tem de si mesma na escola e pode representar a forma de recusa e de denúncia ao modo como alfabetizamos nossas crianças, oferecendo-lhes apenas um caminho com um centro bem delimitado e margens infinitas: a normalidade e o sucesso; e nas bordas, a anormalidade e o insucesso.

No quarto capítulo, Sueli Fernandes discute a questão do letramento dimensionando-a na educação bilíngüe de surdos. Mostra a complexidade posta pela surdez e os desafios para se garantir as mesmas oportunidades educacionais e sociais aos alunos surdos e não-surdos. Defende que se tome a língua de sinais como o eixo articulador do letramento na educação de surdos. Por um lado, será preciso promover práticas que permitam a aquisição e o desenvolvimento da língua de sinais como primeira língua; por outro, será preciso discutir as implicações do aprendizado da língua portuguesa, como segunda língua, a partir de sua modalidade escrita (sem, portanto, referências lingüísticas auditivas) e por meio da mediação da língua de sinais, a fim de que o aprendiz a compreenda como um novo sistema simbólico cuja apropriação lhe permitirá estabelecer novas relações de significado com seu meio social.

Neusa Amorim Fleury Machado e Ana Paula Fadanelli Ramos relatam, no quinto capítulo, uma pesquisa que realizaram com fonoaudiólogos da região Sul do Brasil, docentes dos cursos de graduação, a propósito de sua visão sobre a relação oralidade–escrita. Fazem uma extensa e cuidadosa resenha crítica das teorias que tratam dessa relação e mostram as dessintonias ainda fortes entre concepções e procedimentos clínicos.

Assumindo uma concepção enunciativo-discursiva de linguagem e de letramento, no sexto capítulo, Ana Paula Santana e Heloísa Macedo discutem dois casos de sujeitos afásicos por seqüelas de acidente vascular cerebral. Argumentam as autoras que os procedimentos clínicos fonoaudiológicos

com a escrita nas afasias devem levar em conta que os afásicos, embora tenham tido sua capacidade de ler e escrever
modificada pelo acidente, não deixaram de ser sujeitos de
linguagem. Assim, não se trata de realfabetizá-los, mas de en-
volvê-los em atividades significativas com a escrita.

No sétimo capítulo, Claudia Campos Machado Araújo
e Cristina Broglia Feitosa de Lacerda retomam a concepção
vygotskiana das esferas simbólicas da linguagem (compreendidas como abarcando os gestos, os desenhos, os jogos, as
brincadeiras, a literatura infanto-juvenil e a dramatização).
Relatam o atendimento clínico de dois meninos surdos, usuários tardios de Libras e em vias de aprender o português na
modalidade escrita. Mostram como um trato fundado na concepção vygotskiana pode ser um caminho propiciador da
emergência e aquisição de leitura e escrita para crianças surdas; permitir a reflexão sobre os signos; favorecer a articulação entre a língua e os recursos expressivos e alcançar sua
inserção no contexto social e cultural como sujeitos que produzem linguagem e por ela estão circunscritos.

Ana Cláudia Balieiro Lodi apresenta, no oitavo capítulo, um estudo que realizou, apoiando-se num conceito abrangente de letramento e em concepções oriundas de reflexões
bakhtinianas, com surdos adultos. Seu objetivo era compreender as práticas de leitura desenvolvidas por eles quando
na relação com textos escritos em português a partir de relações discursivas em Libras. Balizaram o estudo, desenvolvido
por meio de oficinas de leitura, os seguintes questionamentos:
como, a partir da interdiscursividade constitutiva da Libras,
estabelecer uma relação com a interdiscursividade constitutiva da escrita em português? E como, dada a materialidade
distinta das duas línguas, possibilitar o estabelecimento de
relações dialógicas entre os surdos e a língua portuguesa es-

crita e, dessa forma, lidar com a língua a partir de sua heterogeneidade e polissemia?

As oficinas se organizaram como espaços bilíngües.
Desse modo, a Libras não precisou ser submetida ao português e transformou-se, no e pelo grupo, em linguagem, lugar de significação e construção de sentidos. Isso permitiu
que os sujeitos compartilhassem conhecimentos, trocassem
informações sobre o(s) tema(s), mas, principalmente, levou-
os à reflexão e compreensão dos diversos discursos presentes
no texto e em circulação no grupo. Com isso, os sujeitos surdos desenvolveram uma leitura dialógica dos textos que pôs
em jogo os conhecimentos e as vivências de cada um e os temas enfocados na leitura, estabelecendo uma corrente contínua de enunciados que se relacionavam e se entrelaçavam.

A formação dos profissionais emerge como tema do
nono capítulo. Sua autora, Lucila Pastorello, relata o modo
como organizou sua atividade formadora de modo que valorize a formação humanística dos futuros profissionais e assim
contribua, pela ativação das singularidades, para a humanização dos serviços de atenção à saúde. Pastorello incluiu, na-
quela atividade formadora, a prática de leitura como elemento
da produção de subjetividade dos profissionais. Os estudantes eram chamados a agir como mediadores de leitura entre
livro e crianças sob acompanhamento clínico. Nesse processo, descobriam-se leitores e abriam-se para a dimensão humanística, fundamental para sua formação e atuação.

No décimo capítulo, Patrícia Prado Calheta relata oficinas de linguagem realizadas num Centro de Saúde do ABC
paulista voltadas para crianças e envolvendo pais e fonoaudiólogos. Tais oficinas foram concebidas como espaços privilegiados de interlocução buscando produzir efeitos significativos na relação estabelecida entre o sujeito e a linguagem. A

partir delas, a autora critica práticas tradicionais, como os chamados grupos de reforço ou de estimulação, que apenas contribuem para a manutenção do sintoma fonoaudiológico manifesto na escola, responsabilizando a criança pelo aparecimento de sua doença.

Maria Cecília Bonini Trenche e Clay Rienzo Balieiro, no décimo primeiro capítulo, abordam uma das principais questões que envolvem a criança surda e a clínica fonoaudiológica: a produção de sentidos na leitura e escrita de textos, em especial os problemas postos pela polissemia e pela mobilidade semântica. Mostram como a perspectiva tradicional centrada em expor o aluno à língua e apenas preocupada com a recepção da língua como um repertório (sem se voltar para os processos geradores de sentido) mais criam problemas do que conseguem resolvê-los.

No décimo segundo capítulo, Ana Cristina Guarinello revisita, por meio de uma ampla revisão crítica, as dificudades do surdo com a língua portuguesa escrita, criticando as abordagens que tomam a escrita como mero código (e não como um conjunto de práticas sociais significativas contextualizadas). Relata, então, um caso de amadurecimento da produção textual de uma pessoa surda, ocorrido durante acompanhamento clínico fundado no reconhecimento da construção da escrita como um processo no qual o produtor do texto e o leitor-mediador devem interagir para negociar os sentidos do texto; assim, o outro interpreta o texto e juntamente com o sujeito constrói a coerência e a coesão.

Argumenta a autora que, por meio do trabalho na clínica fonoaudiológica realizado com sujeitos surdos, percebe-se que mais do que olhar para a escrita de "surdos", devemos olhar para as manifestações escritas de pessoas que, em suas singularidades, constroem representações próprias sobre o funcionamento da língua portuguesa como resultado de suas próprias interações sociais com essa língua. E termina por sugerir que as atividades com a escrita devem privilegiar a dimensão discursiva da linguagem, envolvendo a interação professor/aluno: o professor deve ser o orientador, o mediador, o parceiro e o cúmplice na construção dessa língua, deixando o sujeito surdo livre para formular hipóteses até que chegue à escrita convencional socialmente valorizada.

O décimo terceiro capítulo encerra o livro com uma interessante reflexão feita por Lucia Masini com base no conceito de "ressonância dialógica" de Bakhtin. A autora explora as conseqüências desse conceito para a construção de uma prática clínica fonoaudiológica em que o profissional é sensível aos dizeres do paciente e não quer simplesmente "dominar" o diálogo, desconsiderando o paciente como efetivo interlocutor.

Como se pode observar, o livro tem uma forte unidade conceitual, seja a propósito da linguagem, seja a propósito da escrita e do letramento, seja, ainda, nas conseqüências que daí tira para a intervenção profissional da área da saúde e/ou da educação.

Essa unidade lhe dá força e representa uma importante contribuição ao debate teórico e ao desenvolvimento de práticas educacionais e clínicas que superem criticamente os equívocos de uma perspectiva muito estreita da escrita e dos problemas que envolvem seu domínio pleno em nossa realidade social.

Carlos Alberto Faraco
Professor titular (aposentado) de Lingüística
da Universidade Federal do Paraná

Violência simbólica nas práticas de letramento

Ana Paula Berberian
Cristiane C. Mori-de Angelis
Giselle Massi

Introdução

Optamos por iniciar as discussões propostas neste livro pela explicitação de nossas inquietações e preocupações que direcionam os conhecimentos e procedimentos produzidos em torno de questões que envolvem práticas de letramento encaminhadas, de maneiras distintas e desiguais, em nossa sociedade.

Nesse sentido, este texto, de caráter introdutório e denunciativo, marca a posição política e ética que pretendemos construir em torno de abordagens que objetivam modos de participação e usos significativos da linguagem escrita. Tal posição está assentada no entendimento de que as precárias condições de leitura e de escrita, apresentadas por parcela significativa da população brasileira, retratam uma história de injustiças e desigualdades sociais. Chamamos atenção para o fato de que essa história não pode ser reduzida a um cenário ou a pano de fundo de nossas reflexões, da qual, uma vez admitida, estamos autorizados a descolar as experiências singulares de leitura e escrita vividas pelos sujeitos. Para além das considerações preliminares de estudos que tratam dos chamados distúrbios de leitura e escrita, há de persistir e de fazer ecoar a consciência de que tais distúrbios referem-se a uma problemática de dimensões sociais, com base nas quais são constituídas as condições materiais e subjetivas que têm historicamente limitado as possibilidades de sujeitos de diferentes idades, sexos, níveis de escolaridade e regiões fazerem uso efetivo da linguagem escrita.

Ressaltamos ainda que a compilação dos textos presentes neste livro deve-se ao fato de seus autores estarem sintonizados com uma dimensão social e crítica na forma de analisarem eventos de letramento e, portanto, de encaminharem atividades de leitura e de escrita, quer vinculadas ao contexto clínico, quer atreladas a outros contextos sociais, tais como escola e família.

Práticas de normatização da linguagem: uma história de exclusão

Se procuramos extrair um significado comum e mais geral dos desencontros apontados, surpreenderemos a dialética de um complexo formado de tempos sociais distintos, cuja simultaneidade é estrutural, pois estrutural é a sua contradição. O olho do colonizador não perdoou, ou mal tolerou, a constituição do diferente e a sua sobrevivência [...] Sempre uma cultura ou um culto vale-se de sua posição dominante para julgar a cultura ou o culto do outro. A colonização retarda, também no mundo dos símbolos, a democratização.

(BOSI, 1998, P. 62)

Mediante evidências históricas que deflagram os mecanismos de exclusão, assimilação e aculturação, processados na e a partir da linguagem, dirigidos a diferentes grupos sociais que compunham e compõem a sociedade brasileira, torna-se fundamental questionarmos abordagens educacionais e clínicas que desqualificam e avaliam como patológicas diferentes formas e processos de fala e de escrita apresentados por um número expressivo de brasileiros.

Estudos impulsionados pela preocupação com o caráter discriminatório (re)produzido por práticas de linguagem, desenvolvidas nas diferentes esferas sociais, têm analisado de que modo medidas de normatização da linguagem vêm participando ativamente, desde as primeiras décadas do século XX, da imposição não só de uma norma lingüística, como também de crenças, comportamentos, valores e tradições subjacentes à projeção de interesses de determinados grupos sociais (Bagno, 1999; Berberian, 1995 e 1999; Orlandi & Souza, 1988; Gnerre, 1991; Faraco, 1991).

Berberian (1999) explicita como esse processo vem resultando numa violência simbólica sem precedentes na nossa história, processada na e pela linguagem oral e escrita. Tal estudo nos permite compreender como a imposição de uma variante lingüística como a única correta e legítima, longe de contribuir para a sua expansão, tem implicações preconceituosas e excludentes.

É preocupante notar como, historicamente, tem predominado a noção de que para abordar questões relativas à linguagem não é preciso analisar suas determinações culturais, sociais e ideológicas, bastando, por meio de instrumentais e critérios objetivos e, portanto, pretensamente científicos, descrevê-la, mensurá-la e normatizá-la. Influenciados por essa posição, grupos de fonoaudiólogos, de psicólogos, de psicopedagogos, de educadores, entre outros profissionais, optam por abordar a linguagem com base nas condições psicofisiológicas de quem fala e de quem escreve, tendo como ponto de partida e de chegada a norma lingüística.

Entendemos que a atuação de profissionais envolvidos com a linguagem escrita e com seus ditos distúrbios somente concorrerá para uma ação consciente se for encaminhada para contrapor práticas lingüísticas que participam das formas de seletividade e exclusão sociais, ou seja, que desvelem as dimensões ideológicas e históricas aí relacionadas. Tal atuação deve estar comprometida com a explicitação de questões essenciais, dentre as quais destacamos: interesses e critérios com base nos quais são estabelecidas convenções na fala e na escrita; determinantes culturais, históricos e econômicos envolvidos com as variedades lingüísticas; motivos pelos quais, dentre as inúmeras variedades, apenas uma é considerada correta e assume prestígio social; desiguais práticas de letramento em que estão inseridos os diferentes grupos sociais.

Se essas questões parecem, ainda, sucumbir à lógica que pretende naturalizar e associar a noção de incompetência lingüística (entendida como uma realidade individual e inerente aos sujeitos e suas famílias) às precárias condições de vida de parte expressiva da população brasileira, podemos apreender que outras vozes insistam em confrontá-la.

Trata-se de superar as desigualdades de acesso à linguagem, de deflagrar os valores construídos em torno dos diferentes modos de fala e de escrita, de centrar nossas preocupações em torno das condições de domínio e uso da linguagem. Tais questões devem ser entendidas à luz dos conflitos socioculturais sob os quais se constituem, e não pelos filtros da estereotipia e do preconceito.

Preconceitos processados na e pela linguagem escrita

Ao longo de nossa experiência clínica e institucional, são recorrentes e preocupantes as situações em que familiares e educadores nos procuram para avaliar e tratar crianças que, por apresentarem manifestações gráficas desviantes do padrão, são consideradas portadoras de distúrbios de leitura e escrita. Educadores e terapeutas identificam uma demanda por um atendimento especializado a tais crianças, uma vez que, ao tomarem tais manifestações como sintomáticas e atribuírem suas causas a deficiências inerentes à criança e/ou a seus familiares, sentem-se autorizados a tratá-las como uma realidade patológica.

É com perplexidade que deparamos com crianças fragilizadas e inseguras em relação às suas possibilidades de adquirir, efetivamente, tal modalidade de linguagem. Sentimentos de incompetência, de ignorância e de inferioridade podem ser apreendidos, recorrentemente, nos discursos e nas posturas de tais crianças, bem como de seus familiares, anunciando um destino perverso, porém aparentemente lógico e inevitável, marcado pelo seu fracasso escolar e social.

Se crianças ditas normais estão predestinadas a aceitar sua condição de maus leitores e escritores, aquelas portadoras de limitações orgânicas, perceptuais e/ou motoras, uma vez consideradas de alto risco para desenvolver distúrbios de leitura e escrita, devem resignar-se diante de tal destino.

Essa perplexidade se acentua ao evidenciarmos que tal visão, ao ecoar com força nos discursos e nas experiências vividas por tais crianças e seus familiares, não só representa uma voz constitutiva do senso comum acerca de tal problemática, como também é reiterada e legitimada por profissionais que atuam com práticas de leitura e escrita nos campos da educação e da saúde. De acordo com Massi (2004), alunos que não seguem a linearidade curricular proposta pelo sistema educacional são previamente rotulados pelo professor como portadores de alguma dificuldade ou disfunção. Nessa situação de pré-diagnóstico, a escola procura envolver a família, convocada a perceber a criança como "problemática". Tal avaliação é, na maioria das vezes, confirmada por profissionais da área da saúde, segundo metodologias que não levam em conta as condições interacionais e discursivas de uso da linguagem.

Nessa medida, podemos acompanhar que discursos que constituem um saber sobre o desenvolvimento da linguagem dessas crianças, em vez de contribuírem para o domínio e uso efetivo da escrita, são formulações preconceituosas que imputam a elas uma experiência de fracasso escolar, muitas vezes mesmo antes de elas ingressarem na escola. Tal saber, assentado na máxima de que a aquisição da linguagem escrita depende do bom funcionamento do corpo, traduz-se na forma de amarras e impossibilidades. Embora reducionista e descritivo, o saber individualista e organicista da linguagem impõe de forma decisiva seus sentidos, porque estão recobertos por uma aura de autoridade científica.

Projeções negativas em torno do percurso que grupos de crianças estariam predestinados a trilhar e previsões de que deficiências e alterações devem fazer parte desse percurso reduzem processos de aquisição da leitura e escrita à constituição e/ou à confirmação de problemas precocemente anunciados. Tal armadilha é, sem dúvida, um dos principais problemas vividos pelas crianças ao longo desse processo, bem como por aqueles que participam de sua vida. A expectativa negativa reduz as possibilidades de domínio da leitura e escrita, o que pode resultar em produções escritas avaliadas como pouco elaboradas e com problemas formais, fato esse que, ironicamente, pode ser avaliado como a materialização do problema, já anunciado. É como se o distúrbio de leitura e escrita pudesse, a exemplo de determinados problemas orgânicos, ser avaliado precocemente. A exemplo do que hoje é possível – em razão dos avanços tecnológicos – em casos de perdas auditivas ou de síndromes, enfim, de problemas que às vezes podem ser identificados antes mesmo do nascimento das crianças, medidas para antecipar o diagnóstico e estimular precocemente habilidades consideradas pré-requisitos para o desenvolvimento da linguagem escrita têm sido o foco de atenção de grupos de educadores, médicos e terapeutas.

Há de se questionar o diagnóstico precoce que passa a ter um papel decisivo nas formas de avaliar e tratar os chamados problemas de leitura e escrita, uma vez que é cada vez mais recorrente o fato de crianças com idades entre cinco e oito anos serem avaliadas, entre outras classificações, como: pré-disléxicas, disléxicas, disgráficas, disortográficas, portadoras de distúrbios de aprendizagem e de leitura e escrita (Massi, 2004; Massi *et al.*, 2003). Há de se questionar as implicações objetivas e subjetivas que imputam a tais crianças a noção de incompetência lingüística, quando elas estão apenas no início do processo de construção da leitura e da escrita.

Diferentemente dos benefícios decorrentes de tais avanços, a avaliação precoce de distúrbios de leitura e escrita tende a se constituir como fator desfavorável aos processos que envolvem o domínio da leitura e escrita por parte da criança. É um equívoco supor que as condições inadequadas de leitura e escrita contabilizadas e apresentadas por parcela significativa da população decorrem de problemas inerentes aos sujeitos, os quais podem ser tratados independentemente da natureza das relações que, nos contextos em que tais sujeitos estão inseridos, são estabelecidas com a leitura e a escrita.

Em outras palavras, posições que, aprioristicamente, preconizam que crianças vão apresentar deficiências na aquisição da linguagem escrita, em vez de ampliar, restringem as possibilidades de efetivação de tal processo. Afirmamos que nada pode ser mais antiterapêutico, antieducativo e antidemocrático que a desqualificação das possibilidades que as crianças, na sua esmagadora maioria, têm em se constituírem como sujeitos da e na linguagem.

Aprisionadas por uma lógica excludente e preconceituosa, crianças têm introjetado uma imagem e uma consciência de si como de maus leitores/escreventes. Enfim, experiências com a linguagem escrita marcadas pelo estigma do erro, do desvio e da incompetência balizam de forma negativa a construção da linguagem escrita, configurando trajetórias de sofrimento e de traumas (Massi, 2004; Garcia, 2004; Dauden & Mori-de Angelis, 2004). Não se trata, pois, de uma problemática que se resolve, aos moldes de uma lógica individualista e organicista, com base na detecção e descrição de deficiências individuais e na elaboração de programas de estimulação. Antes, a resolução dessa problemática passa por uma mudança no olhar dos envolvidos – pais, educadores, fonoaudiólogos, pedagogos, psicólogos, psicopedagogos, sob dois aspectos: o processo de construção da linguagem escrita e a relação dessa modalidade de linguagem com a oralidade.

Quanto à construção da linguagem escrita, é de considerar que esse processo se dá em duas dimensões francamente interligadas: a escolar e a familiar. A construção da linguagem escrita, ou, mais precisamente, a constituição do letramento pode ter início nas práticas de interação familiar ainda mediatizadas pela oralidade (Rojo, 1998). Nessas práticas, a linguagem escrita pode ser recortada, significada e alçada à condição de objeto culturalmente relevante e privilegiado. Assim, a criança tem a oportunidade de (re)conhecer, precocemente, o que é a escrita, para que ela serve, como e em que situações ela é usada ou quem a utiliza. Essa criança pode, ainda, participar de práticas de escuta da linguagem escrita oralizada, ou seja, os adultos lêem para ela e, nesses eventos de letramento, ela acessará a linguagem escrita e poderá compreender a escrita "como um outro modo de falar" (Lemos, 1988).

Os portadores de textos, variados em tipos e em quantidade, não só compõem o ambiente físico das crianças (quartos com placas, livros, revistas, cartazes, CD, DVD, gibis, quadros etc.), mas são tomados como objetos com os quais se brinca: as atividades lúdicas incidem sobre os objetos portadores de textos com a mesma intensidade e regularidade com que ocorrem com os brinquedos tradicionais, e é desse modo que os primeiros transformam-se em objetos de prazer e divertimento. Crianças que brincam de ler e escrever podem assumir, desde cedo, o lugar de quem sabe e pode ler e escrever, e assim têm a chance de construir com a linguagem escrita uma relação prazerosa, significativa e relevante do ponto de vista social e cultural.

Quando essas crianças chegam à escola, já dominam boa parte dos conhecimentos necessários ao aprendizado formal. Utilizam-se da chamada variedade lingüística padrão ou "norma culta"; (re)conhecem os portadores de textos, seus usos e funções; detêm as competências básicas para as práticas de escuta de textos orais e escritos e, por conhecerem ou mesmo dominarem a fala letrada, acedem à linguagem escrita de maneira "natural", sem problemas ou dificuldades.

Referimo-nos, pois, aqui, a crianças que advêm de famílias que podem usar a linguagem escrita para exercer as mais variadas funções da linguagem, desde aquelas em práticas ligadas à organização espaciotemporal (preenchimento de cheques, agendas, recados, uso de mapas, guias, agendas) até o uso ligado a construção, transmissão e perpetuação do conhecimento. Inclui-se, também, nesse cenário, o uso da linguagem escrita para o entretenimento, a diversão e o lazer, além do exercício profissional. Podemos acompanhar que famílias com tal exercício letrado tendem a pertencer a classes socioeconômicas mais favorecidas. Embora não exista uma determinação absoluta entre classe socioeconômica e grau de letramento, é inegável a correlação entre esses termos. O acesso a bens culturais – livros, revistas, internet, cinema, teatro, exposições, viagens – é, ainda, em nossa sociedade, exclusivo das classes de maior poder aquisitivo, haja vista que as políticas de acesso e distribuição desses bens aos grupos socioeconomicamente desfavorecidos são precárias e insipientes.

Tal cenário socioeconômico cultural contribui de forma decisiva para que se encontre, na outra ponta, a correlação positiva entre desfavorecimento socioeconômico e baixo grau de letramento. A falta de oportunidade para a escolarização formal, a impossibilidade de aquisição de bens culturais e a dificuldade de inserção nos espaços de construção e circulação desses mesmos bens acabam por determinar uma realidade cruelmente paradoxal: as famílias de baixo grau de letramento não dispõem dos bens simbólicos necessários à inserção no mundo letrado e, dentre esses bens, a variedade padrão da língua é, sem dúvida, o mais poderoso deles.

Cabe, ainda, apontar para o fato de que as dificuldades e os chamados distúrbios de leitura e escrita, definidos como uma das principais causas do fracasso escolar, não atingem exclusivamente os indivíduos "carentes". Pessoas inseridas no sistema particular de ensino, apesar de não sofrerem carências socioeconômicas, não estão livres de ser consideradas portadoras de problemas de aprendizagem/linguagem. É significativo o número de crianças envolvidas na rede particular de ensino que buscam sanar dificuldades de leitura e escrita em clínicas fonoaudiológicas. Enfim, crianças de diferentes classes socioeconômicas acabam por alfabetizar-se tecnicamente, ou seja, são capazes de codificar e decodificar o sistema lingüístico, mas encontram dificuldades em interpretar o que lêem, assim como em assumir papel de autoria de seus textos.

Se problemas lingüísticos, em geral, estão associados a condutas educacionais, desenvolvidas no sistema de ensino tanto público quanto privado, que reduzem a linguagem a instrumento de comunicação e a escrita à transcrição da oralidade, chamamos atenção para as distintas implicações sub-

jetivas e objetivas que sofrem as crianças consideradas portadoras de distúrbios de leitura e escrita provenientes de grupos socioeconômicos diferentes.

Na ânsia de impedir que seus filhos perpetuem as precárias condições de vida a que grupos sociais estão submeti-
dos, crianças são encaminhadas às escolas para que, lá, adqui-
ram os bens de que precisam para ascender socialmente. A
mobilidade social desejada é, no entanto, um mito: a escola
espera, desde sempre, que tais crianças dominem o que ela
teria de ensinar. As crianças vão para a escola para aprender
tudo, incluindo "falar", mas quando lá chegam são marginalizadas e discriminadas porque não dominam a variedade lingüística esperada. Como não a dominam, não compreendem
o que o professor explica, não interpretam os textos que lêem, não escrevem "corretamente", posto que escrevem como falam e, então, são consideradas incapazes; crianças problemáticas que não têm as condições cognitivas e lingüísticas
necessárias para aprender. A escola as expulsa sempre. O que
varia, apenas, é a quantidade de anos que resistem à miríade
de discriminações de que são vítimas. Uma vez fora da escola, tendem a viver relações de trabalho de exploração e de ex-
propriação material e simbólica como seus pais.

Para essas crianças, dominar a linguagem escrita não é
um processo natural: ao contrário, demanda um longo tempo para que compreendam o que é a linguagem escrita, qual
a sua natureza, quais os seus usos e funções e quais suas in-
serções nas diferentes práticas sociais. Demanda, ainda, que
compreendam as intricadas relações entre o seu modo de falar e aquele que parece refletido pela língua escrita. Para essas
crianças, de fato, parece haver uma oposição entre a naturali-
dade da "aprendizagem" da linguagem oral e a artificialidade
da aprendizagem da linguagem escrita.

A aprendizagem da linguagem escrita não é, no entanto, necessariamente um processo artificial e secundário em relação à linguagem oral, como sustentam os muitos modelos teóricos que apostam na precedência da oralidade em relação à escrita. Para aquelas crianças cujo perfil de letramento permitiu o contato precoce com a leitura, a escrita e a fala letrada, "aprender" a ler e a escrever é tão comum quanto "aprender" a falar e ouvir. Assim, para essas últimas, a relação entre oralidade e escrita é, como apontou Scarpa (1987), um processo de continuidade, enquanto para as primeiras trata-se de um processo de ruptura.

Compreender a relação entre oralidade e escrita como "continuidade" ou "ruptura" leva-nos ao segundo ponto dessa discussão, qual seja, as formas de relação da linguagem escrita com a linguagem oral. Boa parte das dificuldades imputadas às crianças tem a ver com essas relações, ou, mais precisamente, com a incompreensão de tais relações. Em primeiro lugar, é necessário reconhecer que há diferentes níveis de relação entre oralidade e escrita, desde o gráfico até o discursivo. Em segundo lugar, é preciso compreender que, embora as relações no nível gráfico sejam mais facilmente apreensíveis, não são elas que, de fato, respondem pelas capacidades necessárias ao pleno exercício da leitura e da escrita.

Defenderemos, pois, aqui, o ponto de vista segundo o qual, para ler e escrever com proficiência, criticidade e, principalmente, autonomia, faz-se necessário dominar a estrutura e a discursividade dos gêneros escritos, e que limitar as supostas dificuldades das crianças a uma incompreensão do modo como a escrita representa a oralidade denuncia, por parte de educadores e demais profissionais, um profundo desconhecimento da natureza da linguagem escrita.

Como já apontamos em trabalho anterior (Dauden & Mori-de Angelis, 2004), a linguagem escrita pode ser apreendida apenas como um *escrito*, e, nesse caso, tomada em sua dimensão gráfica, ou, ainda, pode ser vista como *escrita*, e, então, ser compreendida em sua dimensão discursiva.

No primeiro caso, priorizam-se as relações que regem a conversão grafofonológica, e, assim, a percepção de uma relação direta, e até transparente, entre as letras da escrita e os sons da fala é soberana. No entanto, embora não se possa negar o nível gráfico de um sistema alfabético, como é o caso do português, a consideração pela dimensão discursiva permite um redirecionamento no olhar tanto para o processo de "aprendizagem" da linguagem escrita quanto para os chamados distúrbios de leitura e escrita. Ao convocar o *discurso escrito*, obriga-se à consideração pela situação de produção da linguagem escrita, e, desse modo, a suposta relação biunívoca entre oralidade e escrita dá lugar a uma outra mais complexa.

A consideração pela linguagem escrita, em lugar da escrita da linguagem, permite, assim, que os textos, como unidades concretas em que se realizam os gêneros discursivos, sejam entendidos em sua relação com a situação de produção que os engendrou. Situações cotidianas, em que os interlocutores guardam uma relação de familiaridade e um alto grau de conhecimento compartilhado, geram textos cujo funcionamento à moda do diálogo pode ser considerado poligestionado (cf. Schneuwly, 1994). A sintaxe e um repertório de palavras que sofrem influência de uma tradição oral são característicos de textos que podem ir desde o bilhete e a lista até o bate-papo entre amigos ou as compras cotidianas. Bakhtin (1992) irá afirmar que tais textos são gêneros primários, regulados e utilizados em esferas sociais privadas.

Por sua vez, situações em que os interlocutores guardam uma relação hierárquica mais definida e um grau de conhecimento compartilhado variável geram textos cujo funcionamento é monogestionado (cf. Schneuwly, 1994). Aqui os textos são à moda do monólogo, e seu enunciador é o responsável pela gestão do que é dito e do como é dito. A sintaxe complexifica-se e o repertório lexical torna-se denso e especializado. A palestra, a entrevista do especialista, o editorial ou o romance seriam bons exemplos desses textos que, segundo Bakhtin (1992), são gêneros secundários, ou seja, ligados a instituições sociais como a ciência, a imprensa ou a literatura.

Assim, a oposição entre gêneros primários e secundários dilui e pulveriza uma relação simplificada entre oralidade e escrita: não há textos orais e textos escritos simplesmente; em seu lugar, há gêneros primários e secundários que podem, ambos, ser orais ou escritos.

Dessa forma, a atribuição de diversas dificuldades de leitura e escrita àquelas crianças estigmatizadas por suas condições orgânicas, culturais e, principalmente, lingüísticas apóia-se fortemente e, na verdade, sustenta-se por uma visão estrutural da língua escrita, na qual o *escrito* se sobrepõe à *escrita*. Assim, pode-se falar em pré-requisitos motores, perceptuais e cognitivos e, conseqüentemente, culpabilizar a criança por seu fracasso escolar e, subseqüentemente, social. Considerar, no entanto, a *escrita* ou o discurso escrito implica o reconhecimento de que a responsabilidade pelo fracasso escolar ou pelas dificuldades de leitura e escrita é da escola e, no limite, da própria sociedade.

São as instituições sociais responsáveis pela alfabetização e pelo letramento, das quais a escola é a principal, mas não a única, que não têm sido capazes de inserir as crianças em um mundo letrado. As práticas de ensino de língua materna têm falhado em sua função de promover o acesso, a compreensão e a possibilidade de produção dos gêneros secundários, ou seja, dos gêneros formais e públicos. Ensinar a ler e a escrever não é ensinar a grafar os sons, porque a linguagem escrita é bem mais que isso: ela é uma possibilidade de inserção e participação cidadã numa sociedade letrada.

Essa inserção e essa participação não dependem apenas da "escrita da linguagem", mas, antes, da possibilidade de ler gêneros discursivos diversos, sendo capaz de abstrair deles a posição enunciativa, política e ideológica de seu autor, de reconhecer e interpretar seus recursos estéticos e de compreender (para discordar ou concordar) de seus conteúdos. Dependem também da possibilidade de produzir gêneros discursivos diversos – orais e escritos – para neles imprimir suas posições enunciativas, políticas e ideológicas, por meio do domínio de suas temáticas e de seus recursos lingüísticos.

Assim, quando se afirma que uma criança não pode/ consegue ler e escrever porque não domina as regras de conversão grafofonológica, as regras ortográficas ou mesmo os mecanismos de textualização, está-se, na verdade, camuflando uma realidade bem mais complexa e perversa: a incapacidade que as instituições sociais têm demonstrado em permitir que crianças vítimas de estigmas rompam as barreiras do preconceito e da exclusão social e possam, como cidadãos, aprender e dominar as formas lingüísticas e os mecanismos culturais de que precisam para ser cidadãos atuantes e transformadores.

Os "clínicos da linguagem" têm a obrigação de denunciar tal realidade e de não compactuar com ela, substituindo um olhar simplista e homogeneizante por uma conduta politicamente comprometida com a transformação social. Para isso, é preciso se libertar das amarras de métodos clínicos pautados pela doença e pela norma e aderir a uma clínica verdadeiramente terapêutica, na qual o sujeito e sua história individual, e ao mesmo tempo profundamente social, sejam considerados até as últimas conseqüências.

> Existe um mito ingênuo de que a linguagem humana tem a finalidade de "comunicar", de "transmitir idéias" – mito que as modernas correntes da lingüística vêm tratando de demolir, provando que a linguagem é muitas vezes um poderoso instrumento de ocultação da verdade, de manipulação do outro, de controle, de intimidação, de opressão, de emudecimento. Ao lado dele, também existe o mito de que a escrita tem o objetivo de "difundir as idéias". No entanto, uma simples investigação histórica mostra que, em muitos casos, a escrita funcionou, e ainda funciona, com a finalidade oposta: ocultar o saber, reservá-lo a uns poucos para garantir o poder àqueles que a ela têm acesso. (Bagno, 1999, p. 26)

Referências bibliográficas

BAGNO, M. *Preconceito lingüístico*: o que é, como se faz. São Paulo: Loyola, 1999.

BAKHTIN, M. *Estética da criação verbal*. São Paulo: Martins Fontes, 1992.

BERBERIAN, A. P. *Fonoaudiologia e educação*: um encontro histórico. São Paulo: Plexus, 1995.

_____. *Linguagem e cultura*: a construção da norma culta no Brasil, 1920-1940. São Paulo, 1999. Tese (Doutorado) – Programa de História, Pontifícia Universidade Católica.

Bosi, A. *Dialética da colonização.* São Paulo: Companhia das Letras, 1998.

Dauden, A. T. B. de C.; Mori-de Angelis, C. C. (orgs.). *Linguagem escrita*: tendências e reflexões sobre o trabalho fonoaudiológico. São Paulo: Pancast, 2004.

Faraco, C. A. *Lingüística histórica.* São Paulo: Ática, 1991.

Garcia, A. L. M. Fonoaudiologia e letramento. In: Dauden, A. T. B. de C.; Mori-de Angelis, C. C. (orgs.). *Linguagem escrita*: tendências e reflexões sobre o trabalho fonoaudiológico. São Paulo: Pancast, 2004. p. 15-36.

Gnerre, M. *Linguagem, escrita e poder.* 3. ed. São Paulo: Martins Fontes, 1991.

Lemos, C. T. G. Prefácio. In: Kato, M. A. (org.). *A concepção da escrita pela criança.* Campinas: Pontos, 1988.

Massi, G. A. de A. *A outra face da dislexia.* Curitiba, 2004. Tese (Doutorado) – Universidade Federal do Paraná.

Massi, G. A. de A. *et al.* Enfoques acerca da aquisição da linguagem escrita: distúrbios ou hipóteses? In: Berberian, A. P.; Massi, G. A. de A.; Guarinello, A. C. (orgs.). *Linguagem escrita: referenciais para a clínica fonoaudiológica.* São Paulo: Plexus, 2003. p. 39-59.

Orlandi, E.; Souza, T. C. C. A língua imaginária e a língua fluida: dois métodos de trabalho com a linguagem. In: ORLANDI, E. P. *Política lingüística na América Latina.* Campinas: Pontes, 1988. p. 12-27.

Rojo, R. H. R. O letramento na ontogênese: uma perspectiva socioconstrutivista. In: _____ (org.). *Alfabetização e letramento*: perspectivas lingüísticas. Campinas: Mercado de Letras, 1998. p. 121-72.

Scarpa, E. M. Aquisição de linguagem e aquisição de escrita: continuidade ou ruptura? Estudos Lingüísticos, XIV. *Anais de Seminários do GEL.* Campinas: Unicamp/GEL, 1987. p. 118-28.

Schneuwly, B. Genres et types de discours: considérations psycologiques et ontogénétiques. In: Reuter, Y. (ed.). *Les interactions lecture-écritures.* Bern: Peter Lang, 1994. p. 155-74.

Pais, filhos e letramento: ressignificação de histórias de leitura e escrita no contexto da fonoaudiologia

Ana Paula Berberian
Giselle Massi

Alguns meses depois de meu ingresso na escola, aconteceu algo solene e excitante que determinou toda a minha vida futura. Meu pai me trouxe um livro. Levou-me ao quarto dos fundos, onde as crianças costumavam dormir, e o explicou para mim. Tratava-se de *The Arabian Nights*, as mil e uma noites, numa edição para crianças... falou-me, de forma animadora e séria, de como era lindo ler. Leu-me uma das histórias; tão bela como esta seriam também as outras histórias do livro. Agora eu deveria tentar lê-las, e à noite eu lhe contaria o que havia lido. Não precisou dizê-lo duas vezes, e, embora na escola começasse a aprender a ler, logo me atirei sobre o maravilhoso livro, e todas as noites tinha o que contar... Comentava com meu pai cada um dos livros que lia. Às vezes ficava tão excitado, que ele tinha que me acalmar. Mas nunca me disse, à maneira dos adultos, que os contos eram mentira; sou-lhe especialmente grato por isso; talvez ainda hoje eu os considere verdadeiros.

(CANETTI, 2000, P. 50)

Introdução

O estudo aqui apresentado está vinculado ao Núcleo de Trabalho "Fonoaudiologia e Linguagem Escrita", que conta com a participação de pesquisadores envolvidos com a graduação em Fonoaudiologia e com o mestrado em Distúrbios da Comunicação, da Universidade Tuiuti do Paraná. Inserido em tal contexto, este estudo compõe um conjunto de pesquisas que visa formular conhecimentos capazes de superar abordagens fonoaudiológicas clínicas e institucionais que tomam processos de aquisição da linguagem escrita por meio de um recorte organicista e maturacional, atribuindo exclusivamente aos aspectos perceptuais e cognitivos dificuldades apresentadas por um número significativo de crianças em relação a essa modalidade de linguagem.

O desafio de superação de abordagens que se restringem a enfocar a dimensão orgânica envolvida com a leitura e a escrita, assumido pelos pesquisadores que compõem o referido Núcleo, decorre fundamentalmente do compromisso:

- ético e político pautado por uma postura crítica e, portanto, indagadora;
- teórico, pressupondo que a atuação fonoaudiológica, desarticulada de análises que incidem sobre os determinantes histórico-sociais envolvidos com os processos de ensino/ aprendizagem da leitura e escrita, pouco, ou quase nada, contribuem para uma mudança significativa nas relações e nos usos restritos que grande parte da população brasileira estabelece com essa realidade lingüística;
- com a formulação de procedimentos fonoaudiológicos capazes de atuar com e sobre as crianças, e, também, com e sobre as instituições familiares e educacionais em que essas crianças estão inseridas, uma vez que é nesses univer-

sos que se materializam as condições objetivas e subjetivas necessárias para o domínio da escrita.

Com base nessas premissas, consideramos que as intervenções fonoaudiológicas clínicas e institucionais voltadas à linguagem escrita devem ser conduzidas com base na compreensão das práticas sociais de leitura e escrita, as quais as crianças desenvolvem juntamente com os adultos que participam de sua formação, especialmente nos contextos familiar e escolar. Entendemos que, dessa forma, participamos de movimentos de oposição a uma lógica que situa na criança e nas suas supostas incapacidades o fracasso escolar e, por aí, os processos de exclusão social.

Reconhecendo a precariedade das condições de domínio e de uso da escrita apresentada por uma parcela significativa de crianças de nosso país e o papel determinante que adultos assumem nos processos de aquisição da linguagem escrita, esse estudo tem por objetivo:

- analisar como experiências de letramento, vivenciadas por familiares de crianças consideradas portadoras de distúrbios de leitura e escrita, influenciam as condições restritas de domínio e de uso da linguagem escrita por tais crianças;
- fundamentar teórica e empiricamente a escuta e a ressignificação dos relatos de familiares dessas crianças em relação às experiências de linguagem escrita e dos sentidos construídos em torno delas, como um procedimento de que a fonoaudiologia pode lançar mão, tanto em uma intervenção de natureza clínica como institucional.

As questões discutidas neste texto estão estruturadas em três partes. Na primeira, encaminhamos reflexões teórico-metodológicas em torno da escolha pelas narrativas/relatos de vida como objeto de nossa análise. Na segunda, reunimos elementos teóricos acerca do papel do outro no processo de construção da linguagem escrita por parte das crianças. Por fim, na terceira parte, apresentamos e analisamos os relatos dos familiares de crianças que estiveram em atendimento fonoaudiológico e que foram encaminhadas, para a Clínica de Fonoaudiologia da Universidade Tuiuti do Paraná, com queixa de distúrbios de leitura e escrita.

Metodologia

A pesquisa bibliográfica se realizou pelo levantamento da literatura nacional produzida nos campos da educação, história, lingüística e fonoaudiologia, em torno das temáticas "distúrbios de leitura e escrita", "concepções de linguagem escrita e de seu aprendizado", "história oral", "letramento", "narrativa" e "memória oral".

A pesquisa de campo foi feita com três mães de crianças consideradas portadoras de distúrbios de leitura e escrita, inseridas em escolas da rede pública de Curitiba. Essas crianças estiveram ou ainda estão em atendimento clínico fonoaudiológico no Laboratório de Pesquisas Fonoaudiológicas da Universidade Tuiuti do Paraná. A escolha dos sujeitos de nossa pesquisa ocorreu porque as suas condições de leitura e escrita – salvo as suas particularidades – reescrevem a história de um grupo significativo de familiares de crianças encaminhadas às clínicas fonoaudiológicas em razão do desempenho escolar considerado insuficiente no tocante à leitura e à escrita.

O procedimento metodológico foi organizado com base na coleta e registro de relatos orais das mães, quanto às suas histórias de vida, no que se refere às experiências e práticas de leitura e escrita. Convém esclarecer que os relatos formulados pelos sujeitos da pesquisa, em razão de diálogos estabelecidos com fonoaudiólogos que atuam no referido Núcleo de Trabalho, foram gravados e transcritos sem que houvesse uma predeterminação de tempo e número de encontros para a formulação deles. Para apresentação dos relatos das mães, utilizaremos as iniciais MC, ML e MB e, respectivamente, C, L e B, quando elas se referem aos nomes de seus filhos. Os conteúdos selecionados nos relatos/narrativas foram aqueles que apresentaram maior recorrência. Para análise qualitativa dos conteúdos, adotamos a orientação teórico-metodológica formulada por Bakhtin (1992a, b), conforme explicitado na seqüência.

A memória e o relato oral: reflexões teórico-metodológicas

Por compreender que o declínio da narrativa se vincula à perda gradativa de memória e se liga, pois, ao fato de o homem não se ver como parte da história, Benjamin (1987) destaca a necessidade da rememoração e do estabelecimento de uma relação outra com a tradição. Assim, a tarefa da humanidade é a de restaurar o sentido da narrativa, no qual a linguagem não mais se esgote nos clichês de uma língua morta. Essa tarefa implica encontrar a história a partir das experiências e das memórias fragmentadas, recuperando a capacidade do homem de torná-las comunicáveis em narrativas, como textos que se abrem em suas metamorfoses, nos quais se tecem novas histórias (Kramer & Jobim e Souza, 1996, p. 15-6).

A busca de respostas aos problemas que enfrentamos em nossas atuações clínicas e institucionais, como na prática de pesquisas voltadas ao entendimento e à superação dos chamados distúrbios de leitura e escrita, resultou na escolha de uma perspectiva teórica e metodológica que concebe as narrativas/entrevistas/histórias de vida como um enfoque capaz de oferecer um novo campo de possibilidades interpretativas e de intervenção para o fonoaudiólogo.

Essa opção teórico-metodológica diz respeito não só aos procedimentos e instrumentos utilizados para coleta dos dados, mas ao compromisso com a formalização de práticas capazes de romper com abordagens que, ditas científicas, tratam os sujeitos da pesquisa e aqueles sobre os quais incidem as intervenções fonoaudiológicas como destituídos de um saber sobre si mesmos.

O espaço para o relato e para a ressignificação das histórias vividas por tais sujeitos, em torno das experiências, representações e práticas de leitura e escrita, aponta, além de uma estratégia que pretende enriquecer a análise dos dados coletados, para um compromisso e uma possibilidade de fazermos pesquisa qualitativa no campo da fonoaudiologia, bem como de intervirmos em contextos clínicos, familiares e educacionais. Tais compromisso e possibilidade estão assentados no entendimento da narrativa como uma produção compartilhada de linguagem e de saber, que se realiza entre o entrevistador e o entrevistado, entre o terapeuta e o paciente, entre o terapeuta e os familiares do paciente, entre o fonoaudiólogo e o professor. Nesse sentido, tal posição implica o reconhecimento e a valorização de conhecimentos produzidos na fronteira e no confronto de diversos saberes, de diversos discursos.

É necessário admitir, de saída, que a incorporação dessa orientação teórico-metodológica não resulta no alívio de tensões, tampouco na formulação de equações conclusivas. Pelo contrário, demanda do fonoaudiólogo/pesquisador a adoção, dinâmica e permanente, de uma posição de intérprete que busca articular diferentes histórias de vida, apreender ponto(s) em que a história de cada um ecoa a história de um grupo, de um tempo, desvelando determinantes culturais, econômicos e políticos em razão dos quais essas histórias foram e estão inscritas. Deve-se dizer, ainda, que essa orientação leva o fonoaudiólogo a assumir o papel daquele que busca encontrar na intersecção dos diferentes relatos e das diferentes histórias de vida elementos que lhe permitam compreender como, até que ponto, e de que forma os sujeitos reconhecem e situam as suas trajetórias nos contextos sociais nos quais a linguagem se inscreve.

Convém esclarecer que a ênfase nas histórias particulares não implica o descompromisso com o pensar a totalidade e as regularidades, o que resultaria em um rompimento com a formulação de conhecimentos nos parâmetros acadêmicos e, por que não dizer, científicos. Antes disso, nosso esforço está concentrado na busca de uma coerência teórico-metodológica que nos permita, nesse contexto de produção, delimitar, como foco de análise e intervenção, as narrativas orais como possibilidade de (re)significação das experiências de linguagem escrita. Partimos do pressuposto de que, ao narrar suas experiências, os sujeitos constroem sentidos, definem verdades, apegam-se a lembranças e descartam-nas, atribuem vida às suas histórias, delineiam o relato de suas vidas, tomam para si a possibilidade de ação sobre suas vidas.

O trabalho de recolher depoimentos e produzir estudos ancorados em relatos de histórias de vida foi sendo amadurecido entre nós, atingindo níveis de aprofundamento tanto na discussão teórica sobre a utilização dos relatos como fonte de pesquisa e procedimento de intervenção quanto nas reflexões acerca da constituição dos sujeitos. Nesse último caso, refletimos sobre a constituição dos sujeitos a partir de suas experiências com a linguagem escrita em seus contextos de vida e dos significados que atribuem a tais experiências, e também sobre a maneira como os sujeitos se reconhecem como leitores e escritores e como se relacionam, em razão dessa modalidade de linguagem, com outros sujeitos de seu cotidiano. Além disso, discutimos a respeito da maneira pela qual as histórias de vida de pais trazem à tona quão saturadas e conflitantes são as práticas de leitura e escrita em nossa sociedade, e, portanto, as condições de uso e domínio dessa realidade lingüística por parte da população brasileira.

As implicações teórico-metodológicas inerentes à incorporação do uso de relatos orais na produção de pesquisas viabilizam, também, a possibilidade de surpreender, não em uma perspectiva linear evolutiva, mas nas temporalidades da memória e nos diálogos com os sujeitos, as tensas e contraditórias relações e significados que, em um contínuo, marcam as experiências e relações sociais mediadas pela escrita.

Chamamos a atenção para o fato de que a história e a memória oral têm sido adotadas como recursos significativos no estudo de aspectos que caracterizam as relações cotidianas. A história oral, longe da objetividade, faz intervir pontos de vista e representações contraditórias, e aí se encontra a sua importância. Ela representa o que, nos campos ca história e da sociologia, denomina-se como história das mentalidades, história das sensibilidades, história social, história oral (Bosi, 2003).

A relevância dos depoimentos orais está na explicitação das diferentes experiências vividas, das leituras que se fazem em torno dessas experiências por parte dos sujeitos que vivem em uma mesma época. Além dos relatos dos fatos e acontecimentos que caracterizam o percurso dos sujeitos em relação às suas práticas de leitura e escrita, o que nos interessa é fazer emergir na interação dialógica estabelecida entre o pesquisador e os sujeitos da pesquisa a posição desses sujeitos em relação às suas próprias condições de leitores e escritores, compreendendo como tal relação se inscreve em um contexto social mais amplo.

Nesse sentido, a elaboração dos relatos é condição para fazer emergir, na fala dos sujeitos, as contradições, os diferentes modos de reconhecimento acerca deles mesmos e de como se relacionam com a linguagem, as diferentes formas de entendimento de como eles usam a escrita. É condição para compreendermos como, a partir das particularidades e heterogeneidades das histórias contadas, são inscritas as condições objetivas e subjetivas que nos permitem vislumbrar aspectos que delineiam a totalidade de um determinado tempo e espaço históricos. Enfim, podemos apreender nos relatos o que Faraco (2003, p. 81), pautado por formulações de Bakhtin, denomina "dinamicidade do universo de significações":

> Como a realidade lingüístico-social é heterogênea, nenhum sujeito absorve uma só voz social, mas sempre muitas vozes.

Assim, ele não é entendido como um ente verbalmente uno, mas como um agitado balaio de vozes sociais e seus inúmeros encontros e entrechoques. O mundo interior é, então, uma espécie de microcosmo heteroglótico, constituído a partir da internalização dinâmica e ininterrupta da heteroglossia social. Em outros termos, o mundo interior é uma arena povoada de vozes sociais em suas múltiplas relações de consonâncias e dissonâncias; e em permanente movimento, já que a intenção socioideológica é um contínuo devir.

Para tornar mais clara a noção de que a criação ideológica dos enunciados está situada em uma realidade complexa e dinâmica e que esses não se constituem em veículo que transmite e expressa as intenções do indivíduo que os produz, recorremos a Bakhtin (1992 a, p. 112-13):

um determinado horizonte social define a criação ideológica do grupo social e da época a que pertencemos [...] O mundo interior e a reflexão de cada indivíduo têm um auditório social próprio e bem estabelecido, em cuja atmosfera se constroem suas deduções interiores, suas motivações, apreciações etc. Quanto mais aculturado for o indivíduo, mais o auditório em questão se aproximará do auditório médio de criação ideológica, mas em todo caso o interlocutor ideal não pode ultrapassar as fronteiras de uma classe e de uma época bem definida.

Com base no pressuposto de que a criação ideológica se insere nos limites possíveis de um determinado contexto social, Bakhtin nos oferece elementos para a análise das narrativas como uma arena de contradições, fruto da coletividade que não se esgota jamais, visto que todo enunciado carrega historicamente a réplica daqueles já produzidos antes, como também determina os que o sucederão.

Para Bakhtin, as relações dialógicas não se reduzem simplesmente a situações de um diálogo real. Antes disso, tais relações devem ser compreendidas em razão do diálogo existente entre os diferentes discursos que configuram uma comunidade, uma cultura, uma sociedade. Conforme esclarece Brait (1996, p. 79), o dialogismo pode ser interpretado "como o elemento que instaura a constitutiva natureza interdiscursiva da linguagem". Afinal, o enunciado produzido em um dado momento histórico e em um meio social determinado toca vários fios dialógicos, tecidos pela consciência social e ideológica:

> Esses fios dialógicos vivos são, intertextualmente, constitutivos do tecido de toda produção discursiva. Por isso, todo e qualquer discurso é polifonicamente tecido, num jogo de várias vozes que concorrem, se cruzam, se complementam, se contradizem. Além disso, enunciados distanciados pelo tempo e espaço também podem revelar uma relação dialógica na medida em que forem confrontados em função de um sentido a ser estabelecido, apontando para o fato de as relações dialógicas serem relações de sentido. (Massi, 2004, p. 36)

Nessa direção, entendemos com Bakhtin que a consciência individual é fruto dessa interação, dessa atividade dialógica que se concretiza como signo ideológico. Ao deixarmos de perceber o signo como um sinal inerte, encerrado no interior de um sistema lingüístico abstrato, podemos encará-lo como uma categoria dialética e dinâmica. O signo emerge no terreno interindividual, sendo a sua forma e o seu significado produzidos na dinâmica da interação social. Por isso, antes de ser estático e unilateral, o signo é polissêmico, pois reflete e refrata a realidade, uma vez que está perpassado por índices de valores sociais. Esse signo vivo nasce na experiência exterior para compor a atividade mental. Disso decorre a conclusão de que a consciência se organiza a partir da própria interação verbal. Para melhor explicitar essa questão, remetemo-nos às palavras do próprio Bakhtin (1992a, p. 58):

> O indivíduo enquanto detentor dos conteúdos de sua consciência, enquanto autor dos seus pensamentos, enquanto personalidade responsável por seus pensamentos e por seus desejos, apresenta-se como um fenômeno puramente socioideológico. Esta é a razão porque o conteúdo do psiquismo "individual" é, por natureza, tão social quanto a ideologia e, por sua vez, a própria etapa em que o indivíduo se conscientiza de sua individualidade e dos direitos que lhe pertencem é ideológica, histórica, e inteiramente condicionada por fatores sociológicos.

Feitas tais considerações, sublinhamos que, ao adotarmos os relatos como foco de nosso estudo, deparamos com o desafio de analisar como os sujeitos dessa pesquisa particularizam, estabelecem mediações e filtram práticas e relações socioculturais coletivas, construindo sentidos e vivenciando experiências acerca da leitura e da escrita. Em outras palavras, nosso desafio se configura na medida em que pretendemos entender de que forma os conteúdos comuns contidos nas narrativas que delineiam uma história coletiva nos permitem apreender, simultaneamente, experiências e subjetividades particulares.

O outro na construção da escrita

Tendo em vista que nosso estudo está voltado para o processo de apropriação da escrita e considerando a perspectiva teórico-metodológica adotada, cabe evidenciar que entendemos que a aprendizagem/domínio da escrita se dá na interação verbal, na atividade dialógica. Nessa medida, a perspectiva dialógica, que norteia a compreensão da natureza e dos determinantes sociais envolvidos com os relatos e as narrativas, encontra-se em consonância com a perspectiva interacionista proposta pela corrente sócio-histórica. Essa corrente, afastada de uma noção mecanicista que converte a linguagem em um simples veículo de informações, nos leva a resgatar, no espaço da interlocução, o papel do homem que, como um ser histórico e cultural, é sujeito e autor das transformações sociais, na medida em que se constitui a partir do fenômeno lingüístico.

Assim, entendendo que não existem enunciados neutros, tampouco significação monológica isolada, podemos afirmar que, no processo dialógico – o qual circunscreve a existência humana –, a apropriação da escrita pressupõe, invariavelmente, a possibilidade de significar. Nesse processo, ao nos aproximarmos do entendimento de que o discurso liberta o sujeito de sua condição de mero organismo abstrato, ou seja, de sua condição de objeto, ressaltamos a necessidade de situar o sujeito-aprendiz em uma dimensão histórica e social. Questões referentes à aprendizagem da escrita anunciam uma perspectiva que não se resume ao desenvolvimento orgânico, mas que compreende o próprio universo de representações da consciência marcadas pela intersubjetividade.

Conforme Pan (1995), é preciso romper com abordagens que enfoquem as relações gramaticais e impessoais, tendo em vista que apenas as relações entre enunciados – dotados de autor e destino – podem apreender o sujeito que fala, que escreve e, assim, depreender o encontro da linguagem com a vida. Nos termos de Bakhtin (1992b, p. 282): "a língua penetra na vida através dos enunciados concretos que a realizam, e é também através dos enunciados concretos que a vida penetra na língua". Por isso, pelo seu caráter intersubjetivo, o enunciado verbal não se limita ao indivíduo que o expressa, mas pertence também ao seu grupo social.

Como já discutimos em trabalhos anteriores (Berberian, 2003; Massi, 2004), em consonância com estudos realizados por grupos de fonoaudiólogos (Dauden & Mori-de Angelis, 1997, 2002), problemas relativos ao desenvolvimento e domínio da linguagem escrita, apresentados por crianças que buscam atendimento clínico fonoaudiológico, dizem respeito à relação restrita e negativa que parcela significativa da população brasileira estabelece com essa modalidade de linguagem.

A exemplo de tal literatura, consideramos que uma certa forma de operar e de se relacionar com a linguagem escrita, marcada pelo desinteresse em torno das atividades de leitura e de escrita, pelo desconhecimento acerca de suas funções, bem como por sentimentos de frustrações e inseguranças, representa problemas sociais a serem superados, uma vez que implica formas restritas de inserção social.

Evidenciando a dimensão social de tal problemática, chamamos a atenção para o fato de que, em nossa sociedade, apesar de o acesso a determinadas experiências, conhecimentos e posições sociais estar diretamente envolvido com o domínio da linguagem escrita, parte expressiva da população não vive em estado ou condição de quem sabe ler e escrever, pois não se apropria plenamente das práticas sociais de leitura e de escrita (Kleiman, 1995; Tfouni, 2000; Soares, 2003).

De acordo com dados do Índice Nacional de Alfabetismo Funcional (Inaf), divulgados em 2001, além dos 9% de analfabetos, somente 26% da população brasileira conseguem ler textos longos, relacionando as diversas partes desses textos, compreendendo o conteúdo deles e fazendo inferências (Ribeiro, 2004).

Esse quadro denuncia e necessidade de desenvolvermos estudos que analisem não só as relações que as crianças em atendimento clínico-fonoaudiológico estabelecem com a escrita, mas também aquelas estabelecidas por familiares e educadores envolvidos nos processos de aprendizagem de tais crianças. Em outros termos, salientamos a urgência de refletir sobre o contexto da clínica fonoaudiológica, sem deixar de lado o entendimento de que as práticas constituídas e intermediadas pela linguagem, vivenciadas social e individualmente, têm papel fundamental nas possibilidades ou impossibilidades de aquisição e domínio da escrita pela criança. Consideramos essencial a análise de como tais práticas interferem na configuração dos chamados distúrbios de leitura e escrita e, portanto, da queixa que gera a demanda pelo atendimento fonoaudiológico.

Partimos do pressuposto de que a apropriação da linguagem escrita ou o processo de letramento da criança, aqui entendidos como estado ou condição da criança em relação à apropriação das práticas sociais de leitura e escrita, depende do grau de letramento das instituições familiar e escolar a que pertence, da maneira como as práticas de leitura e escrita estão presentes em seu cotidiano (Rojo, 1998).

Os sentidos atribuídos às experiências e práticas de leitura e escrita pelos adultos que fazem parte da vida da criança, bem como os diferentes modos de sua participação em tais experiências são determinantes na relação que a criança constrói com essa modalidade de linguagem. Discorrendo a respeito da estreita vinculação entre o desenvolvimento da escrita por parte da criança e o grau de letramento da família e da instituição escolar, enfatizamos que o acesso da criança ao material escrito não implica, necessariamente, domínio dessa modalidade de linguagem. Conforme Rojo (1998), consideramos que:

> Os recortes e interpretações que o outro realiza sobre o objeto escrito são também muito variados e bastante dependentes de suas próprias (e variadas) concepções sobre a linguagem escrita e as atividades que se articulam em torno desse objeto. Ou seja, é de diferentes lugares e com diferentes recortes que o outro da cultura foca este objeto – a escrita – e são esses diferentes lugares e recortes (diferentes modos de agir) que vão sendo incorporados pela criança, que, por sua vez, ela também, passa a poder ocupá-los e realizá-los como sujeito letrado.

Dessa forma, entendemos que a qualidade, a freqüência e a natureza das relações estabelecidas entre os adultos e a criança, mediadas de alguma forma pela escrita, podem incorrer, ou não, no reconhecimento e na vivência dessa modalidade de linguagem como elemento constitutivo dos vínculos e papéis sociais. A natureza de tais relações depende das práticas e dos valores que os adultos, que fazem parte da vida da criança, estabelecem com essa modalidade de linguagem. Portanto, a avaliação das condições de produção da criança deve considerar as condições de letramento de tais adultos.

Discutindo o papel do adulto no processo de aquisição da escrita, Rojo (1998) e Mayrink-Sabinson (1998) atribuem a ele a função de intérprete e de co-construtor desse processo:

> É ele quem atribui intenções e interesses à criança, orienta sua atenção para os aspectos da escrita, recortando-a com o seu gesto e sua fala, tornando-a significativa. O modo de falar sobre a escrita, as práticas discursivas do adulto, recortadas e incorporadas pela criança, são, por sua vez, retomadas e incorporadas pelo adulto, num jogo muito mais dinâmico que supõe o elemento letrado como "informante sobre a escrita" e o elemento não-letrado como aquele que, a partir da informação recebida, vai construir sozinho, dependendo apenas do seu sistema assimilatório já construído, um conhecimento sobre a escrita. (Mayrink-Sabinson, 1998, p. 111)

Nesse ponto, ressaltamos a influência da natureza das relações entre adulto/criança/escrita, ainda que estabelecidas, prioritariamente, pela oralidade, nos processos de apropriação da escrita. Afinal, as experiências com a oralidade participam de forma decisiva nesse processo, pois determinam a constituição da criança como sujeito do discurso, condição para o domínio da própria oralidade e da escrita.

É na linguagem que, de acordo com Franchi (1987, p. 12), "se produz, do modo mais admirável, o processo dialético entre o que resulta da interação e o que resulta da atividade do sujeito na constituição dos sistemas lingüísticos, as línguas naturais de que nos servimos". É na linguagem, conforme continua o autor,

> que se "dicionariza" o significado dos elementos lexicais, que as expressões se conformam a princípios e regras de construção, que se organizam os sistemas de representação de que se servem os falantes para interpretar essas expressões, que se estabelecem as coordenadas que permitem relacionar essas expressões a determinadas situações de fato.

Em consonância com a concepção de linguagem proposta por Franchi (1987), salientamos que a aquisição da escrita não pode ser entendida como a emergência de um sistema lingüístico predeterminado ou de um modelo que se reproduz. Antes disso, tal aquisição constitui um processo conjunto de construção de objetos lingüísticos envolvendo o jogo dialógico, a utilização do interlocutor como base para parâmetros de uso e de estruturação da escrita, a construção conjunta da significação.

Ressignificando histórias de vida em torno da leitura e escrita

Os relatos das mães das crianças, sujeitos de nossa pesquisa, foram elaborados com base nos diálogos com as pesquisadoras motivados por questionamentos acerca das relações estabelecidas com a linguagem escrita ao longo de suas vidas. O modo como experiências vivenciadas em períodos diferentes (infância, adolescência ou a fase adulta) foram relatadas evidencia como o tempo subjetivo não segue uma seqüência cronológica, tampouco obedece a uma sucessão progressiva de fases estanques. As vivências relatadas pelas mães se articulam, se sobrepõem, delineando uma simultaneidade de tempos em que marcas se inscrevem na história dos sujeitos com a linguagem escrita.

O fato de os episódios terem sido relatados sem seguir uma ordem cronológica nos revela que a condição atual de tais sujeitos com a linguagem escrita só pode ser significada e reconhecida na medida em que é visada pelo passado. Ou seja, as consciências de tais sujeitos são objeto de uma construção cujo tempo não é homogêneo e linear, mas um tempo em que a história se faz presente, permanentemente.

Essa heterogeneidade de tempos e sentidos pode ser entendida, com base em postulados de Bakhtin (1992a), como definidora da enunciação como um campo de tensão de forças antagônicas. Para o autor, o enunciado está sempre saturado de sentidos que são delineados social e historicamente. Assim, os discursos são compreendidos como processos de significação em permanente conformação, nos quais transitam vozes formuladas em diferentes períodos e por diferentes grupos sociais.

Se, conforme postula Bakhtin (1992a), os enunciados, como atos singulares, emergem do universo de valores em que o sujeito socialmente se situa, os seus sentidos se realizam a partir de uma atitude valorativa por parte daqueles a quem eles se destinam. Tal compreensão nos leva a reconhecer que o papel do pesquisador, ao formular suas análises – aqui acerca das narrativas das mães –, é inevitavelmente o de assumir uma posição capaz de atribuir sentido a respeito de um determinado estado de coisas.

É com essa compreensão que analisamos os relatos e as condições de leitor/escritor das mães e os efeitos desses relatos sobre as mesmas condições por parte de seus filhos. Para tanto, elencamos alguns fragmentos contidos nas narrativas de MC, ML e MB.

Em resposta a indagações acerca de suas histórias de relações com a escrita, MC refere:

> *quando era criança tinha muita dificuldade para falar, aí falavam a C tem a língua presa, eu falava várias palavras erradas. Eu tinha uns quatro aninhos, eu tinha oito anos e ainda continuava falando errado, então eu quase não falava porque as pessoas riam de mim, eu falava errado e daí já viu. Eu levei um certo tempo para vencer, mas eu consegui. Ia no espelho, ficava falando. Não, não posso falar errado. Paralelepípedo eu falava errado, mas é difícil.*

Inicialmente, chamamos a atenção para uma perspectiva de entendimento acerca da relação entre oralidade e escrita veiculada no discurso de MC. Sem hesitar, MC, quando questionada acerca de suas experiências com a linguagem escrita, passa a relatar episódios e lembranças referentes a dificuldades que teve com a oralidade. Sem estabelecer uma distinção entre essas duas modalidades de linguagem, a narrativa de MC refere, alternadamente, sofrimentos advindos de sua relação ora com a oralidade ora com a escrita. Podemos inferir que, concomitantemente à noção de causalidade entre problemas de oralidade e escrita, consensualmente veiculada, sobretudo, a partir de um saber escolar que reduz a escrita à transcrição da fala, essa indistinção aponta para a possibilidade de MC compreender um aspecto fundamental envolvido com a sua condição de leitor e escritor.

Por vivenciar seus problemas de fala e de escrita como equivalentes, MC parece pautada por noções que a levavam a perceber-se como alguém que "tinha dificuldade para falar, que tinha língua presa, que falava várias palavras erradas", imputando a si própria o estatuto de certa incompetência linguística. Por essa razão, afirmamos que seu discurso sinaliza para a possibilidade de análise de que o problema com a linguagem escrita está vinculado, originalmente, à imagem negativa de falante construída no contexto social e incorporada por MC. A narrativa de MC, longe de desarticulada ao que lhe foi indagado, apresenta uma trajetória marcada pela impossibilidade de reconhecer-se como capaz de fazer uso adequado da linguagem. É fundamental refletirmos sobre a amplitude das implicações decorrentes dessa posição, pois diz respeito à forma como MC estabelece suas relações sociais e, portanto, a sua própria constituição como sujeito. Para avançarmos nesse entendimento, recorremos a Faraco (2003, p. 64) que, ao discutir os postulados de Bakhtin, propõe:

> As relações dialógicas são, portanto, relações entre índices sociais de valor [...] parte inerente de todo enunciado, entendido este não como unidade da língua, mas como unidade de interação social; não como complexo de relações entre palavras, mas como um complexo de relações entre pessoas socialmente organizadas.

MC refere, também, uma demanda pela superação de tais dificuldades: *Ia no espelho ficava falando. Não, não posso falar errado.* Além de MC ter introjetado a noção de que a solução de sua suposta dificuldade depende, exclusivamente, de esforços individuais, ressalta em seu discurso uma concepção de linguagem desvinculada das interações sociais. Antes disso, MC deixa claro que percebe a linguagem como um instrumento dependente de treinos articulatórios e de automatização, quando, para exemplificar a sua dificuldade, afirma que falava errado "paralelepípedo" e continua: *mas é difícil,* sinalizando para um conflito acerca de suas reais dificuldades.

As narrativas de MC evidenciam que o sentido do seu discurso não depende simplesmente do que é dito em si mesmo. Os sentidos do enunciado a que a fala de MC faz referência são apresentados de forma lacunar, permanecendo aspectos implícitos, conforme podemos acompanhar:

> *Reprovei um ano, na 8ª série. Depois passei porque me esforcei bastante e a professora foi legal em matemática, não em português, e até hoje tem algumas palavras que eu percebo que eu falo errado. Quando eu vejo eu já falei, meu marido fala: "mas C fala direito". Eu vou bem devagarinho daí eu consigo, mas eu não sei por que isso.* Anteriormente MC afirmava: *Eu levei um certo tempo para vencer, mas eu consegui.*

No desenrolar desses relatos ficam evidentes posições contraditórias, quais sejam:

> *Paralelepípedo eu falava errado, mas é difícil [...] Depois passei porque me esforcei bastante e a professora foi legal [...] Até hoje tem algumas palavras que eu percebo que eu falo errado; eu quase não falava porque as pessoas riam de mim, eu falava errado e daí já viu [...] Eu levei um certo tempo para vencer, mas eu consegui.*

Questões como: Qual critério MC toma como referência para avaliar que falava errado? Por que a dificuldade em falar paralelepípedo aparece, simultaneamente, como sintoma de um suposto problema natural e previsível? Chamamos a atenção para o fato de que paralelepípedo é palavra, consensualmente, considerada difícil, talvez porque, para além de suas características, não seja freqüentemente usada pela maioria dos sujeitos.

Ela avalia que hoje fala errado ou que superou as suas dificuldades? Por que, apesar de a linguagem oral de MC não apresentar nenhum sinal de problema, a noção de que fala errado assume um estatuto de verdade? O que significa o fato de, concomitantemente a essa noção, MC registrar em seu relato a posição de quem superou as dificuldades de oralidade? Que implicações decorrem do fato de MC não ter uma posição definida acerca de sua condição de falante e de escritor: tanto na sua relação com a própria fala e com a própria escrita quanto na forma de avaliar e mediar a linguagem oral e escrita de seu filho?

É interessante notar como as narrativas das mães apontam para o fato de que, desde a infância, foram consideradas portadoras de problemas e/ou distúrbios de leitura e escrita/aprendizagem. A insistência de relatos que afirmam essa condição, em diferentes períodos de suas vidas, retrata histórias marcadas pela impossibilidade de tais mães contraporem, resistirem e assumirem uma posição de interlocutor competente. A noção de incompetência lingüística constituiu as relações dessas mães com a linguagem como dado de realidade, conforme também é possível perceber no relato de ML:

Eu entrei no colégio com 7 anos, no primeiro ano eu já reprovei, voltei no primeiro ano. Foi uma frustração, já começou. No segundo ano fui mais ou menos, no terceiro também, eu

não ia muito bem no colégio porque até hoje eu tenho dificul-
dade. Eu sou disléxica. Hoje eu estou fazendo faculdade, tem
que fazer textos, tem que fazer resenha, eu digo: ai meu Deus
do céu.

Os relatos de ML e MC, no que diz respeito às experiências de fracasso escolar e às dificuldades com a linguagem
escrita, sinalizam para a identificação de que tais problemas
são inerentes a elas. O fato de estar inserida no nível superior
de ensino não gera um efeito de sentido para ML, como alguém que chegou nesse nível de formação, o que, pelo menos estatisticamente, a coloca como pertencente a um grupo
minoritário da população brasileira. O que assume destaque
no seu discurso são referências às experiências e aos sentimentos de fracasso, frustração e reprovação.

Delineando uma lógica de entendimento em torno
dessas referências, entendemos que as narrativas de ML vei-
culam sentidos hegemônicos de um saber científico que preconiza, a partir de um determinismo biológico, a máxima de
que a natureza humana é definida pelos genes. Tal posição se
evidencia quando ML relata em que contexto e condições o
diagnóstico de dislexia foi emitido:

Foi a psicóloga do colégio que avaliou que eu era disléxica. Daí
eu comecei a fazer um trabalho com ela, mas foi encerrado no
quarto ano. Foi ela que fez o diagnóstico. Meu irmão tinha di-
ficuldade de acompanhar a classe mas ele não foi classificado
como disléxico. Só sei que hoje a esposa do meu pai diz que isso
é genético. Eu acho que sou disléxica porque quando tenho que
ler textos para a faculdade, tenho de ler 2 ou 3 vezes para en-
tender o que está escrito. Isso não é normal.

Retratando um problema recorrente apresentado pelos sujeitos encaminhados à clínica fonoaudiológica com queixa de distúrbios de leitura e escrita, ML nos conta que foi diagnosticada no contexto educacional como disléxica e que, assim como sua família, aderiu a tal diagnóstico sem nenhum questionamento. Pelo contrário, tal diagnóstico passou a constituir a sua consciência como portadora de um distúrbio genético do qual decorrem, como um dos seus principais sintomas, dificuldades com a linguagem de uma forma geral e, mais especificamente, com a leitura e a escrita. Tal situação nos remete aos seguintes questionamentos: Por que ML não procurou, ao longo de sua vida, confrontar tal diagnóstico? Por que o fato de ter de ler duas ou três vezes os textos da faculdade é tomado como uma confirmação de que é anormal? Esse fato não é normal em relação a que e a quem? Por que se conforma com essa noção de anormalidade? Por que o fato de ter de ler várias vezes um texto para entendê-lo configura-se como sintoma disléxico? Por que adere a idéia de que essa questão é genética?

As avaliações negativas, formuladas em diversos contextos sociais e legitimadas pelo discurso escolar acerca da condição de sujeito da linguagem das mães, bem como a aderência a tais avaliações e aos sentidos que carregam constituem um dos sintomas que atribuem concretude à noção de serem portadoras de limitações e/ou distúrbios de leitura e escrita. A falta de entendimento, por parte de MC e ML, de que o domínio da linguagem não está restrito a capacidades individuais, mas a limitações e impossibilidades impostas pelos seus processos de letramento aparece evidenciada, também, na narrativa de MB:

Eu tenho dois irmãos, um mais velho e duas irmãs, eles fala-
vam perfeito e eu não, e era ruim, no colégio eu tinha uma di-
ficuldade, aí eu sempre pensava, não, eu tinha que ser a me-
lhor, ser a melhor, na 3ª série eu consegui ser uma das três
melhores, mais não foi fácil, porque eu pensava assim, por que
que eu não posso ser a melhor? Eu estudava, só que não conse-
guia chegar ao nível dos outros.

Vale destacar que, a exemplo de MC, MB fala de sua história com a linguagem escrita, relatando problemas com a fala. Assim, o fator que parece ter exercido influência para que MB aderisse à noção de ser portadora de dificuldades de linguagem diz respeito a avaliações em torno do seu desempenho escolar. MB salienta que, no decorrer de sua escolaridade, era induzida pela lógica da competição e da seletividade, princípios que regem as formas de organização de nossa sociedade e, portanto, do sistema educacional brasileiro: *eu tenho dois irmãos ... eles falavam perfeito e eu não ... no colégio eu tinha uma dificuldade, aí eu sempre pensava, não, eu tinha que ser a melhor, ser a melhor ... porque eu pensava assim, por que que eu não posso ser a melhor? Eu estudava, só que não conseguia chegar ao nível dos outros.*

Interessa ainda ressaltar que, a exemplo de MC, apesar de MB ter avançado nos níveis de escolaridade, tal fato não reverte em uma percepção de si como alguém que teve sucesso escolar. Conforme relato de MB, é na sua vivência escolar que suas dificuldades se afirmam:

Faço curso de Teologia, então tem que ler bastante, tem que re-
visar bastante, eu chego para o meu marido, mostro para ele o
texto; ele diz, mas como é que você escreveu errado, ele é muito

assim, ele corrige muito, se você fala, pronuncia errado, ele está sempre corrigindo: "olha, presta atenção no que você está falando". Ele corrige muito, então, até hoje, eu tenho essa tremenda dificuldade e uma coisa que ficou muito marcante é que minha mãe, ela não chamava muito atenção, sabe, tinha que assinar boletim: "faz a minha assinatura aí que tá bom". Meu pai só viajava porque ele era vendedor de seguro, então era muito difícil ele ficar em casa. E minha mãe era muito autoritária, ela dizia: "vá e faça"; a gente tinha a vida da gente.

A partir desse relato, também, podemos notar como MB assume uma posição de submissão e de vulnerabilidade em relação à aprovação e/ou reprovação de seu marido quanto às suas produções escritas e orais. Percebemos que se, por um lado, ela refere um incômodo acerca da atitude repreensiva de seu marido; por outro, afirma voluntariamente submeter seus textos à apreciação desse marido. A narrativa de MB evidencia uma tensão que a acompanha ao longo de sua história, quanto ao reconhecimento, à aprovação e, em última instância, ao cuidado que espera do outro. O autoritarismo de sua mãe é traduzido pela falta de cuidado. *E minha mãe era muito autoritária, ela dizia: "vá e faça"; a gente tinha a vida da gente.* Tais afirmações nos levam a questionar de que forma MB foi inserida nas práticas de letramento.

Ela afirma que sua mãe não chamava muito a atenção, que seu pai era ausente, porém que seu marido a corrige muito. Atrelada a tais afirmações, MB avança, dizendo: *até hoje eu tenho essa tremenda dificuldade*. O relato de MB nos permite inferir que, de alguma forma, ela percebe que as relações estabelecidas ao longo de sua vida com pessoas que lhe servem de referência não resultaram em mediações, com e a partir da linguagem escrita, capazes de contribuir para uma relação prazerosa e significativa com ela. Tais mediações foram e são vivenciadas por MB a partir de papéis relacionais em que um sujeito manda e o outro se submete, um sujeito sabe e o outro não sabe. Em outras palavras, as relações que estabelece com os outros não se apresentam como possibilidade coletiva de construção e de desenvolvimento de sua linguagem. Talvez isso explique o fato de as percepções de MB, em vez de situarem as suas dificuldades no contexto social em que se inserem, repercutirem de forma contrária, ou seja, parecem confirmar a responsabilidade e a incapacidade individuais de MB na forma de se relacionar e dominar a linguagem escrita.

O convívio com experiências e representações que enfatizam perspectivas individualistas e organicistas da linguagem resulta na inclinação de MC, ML e MB em identificarem suas dificuldades com a linguagem como determinantes dos problemas de leitura e escrita de seus filhos, conforme evidenciam os relatos descritos a seguir:

> MC: *Meu filho, eu acho que talvez seja uma parte de hereditariedade porque, desde que ele nasceu, ele tem uma certa dificuldade. Ele tem síndrome nefrótica. É assim quando ele sofre uma agressão tipo uma gripe forte, ele joga fora a proteína e o líquido, aí ele começa a inchar. Aí a gente dá meticorten e o meticorten, ele dá problema no aprendizado. Eu já liguei lá para o laboratório para descobrir exatamente que tipo de problema, só que ninguém me esclareceu.*

> ML: *Eu tenho dificuldade e cometo muitos erros, por isso minha filha tem esses erros.*

> *MB: Eu sabia que ia ter um filho com problema, o meu primeiro filho nasceu bem, mas no segundo veio o meu problema. Ele troca letra, não vai muito bem na escola.*

As repercussões que tais reducionismos assumem para C, L e B podem ser apreendidas a partir dos seguintes contornos: 1) mães culpabilizadas, uma vez que identificam em si a causa das dificuldades de seus filhos e, portanto, se consideram um modelo negativo para eles; 2) uma expectativa negativa em relação às conquistas de C, L e B no desenvolvimento da linguagem oral e, mais acentuadamente, da leitura e da escrita; 3) um prognóstico negativo, no que se refere ao desempenho escolar de seus filhos.

Com base na idéia de ser responsável pelos distúrbios apresentados por seu filho, ML vai além, ao afirmar que não se considera capaz de orientar L nas tarefas escolares ou em outras situações que envolvem a linguagem oral ou escrita:

> *Na fala da L eu não consigo prestar atenção nas trocas dela, porque eu também tenho problemas de troca, eu tenho dislexia, então eu não consigo ver o problema da L para ajudá-la. Eu estava com o problema, será que ela é disléxica, será que não é, será que é. Mas fizeram o teste dela e ela não é. Para eu ajudar é muito difícil. Então ela está em recuperação.*

Tal posição nos leva a refletir acerca das implicações, tanto objetivas como subjetivas, decorrentes do fato de ML, MC e MB não se autorizarem a ocupar o lugar de adultos capazes de participar de forma construtiva do processo de aquisição da linguagem escrita por parte de seus filhos. Nesse momento, vale resgatar as posições de Rojo (1998) e Mayrink-Sabinson (1998) acerca do papel do adulto como co-construtor desse processo, uma vez que cabe a ele significar a linguagem escrita quanto a seus usos, suas funções e seus valores sociais. Enfim, a criança aprende com adultos letrados como estabelecer uma relação prazerosa e significativa com a linguagem escrita, bem como a dominá-la.

Considerações finais

Evidenciando seqüelas na formação escolar e histórias que se entrecruzam, sobretudo, pelas marcas de incompetência lingüística, as mães, em momentos diversos, porém recorrentes, contam suas histórias emocionadas, choram, demonstram sentimentos de tristeza, angústia e revolta. Uma vez que a linguagem é por nós concebida como atividade constitutiva dos sujeitos e das relações sociais, como produção de sentido, os dizeres das mães não são tratados como exemplos ou ilustrações de um passado, mas como histórias que condensam passado e presente.

As análises preliminares, feitas a partir das narrativas de MC, ML e MB, evidenciam que a constituição do leitor e escritor depende, fundamentalmente, do reconhecimento individual e social de tal possibilidade. Esse aspecto remete às reflexões de Bakhtin (1992a, p. 58) acerca do contexto social e ideológico em que a consciência se insere.

Entendemos, com base no autor, que a consciência individual se constitui na interação, assumindo um caráter dialógico em relação ao mundo exterior e ao mundo interior, pois sujeito e linguagem interagem mutuamente. Os limites impostos pela linguagem nas formas de perceber e compreender o mundo podem ser superados, na medida em que esse sujeito tem a possibilidade de agir com e sobre a linguagem. Histórias singulares relacionadas à linguagem escrita manifestam o modo com que cada sujeito apreende histórias coletivas determinadas pelas condições sociais de letramento.

Chamamos a atenção para estudos que abordam relatos de histórias de vida como eixo de investigação. Nesse sentido, entendemos que cabe ao fonoaudiólogo, nos contextos clínico e institucional, construir com sujeitos, fortemente marcados pelo estatuto da incapacidade, possibilidades de ressignificar histórias vividas e mediadas pela linguagem escrita. Consideramos que tal construção deve provocar a desestabilização de verdades estigmatizadas, apontando para reinterpretações das condições de domínio da leitura/escrita nas quais esses sujeitos estão inseridos. A explicitação das ambigüidades e contradições, presentes nas narrativas de pais, constitui um caminho para a ressignificação de valores que se apresentam enclausurados em uma lógica que imputa a sujeitos a noção de incompetência lingüística como algo que lhes é inerente.

A intervenção fonoaudiológica, com base na dialogia, pode permitir que a noção de incompetência lingüística seja ressignificada, deflagrando uma situação paradoxal e recorrente em nossa sociedade: apesar de a linguagem escrita ser constitutiva das relações sociais, mediar a aquisição do conhecimento e da consciência, poucos são os sujeitos que se reconhecem como capazes de fazer uso significativo de tal modalidade de linguagem. A atuação do fonoaudiólogo na construção de novos sentidos em torno das histórias de pais pode provocar os seguintes efeitos:

- reconhecimento de que seus relatos retratam a história de uma sociedade cujo acesso à linguagem escrita é restrito e desigual, alterando dessa forma a consciência que têm de si como leitores e escritores,
- a desestabilização de visões e expectativas negativas que têm acerca dos processos de aquisição da leitura e escrita de seus filhos, condição para outorgarem a si e aos seus filhos a possibilidade de ocupar o lugar de sujeito da linguagem escrita.

Referências bibliográficas

BAKHTIN, M. *Marxismos e filosofia da linguagem*. 3. ed. São Paulo: Hucitec, 1992a.

_____. Estética da criação verbal. São Paulo: Martins Fontes, 1992b.

BENJAMIN, W. *Rua de mão única*. In: _____. *Obras escolhidas*. São Paulo: Brasiliense, 1987. v. 1.

BERBERIAN, A. P. Linguagem escrita no contexto da clínica fonoaudiológica. In: FERREIRA, L. P.; BEFI-LOPES, D. M.; LIMONGI, S. C. O. (orgs.). *Tratado de fonoaudiologia*. São Paulo: Roca, 2003. p. 846-61.

BOSI, E. *O tempo vivo da memória*: ensaios de psicologia social. São Paulo: Ateliê, 2003.

BRAIT, B. A natureza dialógica da linguagem: formas e graus de representação dessa dimensão constitutiva. In: FARACO, C. A.; TEZZA, C.; CASTRO, G. (orgs.). *Diálogos com Bakhtin*. Curitiba: Editora UFPR, 1996. p. 69-92.

CANETTI, E. *A língua absolvida*. São Paulo: Companhia da Letras, 2000.

DAUDEN, A. T. B. de C. Prefácio. In: _____. *A criança e o outro na construção da linguagem escrita*. São Paulo: Pancast, 1994. p. 11-5.

DAUDEN, A. T. B. de C.; MORI-DE ANGELIS, C. C. Linguagem escrita: quando se escreve e para quê? Reflexões sobre a prática fonoaudiológica. In: DAUDEN, A. T. B. de C.; JUNQUEIRA, P. (orgs.). *Aspectos atuais em terapia fonoaudiológica*. São Paulo: Pancast, 1997. p. 49-58.

_____. O sujeito por trás do copista. In: DAUDEN, A. T. B. de C.; JUNQUEIRA, P. (orgs.). *Aspectos atuais em terapia fonoaudiológica*. São Paulo: Pancast, 2002. v. II, p. 137-47.

FARACO, C. A. *Linguagem e diálogo*: as idéias lingüísticas do círculo de Bakhtin. Curitiba: Criar, 2003.

FRANCHI, C. Criatividade e gramática. *Trabalhos em Lingüística Aplicada*. Campinas, n. 9, p. 5-45, 1987.

KLEIMAN, A. (org.). *Os significados do letramento*: uma nova perspectiva sobre a prática social da escrita. Campinas; São Paulo: Mercado das Letras, 1995. (Col. Letramento, Educação e Sociedade.)

KRAMER, S.; JOBIM E SOUZA, S. Experiência humana, história de vida e pesquisa: um estudo da narrativa, leitura e escrita de professores. In: _____. (orgs.). *Histórias de professores*: leitura, escrita e pesquisa em Educação. São Paulo: Ática, 1996. p. 13-40.

MASINI, M. L. H. *O diálogo e seus sentidos na clínica fonoaudiológica*. São Paulo, 2004. Tese (Doutorado) – Pontifícia Universidade Católica.

MASSI, G. A. de A. *A outra face da dislexia*. Curitiba, 2004. Tese (Doutorado) – Universidade Federal do Paraná.

MAYRINK-SABINSON, M. L. T. Reflexões sobre o processo de aquisição da escrita. In: ROJO, R. H. R. (org.). *Alfabetização e letramento*: perspectivas lingüísticas. Campinas; São Paulo: Mercado de Letras, 1998. p. 87-120.

PAN, M. G. S. *Infância e discurso*: contribuições para avaliação da linguagem. Curitiba, 1995. Dissertação (Mestrado) – Universidade Federal do Paraná.

RIBEIRO, V. M. Por mais e melhores leitores: uma introdução. In: _____. (org.). *Letramento no Brasil*: reflexões a partir do INAF 2001. São Paulo: Global, 2004. p. 9-29.

ROJO, R. H. R. O letramento na ontogênese: uma perspectiva socioconstrutivista. In: _____. (org.). *Alfabetização e letramento*: perspectivas lingüísticas. Campinas; São Paulo: Mercado de Letras, 1998. p. 121-72.

SOARES, M. *Letramento: um tema em três gêneros*. 2. ed. Belo Horizonte: Autêntica, 2003.

TFOUNI, L. V. *Letramento e alfabetização*. 3. ed. São Paulo: Cortez, 2000.

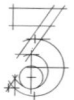

Letramento escolar
e processos subjetivos

Miriam Aparecida Graciano de Souza Pan

Introdução

Ler e escrever são atividades compulsórias para as crianças de uma sociedade letrada. Ao iniciar a trajetória escolar, a criança traz consigo grande parte de sua experiência com o mundo e com a linguagem, tecendo histórias do seu cotidiano. Por meio delas, ressignifica o mundo e a si mesma nesse novo espaço cultural, reconstruindo fatos do passado no presente, inserindo-se em um novo tempo e ampliando suas memórias. Essa temporalidade, contudo, deslocando-se para o eixo de uma racionalidade totalitária que define vetores lineares de tempo – passado, presente e futuro –, marca a entrada da criança nesse tempo, e em uma marcha de progresso, a qual define a idéia de perfectibilidade do percurso infantil, mediante um processo de legitimação criado pelas práticas discursivas dominantes. Dada uma certa natureza do desenvolvimento infantil e da cognição humana pressuposta nesses discursos, com base em perspectivas desenvolvimentistas e cognitivistas, espera-se da criança uma certa maturidade que lhe permita construir seu passado, seu presente, e projetar seu futuro em uma perspectiva de avanços, progressos e sucessos, nas sucessivas séries escolares.

Esse universo de sentidos em que se dá o entrecruzamento das narrativas e das memórias infantis torna-se produtivo e eficiente para ensinar a escrita da língua dominante, constituindo verdadeiro arsenal pedagógico implicado na produção e fabricação do tempo, da memória e dos sujeitos da educação. Constitui-se, assim, um outro alfabeto de sentidos com o qual a criança passa a ler e escrever o mundo.

A narrativa do progresso ignora a dinâmica própria do acontecer, tornando-a um "estado de exceção", como nos diria Benjamin (1994), em sua crítica radical à história. A inserção da criança na cultura letrada por meio da instituição escolar é complexa e normalmente acompanhada de sofrimento e frustração. Implica muitos embates e lutas subliminares que acabam deixando rastros de uma experiência de renúncia e dor para com as letras e os números, e também da criança para consigo mesma, geralmente decorrentes de modos de subjetivação que exigem renúncia e emudecimento. Essa experiência, no entanto, é ocultada em favor de uma racionalidade soberana que deve compor a trajetória escolar de nossas crianças.

Desse modo, a forma como se conduz o acesso à leitura e à escrita da língua na escola prescinde de algumas indagações fundamentais: por quê, para quê e de que forma nossas crianças devem aprender a ler e escrever? Se para se tornarem peças de uma grande engrenagem, preparadas para tarefas definidas, ocupando cada uma um papel e um lugar no tão promissor mercado de trabalho, ou se para se tornarem produtoras de novas formas de expressão, portanto transformadoras dos modos culturais vigentes e dominantes na contemporaneidade.

Para nos auxiliar com a dúvida, recortamos duas cenas de atividades desenvolvidas em uma sala do ciclo básico inicial de alfabetização, ao longo da realização de uma Oficina de Letras,[1] na qual uma aluna era apontada pela professora como uma das que apresentavam problemas de leitura e escrita.

A primeira cena ocorreu ao longo de uma atividade de leitura de gibis. As crianças demonstram apreciá-la muito, pois o silêncio na sala é total. A estagiária ajuda os alunos individualmente, sentando-se ao seu lado. Nesse dia, o que chama a atenção é a reação da aluna Bibi. No momento em que a estagiária se propôs a ajudá-la, diz saber por que estava agindo dessa forma. Afirma com convicção: "*É só porque eu sou mais burrinha!*"

A atividade proposta no encontro seguinte era a de dividir a turma em equipes e, então, ler, cantar e montar numa cartolina a letra da cantiga "Ciranda cirandinha". A atividade foi considerada extremamente difícil pela maioria da turma, e alguns desistiram. Ao longo de sua realização, aquela aluna apontada pela professora como uma das que mostravam problemas começou a executá-la corretamente. A professora ficou

---

1. Esta oficina é parte do projeto de doutorado intitulado "Infância, discurso e subjetividade: uma discussão interdisciplinar para uma nova compreensão dos problemas escolares", desenvolvido em escolas públicas de Curitiba (Pan, 2003). O projeto contava com a participação dos estagiários do último ano do Curso de Formação de Psicólogos da Universidade Federal do Paraná (UFPR).

surpresa, porque acreditava que ela não sabia ler. Afirma: *"Então você está sabendo ler!"*. Bibi não confirma a constatação da professora, respondendo: *"Não, eu tô copiando mesmo!"*.

A escrita torna-se parte dos sentidos que atribuímos ao mundo e a nós mesmos, de tal modo que seu uso nos passa despercebido, pois nas sociedades tecnológicas e industrializadas como a nossa a escrita é onipresente. Nossas atividades rotineiras estão permeadas por formas de agir e de se comunicar que envolvem a escrita de forma tão automática quanto a fala. Já para grandes grupos de brasileiros não-escolarizados, que não tiveram acesso à escola ou que prematuramente foram excluídos dela, a escrita representa verdadeiro obstáculo. Trata-se, contudo, de uma exclusão silenciosa, ocultada pelos modos de significação e de produção de sentidos presentes nos discursos pedagógicos sobre o desenvolvimento e a subjetividade humana.

As práticas de letramento escolar resultam, assim, de um modo puramente instrumental com que se concebe a escrita, o qual impossibilita pensar seus efeitos sobre os processos subjetivos. Mas o que isso significa? Significa afirmar que as diferentes práticas de alfabetização escolar ocultam seus efeitos sobre os modos de subjetivação que produzem. As teorias que sustentam tais práticas fundamentam-se em uma concepção de sujeito cognitivo, racional, crítico, consciente e presente a si mesmo, cuja existência e desenvolvimento se faz de forma natural e independente de tais práticas.

Tal afirmação nos impõe o compromisso de revisitar dois conceitos fundamentais: alfabetização/letramento e subjetividade/processos subjetivos.

Passamos, inicialmente, a explorar os conceitos de alfabetização que enredam as práticas escolares. Vamos fazê-lo em contraposição ao conceito de letramento. Paralelamente, vamos anunciando as diferentes imagens de sujeito que habitam o cotidiano dessas práticas escolares, para posteriormente colocá-las em discussão.

Letramento ou alfabetização: a escola às voltas com "seu(s) sujeito(s)"

A palavra "letramento" implica uma variação de tipos de estudos que se enquadram no domínio da escrita, o que sugere a complexidade desse conceito. Uma de suas primeiras ocorrências no Brasil se dá na obra de Mary Kato, *No mundo da escrita*: uma perspectiva psicolingüística, de 1986, e, desde então, torna-se cada vez mais freqüente no léxico de diferentes campos do saber, como a educação, as ciências lingüísticas, a psicologia e outras ciências, ganhando o estatuto de termo técnico.

O termo surge como uma nova maneira de compreender a presença da escrita no mundo social, diferenciando-se produtivamente da palavra alfabetização. É uma versão para o português da palavra *literacy*, a qual sugere pensar que a imersão nas práticas sociais de leitura e escrita tem conseqüências sociais, políticas, psíquicas, cognitivas, lingüísticas e mesmo econômicas para uma pessoa ou para um grupo social, alterando seu "estado" ou "condição" (Kleiman, 1995; Soares, 2003).

No Brasil, os estudos sobre o letramento já se diferenciavam a partir de Paulo Freire (1982, 1996), que enfatizava o efeito potencializador da escrita para a transformação da ordem social. Essa concepção, considerada revolucionária, opunha-se ao conceito liberal e progressista do letramento, compreendido em sua dimensão funcional. O ensino da escrita nas sociedades letradas, tecnológicas, tem como objetivo potencializar o cidadão para lidar com as estruturas de poder. Ser capaz de usar a leitura e a escrita não significa apenas adquirir maior mobilidade na sociedade, mas significa também usar esse conhecimento como meio de tomar consciência da realidade e de transformá-la. O domínio dos diversos usos e funções da escrita envolve o acesso a outros mundos públicos e institucionais (mídia, tecnologia, burocracia) e a possibilidade de acesso ao poder.

Tomada como a mais importante das agências de letramento, a escola preocupa-se fundamentalmente com apenas um tipo de prática: a alfabetização, concebida como um mero instrumento, reduzida a um processo de aquisição de códigos, que demanda o desenvolvimento de competência individual. Difere das orientações de letramento de outras agências, como a família, o local de trabalho e outras, o que a promove e a torna necessária ao sucesso. O fenômeno do letramento, contudo, extrapola o mundo da escrita conforme concebido na instituição escolar, encarregada de introduzir nele, formalmente, a criança.

As práticas dominantes de uso da escrita da escola e da sociedade sustentam-se em uma concepção denominada por Street (1984) "modelo autônomo", a qual pressupõe uma maneira de o letramento ser desenvolvido, estando associado causalmente ao progresso, à civilização e à mobilidade social. Opõe esse modelo ao "modelo ideológico", segundo o qual as práticas de letramento, no plural, são social e culturalmente determinadas, estando os significados que a escrita assume para um determinado grupo social associados aos contextos e instituições em que ela foi adquirida. Não pressupõe relação causal entre letramento, progresso e civilização, tampouco uma divisão entre grupos orais e letrados.

O modelo autônomo tem como característica o fato de a escrita ser concebida como produto completo em si mesmo, alheio ao contexto de sua produção. O processo de sua interpretação decorre do funcionamento lógico interno ao texto escrito, independentemente da oralidade. Esse modelo pressupõe uma correlação entre desenvolvimento cognitivo e aquisição da escrita e, por conseqüência, a atribuição de qualidades e de poderes intrínsecos à escrita e aos povos que a possuem.

Como conseqüência, esse modelo produz sentidos que permitem interpretações sobre as diferenças entre as crianças em face da escrita a partir da dicotomia entre oralidade e escrita, segundo a qual a escrita está voltada a processos mentais mais complexos. Os correlatos cognitivos de aquisição da escrita são entendidos do ponto de vista de processos mentais, internos e individuais, e não relacionados às estruturas culturais e de poder que o contexto da escrita na escola representa.

O ato de escrever pressupõe, assim, um conjunto de habilidades e capacidades cognitivas por parte da criança que escreve. O sucesso desse ato relaciona-se ao desenvolvimento dessas capacidades individuais e mentais. Esses pressupostos nos remetem a uma noção cognitiva de sujeito.

Pressupõe ocultação do papel transformador ou mantenedor da ordem social que a escrita pode provocar – da ordem instituída, das relações de poder e especialmente da posição do sujeito.

Para aprofundar essa discussão, vamos nos remeter ao campo da aquisição da linguagem escrita, no qual as aproximações entre concepção de língua, de aprendizagem e de infância são facilmente identificadas com o campo de aquisição de linguagem oral.[2] Os estudos sobre língua escrita analisam a passagem dos modelos associacionistas para os modelos construtivistas e interacionistas, reapresentando ao debate a questão da "aprendizagem/aquisição/apropriação" na relação entre a criança e a linguagem, de forma ainda mais complexa (Lemos, 1986, 1992; Abaurre, 1990; Abaurre *et al.*, 1997; Smolka, 1991; Oswald, 1996).

O modelo considerado tradicional de "aprendizagem da escrita" (empirista ou associacionista) sustenta-se teoricamente em uma visão de desenvolvimento como processo cumulativo de habilidades, passível de descrição científica, apoiado em uma visão associacionista da aprendizagem. Toma como modelo de língua a linguagem constituída do adulto, além de concebê-la como padrão fixo e imutável. Os desvios apresentados em relação aos padrões fixos da língua são analisados como "incompetência" da criança, e são relacionados ao grau de maturidade de suas potencialidades internas e individuais. A partir dessa visão são lançados os padrões para diagnóstico do desenvolvimento da escrita, voltados unidirecionalmente para o aluno.

Essa abordagem alimenta relações entre professores e alunos pautadas pelas disposições de dominação e submissão, em que o professor submete o aluno a padrões preestabelecidos que desconsideram suas singularidades cognitivas, sociais, lingüísticas e afetivas.

---

2. Entre as pesquisas que mais influenciaram os trabalhos sobre a aquisição da linguagem a partir da década de 1970 estão os postulados de Noan Chomsky (1971, 1977, 1979).

A análise histórica do processo de letramento presente nessa concepção explicita a forma positivista de tratar o binômio normal-patológico. As produções infantis são analisadas como erros característicos de distúrbios orgânicos, cuja causa (supostamente orgânica) nem sempre pode ser comprovada, porém é deduzida por comparação a outros processos patológicos, considerada intrínseca ao indivíduo e presumivelmente devida a disfunções no sistema nervoso central. As diferenças nas produções infantis são reduzidas ao sistema biológico e têm como conseqüência uma isenção de responsabilidades, pois "à criança rotulada sobra a estigmatização, a introjeção da doença com repercussões previsíveis em sua auto-imagem, autoconceito, auto-estima" (Moysès e Collares, 1992, p. 45).

Críticas a esse modelo voltam-se, sobretudo, às suas bases na ideologia instrumental, apoiando-se na cultura oficial em detrimento das experiências culturais e históricas dos sujeitos; renúncia e sujeição ao discurso dominante. A imagem decorrente dessas práticas de alfabetização é a de um sujeito imaturo em suas potencialidades, passivo e dominado.

Em decorrência das críticas a esse modelo, um suposto avanço nas práticas de letramento escolar surge a partir dos princípios do construtivismo piagetiano.[3] Seus fundamentos levam a considerar a escrita como um objeto de conhecimento, como uma representação da fala. A aprendizagem demanda um processo ativo e progressivo de construção individual

---

3. Jean Piaget imprimiu um novo rumo para os estudos da inteligência humana ao criar, com sua epistemologia genética, uma explicação totalmente nova para as diferenças entre o pensamento infantil e o adulto (cf. Piaget, 1990; Piaget & Inhelder, 1980; Piaget & Chomsky, 1993).

por parte da criança acerca desse objeto de conhecimento, decorrente do avanço nos níveis de desenvolvimento cognitivo.

As pesquisas sobre a psicogênese da língua escrita desenvolvidas por Emilia Ferreiro e Ana Teberosky (1985) retratam o processo de "construção da escrita" por parte da criança no decorrer do desenvolvimento. As autoras partilham os pressupostos universalizantes do construtivismo piagetiano para a compreensão do desenvolvimento infantil, adotando uma concepção cognitiva e teleológica do processo de letramento. Há o rompimento com a visão adultocêntrica, principal objeto de crítica em relação à perspectiva tradicional de alfabetização. A criança passa a ocupar um lugar ativo na aquisição da escrita, e seus erros ganham um novo sentido – de construção do objeto de conhecimento –, em oposição aos sentidos contidos nas práticas pedagógicas tradicionais – desvios, falhas –, possibilitando um lugar de expressão e construção ativa da criança no processo de alfabetização. Os erros construtivos passam a ser relacionados aos níveis do desenvolvimento cognitivo, considerado universal, a saber, pré-silábico, silábico, silábico-alfabético e alfabético.

A avaliação da aprendizagem decorrente dessa concepção, entretanto, apesar dos significativos avanços que promoveram, não extrapola os limites classificatórios clássicos, substituídos apenas pelos níveis da avaliação cognitiva, atrelados ao desenvolvimento individual. Além disso, a linguagem subordina-se à idéia de uma representação mental, de uma cognição prévia que orienta e regula o processo de alfabetização. O objeto de conhecimento – língua escrita – não produz efeitos na constituição do sujeito epistemológico (a subjetividade constituidora da escrita), uma vez que sua existência independe da linguagem.

Diversos estudos aproximam esse sistema teórico, o qual parte do *a priori* cognitivo piagetiano – inteligência geral, sujeito epistemológico – ao *a priori* lingüístico de Chomsky – gramática universal, locutor ideal.[4] Embora apresentando pontos de partida distintos, equivalem-se no sentido de que as idéias de totalidade, transformação e auto-regulação permeiam os pressupostos estruturalistas contidos em ambas as teorias. Compartilham do modo hegemônico de conceber a linguagem como realidade em si, abstraída e universalizada pelos modelos que assim a construíram. A ela emparelha-se uma nova imagem de sujeito: o sujeito epistemológico do construtivismo, absolutamente presente a si mesmo em sua relação com o mundo. Trata-se de uma visão não-alteritária do sujeito, da linguagem e da cognição, pois pressupõe uma cognição prévia e universal como condição para o conhecimento do mundo: o sujeito raciocinante normal. Essa cognição, ou esse sujeito cognitivo, tem na linguagem a sua forma de expressão, seu principal veículo de comunicação.

Desse modo, embora o construtivismo tenha concebido a escrita como produção do sujeito – sujeito cognoscente –, deixou de considerar as condições sociais e históricas em que ela se realiza, contribuindo para que seja entendida como objeto escolar e para que readquira o caráter de instrumento, coerente com os objetivos da escola da modernidade: dominar a escrita pautada pela linguagem padrão em detrimento da oralidade ou das experiências culturais.

Esse fato é conseqüência, segundo Sonia Kramer (1993), de uma convivência unicamente pragmática com a

---

4. Para mais detalhes, consultar a obra de Piaget & Chomsky (1993).

leitura e a escrita, em que é sonegada à criança a dimensão estética, cultural, política e afetiva dos atos de ler e escrever.

Esse modelo torna-se dominante e hegemônico em nossas práticas escolares de leitura e escrita e enfrenta críticas de pesquisadores preocupados com outras dimensões implicadas no processo de letramento. Surge uma nova abordagem, considerada uma extensão dessa, que acaba por se denominar sociointeracionista. Assenta suas bases nos princípios da psicologia histórico-cultural, que teve Lev Semyonovich Vygotsky (1987, 1988) entre seus principais representantes.

Vários trabalhos procuraram apontar suas diferenças em relação ao construtivismo piagetiano, entre os quais ressalta-se, na área da psicologia do conhecimento no Brasil, o trabalho de Ana Luiza B. Smolka (1991), uma das contribuições pioneiras. A discussão da autora dirige-se ao papel da linguagem para o desenvolvimento infantil, destacando a diferença nas perspectivas de Vygotsky e Jean Piaget. Aponta a forma como a linguagem é secundarizada para o segundo autor, e sua valorização para o primeiro, dando ênfase à internalização do discurso social, da realidade funcional e social da palavra, que, entre outras coisas, constitui a subjetividade; uma subjetividade social, construída nas práticas discursivas. Uma nova imagem de sujeito é anunciada.

A autora propõe-se pensar a leitura e a escrita como práticas discursivas, o que leva a denunciar as tensões presentes na prática escolar de nossa sociedade, que traz as marcas da indústria cultural, pela neutralização das diferenças, pela produção em massa e pela mistificação da própria cultura como independente do processo de sua produção (consumo).

Esse enfoque incorpora a interdiscursividade como elemento de centralidade na análise do processo de letramento, o que possibilita compreender a "apropriação da escrita" não apenas como atividade cognitiva, mas também como atividade discursiva, a qual incorpora a função interativa, instauradora e constitutiva desse conhecimento. Tem como implicação pedagógica a valorização das dimensões sociais e políticas para o processo de letramento.

O trabalho da autora avança em direção ao conceito de letramento definido no início do texto, pois permite confrontar as práticas instrumentais de alfabetização escolar. O conceito de interdiscursividade nos remete ao papel das instituições no processo de aquisição da escrita, seus diferentes usos e funções nas sociedades letradas e as relações de poder implicadas. Essas reflexões nos impõem uma outra: o lugar e o papel do sujeito nessas práticas, o que nos possibilita um outro olhar sobre as diferenças humanas, desatando-nos do modo hegemônico de conceber a criança e suas diferenças a partir de sua cognição individual, subordinada às fases universais de seu desenvolvimento.

Maria Luiza M. B. Oswald (1996) dá continuidade à crítica de Smolka em relação às abordagens que define como empirista e interacionista-construtivista, avançando em relação ao que considera a psicologia sociointeracionista. Nessa, a criança é sujeito da cultura e não do conhecimento, ponderando que a percepção de Vygotsky humaniza-a por salvá-la da armadilha de viver como sujeito epistêmico. A autora aproxima Vygotsky e Benjamin e analisa criticamente a modernidade relacionando a ânsia do progresso e do desenvolvimento ao empobrecimento da experiência humana e à alienação da linguagem. O homem moderno, entorpecido pela obsessão do progresso e do desenvolvimento, foi destituído da linguagem e da cultura, impossibilitado da capacidade de fazer história. É a barbárie, contra a qual Benjamin (1994) sugere o resgate da narrativa como meio de restituir ao homem a experiência e a linguagem, reconduzindo-o à tarefa histórica e cultural de ser humano. Sugere dar voz às crianças, e assim explodir o *continuum* da história transgredindo a inexorabilidade da história oficial, o que torna possível dar crédito à verdade de suas histórias, que não pode ser desdita pela instrumentalidade racionalizadora das práticas de leitura e escrita da modernidade.

A contribuição da teoria crítica da cultura para as práticas de leitura e escrita é mostrar, para a escola, a importância de que ela permita à infância presentificar-se, narrar-se.

Nesse ponto, a crítica à modernidade estaria permitindo à criança libertar-se das práticas de escrita que a concebem como instrumento de desenvolvimento de uma racionalidade puramente técnica que a obriga a falar como os livros. Estaria também conduzindo a análise das diferenças infantis para além de uma dimensão individual e maturacional, contemplando a pluralidade e possibilitando pensar os efeitos dessas práticas sobre identidades individuais e coletivas.

Inês Signorini (1998) e Ângela Kleiman (1995, 1998) pesquisam o papel da escrita como instrumento essencial na prática social e focalizam as implicações do estudo da comunicação intercultural no processo de letramento de jovens e adultos. As autoras transcendem a análise da língua para estudar a escrita como representando uma prática de ordem da ação social, a qual afeta processos de identificação dos alunos, trazendo reestruturações nas suas relações sociais e nas formas de organizarem seus valores e conhecimentos.

Kleiman (1998) denuncia os modelos globalizantes de letramento, em que ocorre a perda da língua materna em fa-

vor da língua dominante. Defende práticas de letramento local ou regional, as quais devem assegurar o valor cultural e as
identidades das minorias, opondo-se a modelos globalizantes que introduzem valores e conhecimentos estimados pela
sociedade, ignorando a diversidade cultural, refletindo o autoritarismo homogeneizador.

Signorini (1998) discute o letramento a partir da comunicação presente na esfera pública, cujos interlocutores, ligados a instituições e grupos sociais, estão cada vez mais diver-
sificados. Tal diversificação explicita as relações estabelecidas
pelos grupos urbanos e institucionais quanto ao uso da língua,
no nível de escolarização do falante, sua identidade social, sua
competência cognitiva e sua competência na esfera pública.

Essas relações baseiam-se na falta, no déficit das categorias menos intelectualizadas, em comparação às categorias
mais intelectualizadas que compreendem mais adequadamente ou com maior profundidade a fala, a escrita e a realidade. O principal efeito disso é a desqualificação do falante e
de seu desempenho, tanto no que se refere à sua identidade
social quanto em relação ao que pretende desempenhar. Essa
desqualificação ocorre por meio da constituição de bordas e
fronteiras que separam e diferenciam lugares e funções a fim
de legitimar certa ordem tida como dada, pelas categorias intelectualizadas ou letradas.

A autora retrata como se dão as práticas comunicativas
presentes na esfera pública, a luta entre as diferentes concepções no processo de configuração e reconfiguração da ordem
social instituída, da construção e desconstrução das fronteiras que constituem as identidades sociais.

Passamos, então, de uma concepção de alfabetização
como técnica de aquisição de leitura e escrita, que pressupõe

o desenvolvimento de habilidades e de competências cognitivas, mentais e individuais por parte da criança, dadas *a priori* e desenvolvidas na interação, para uma concepção de letramento que pressupõe, a apropriação da escrita como
relacionada às práticas sociais. O conhecimento sobre a escrita, a cognição, passa a ser compreendido a partir da consciência que a ação sobre o objeto de conhecimento possibilita. Essa consciência passa por uma prática com a escrita em
seus diferentes usos e funções na sociedade, os quais demarcam as fronteiras identitárias e as relações de poder.

Essa outra direção leva a romper com a visão de linguagem que elege a língua como objeto em si, para concebê-la
na dimensão da atividade humana, aproximando a linguagem
da realidade vivida. Problematiza as imagens de sujeito, contidas nas diferentes versões do construtivismo que remetem a
uma imagem de sujeito cognitivo, individual. Como conseqüência, possibilita a produção de outros sentidos para a interpretação das diferenças humanas, fora do binômio norma-
lidade/anormalidade.

Do ponto de vista psicológico, caminhamos das perspectivas desenvolvimentistas e estruturalistas para perspectivas sociais e críticas, em que outras categorias são eleitas como
atividade, consciência e identidade. Essas categorias remetem às experiências históricas e sociais, apontando o papel
das instituições e das relações de poder que estão presentes
nessas práticas de letramento, e os processos de discriminação e preconceitos que geram. Pressupõe-se então uma possibilidade de a experiência da criança presentificar-se nas práticas de leitura e escrita, em oposição ao modo dominante de
concebê-la, normalizador, racional e homogeneizador, que
acaba por negá-la em sua experiência essencial com a vida,

em sua possibilidade de criar e transformar a cultura vigente para introduzi-la na cultura de massa, de produção e de consumo.

Nesse ponto, vale lembrar a forma com que Bibi responde à dúvida de sua professora, cuja reação parecia guardar uma esperança em relação à possibilidade de mudança do lugar de copista ocupado por sua aluna. Mas a menina afirma estar copiando "mesmo". Sob quais efeitos de sentido estaria Bibi ao interpretar-se como "burrinha" e copista?

A visibilidade dada ao lugar que Bibi ocupa nas práticas de letramento escolar nos leva, assim, a aprofundar nossas indagações acerca da relação entre sentido e subjetividade nas práticas escolares. A concepção do letramento escolar fundamentada em perspectivas sociais e críticas, como é o caso do sociointeracionismo, traz uma nova reflexão sobre a criança, seu desenvolvimento e sua linguagem, anunciando uma nova imagem de sujeito difundida por meio de práticas pedagógicas libertadoras, renovadoras e críticas, segundo a qual ele se torna capaz de tomar consciência de suas amarras, opondo-se às estruturas de poder que o oprimem.

Os problemas teóricos colocados até aqui sugerem avanços no campo de aquisição da escrita ao incorporar o conceito de intersubjetividade para a análise das práticas discursivas escolares, compreendendo seu papel constitutivo na relação entre a criança e o conhecimento escolar. Contudo, a experiência escolar de Bibi e os efeitos de sentido acerca de si mesma não parecem ganhar algum alento!

Os discursos das instituições escolares evidenciam um paradoxo. Por um lado, defendem a natureza social da aprendizagem e do desenvolvimento infantil, procurando assegurar a interação social na construção do conhecimento. Por outro, a natureza do sujeito que aí se constitui não é pensada a partir das práticas discursivas em que se inscreve. O discurso pedagógico constrói um verdadeiro álibi para as práticas escolares, isentando-as de seu papel constitutivo. Cabe-nos, assim, perguntar como tem sido visto esse sujeito constituído pela linguagem, conforme pressuposto nas perspectivas sociointeracionistas, tão bem anunciado e tão pouco assimilado pelas práticas de letramento escolar.

A instituição escolar e seus efeitos de sentido sobre os sujeitos

No Brasil, projetos, reformas e treinamentos no campo da educação parecem homogeneizados por uma pedagogia psicocrítica que, supostamente crítica, tem se combinado com reformas neoliberais da educação, do currículo e da profissão docente.

Tomaz Tadeu da Silva (2000) denuncia a crise profunda em que se encontra o sujeito racional, crítico, consciente, emancipado ou libertado, da teoria educacional crítica. Onipresente na consigna das diferentes versões da pedagogia crítica em "formar" (produzir, educar, desenvolver) a "consciência" (cidadão, pessoa, homem, sujeito, indivíduo) "crítica" (consciente, reflexivo, participante, informado, integral), que, nas mais diversas derivações da fórmula, partem do mesmo pressuposto: um núcleo essencial de subjetividade "que pode ser pedagogicamente manipulado para fazer surgir o seu avatar crítico na figura do sujeito que vê a si próprio e à sociedade de forma inquestionavelmente transparente, adquirindo, no processo, a capacidade de contribuir para transformá-la" (ibidem, p. 13).

O autor esclarece a relação entre a realização desse sujeito ideal e a aceitação condicional de uma epistemologia realista na qual se supõe a existência de um referente último e objetivo: "a sociedade", acessível ao sujeito plenamente realizado da pedagogia crítica. Quadro esse que se torna insustentável a partir da chamada "virada lingüística", a qual passa a desalojar o lugar do sujeito e sua consciência do centro do mundo social. Consciência e sujeito são, eles próprios, descentrados, não são determinados, autônomos e soberanos, tampouco fixos e estáveis em relação a um centro permanente e bem estabelecido. Esse deslocamento se dá em favor de uma visão que coloca em seu lugar o papel das categorizações e divisões estabelecidas pelo conjunto dos dispositivos lingüísticos e discursivos pelos quais a realidade é definida. A própria natureza da linguagem também passa por uma redefinição. Não é mais veículo neutro e transparente de representação da realidade, mas parte central de sua própria definição, portanto constituição. Não possui natureza fixa, estável e centrada num significado externo ao qual corresponde de forma unívoca, e é, sim, movimento, fluxo cambiante e indefinido em relação aos significados que a precedem, e aos quais está atrelada de forma inequívoca.

Mas é em seu núcleo que essa pedagogia crítica sofre o golpe mortal: a consciência crítica. A chamada filosofia da consciência, ou teoria do sujeito que a sustenta, pressupõe o ser humano como soberano senhor de suas reflexões e de seus atos, pensamentos e ações, fonte de todo significado e de toda ação, fundamentalmente racionais e conscientes. A crítica pós-estruturalista, inspirada, sobretudo nesse ponto, em Michel Foucault, coloca em dúvida a suposição dessa consciência e desse sujeito soberano, para cujo desenvolvimento ou repressão a educação estaria voltada, o que lhe privaria obviamente de sua própria existência.

A consciência ou o sujeito autocentrado ocupa um papel fundamental nas mais diversas pedagogias que têm atravessado o pensamento educacional. Destacado do humanismo tradicional, com uma suposta essência humana a ser desenvolvida em todas as suas potencialidades, torna-se fundamento essencial das diversas psicologias que dão sustentação a uma educação institucionalizada – humanistas e desenvolvimentistas – no que diz respeito tanto à consciência quanto ao sujeito. Silva (1994, p. 249) esclarece que a oposição binária que contrapõe as pedagogias da repressão às pedagogias libertadoras apenas revela a existência de uma essência a ser reprimida ou libertada. As chamadas pedagogias críticas também não escapam a essa tradição, pois a noção de conscientização, cara a algumas de suas importantes correntes, está vinculada à suposição da existência de uma consciência unitária, autocentrada, momentaneamente alienada e mistificada, à espera da desalienação.

O autor aprofunda sua análise a partir das perspectivas pós-estruturalistas, tecendo uma crítica ao neoliberalismo em suas congruências entre tecnologias de subjetividade autoproclamadamente libertárias e os regimes políticos, apontando tais tecnologias como condição do processo de governamentalização do Estado, ou seja, mais autonomia significa mais governo.

O processo de autonomização da sociedade, de autorregulação, sofre um deslocamento de seu foco do Estado para as inúmeras estratégias de controle da conduta espalhadas nos interstícios do social, as chamadas tecnologias de autorregulação e autogoverno. Várias formas de intervenção "psi" (psicologia, psiquiatria, psicanálise) na conduta privada em nome da autonomia e da transferência do controle para o indivíduo são próprias de uma esfera de manipulação da subjetividade.

As pedagogias construtivistas e suas técnicas de inspiração psicológica inscrevem-se nesse conjunto de pedagogias libertárias, autonomistas e emancipatórias, que têm como pressuposto a oposição entre as estruturas de poder e dominação, de um lado, e a ação autônoma do indivíduo ou grupo, de outro (Silva, 1998, p. 9). Se o indivíduo está bloqueado pelo efeito da ação das estruturas de poder e opressão, poderá ser desbloqueado por meio da utilização das devidas estratégias, pois são elas as fontes de oposição ao poder e à opressão.

As perspectivas pós-estruturalistas questionam esse pressuposto das filosofias da consciência – de uma subjetividade original e nuclear, que se opõe às estruturas de poder – e indicam a impossibilidade de que ela seja tratada fora do discurso, especialmente da ordem de discurso que a produz. Desse modo, não há como opor subjetividade e poder, uma vez que ela é artefato das relações de poder. Este é o sentido do termo tecnologias de subjetividade, subjetividade aqui concebida como efeito e não como origem.

As pedagogias críticas, como nos esclarece o autor, opõem subjetividade às estruturas de poder, ou seja, investem em uma subjetividade imanente, cuja constituição é concebida como independente do discurso que a constrói, sobretudo do discurso pedagógico.

No que se refere aos problemas escolares, estendendo-se a todo o amplo espectro que vai desde os quadros de hiperatividade, dislexias, até os quadros que apresentam alterações impeditivas de aprendizagem pelas vias sensoriais, cognitivas ou motoras consideradas normais, a criança, nesse caso a criança com deficiência, já configurada por uma subjetividade nuclear, não sofre efeitos das estruturas de poder ou da ordem do discurso que a constitui; do discurso pedagógico. Suas atitudes são interpretadas como originárias, essencialmente, de seus distúrbios ou deficiências. Além da deficiência detectável objetivamente, há uma produção social da subjetividade de deficiente. No entanto, a pessoa é instrumentalizada com toda uma estratégia que a prepara para tornar-se independente e lutar por seus direitos, contra as estruturas de poder. Essa oposição da subjetividade às estruturas de poder permite compreender a criança fora das práticas sociais, portanto fora da ordem do discurso que a produz.

Desse modo, Silva (1998) afirma que a criança construtivista, por exemplo, descoberta por Piaget, não existe como um fato da natureza, mas como efeito de estratégias discursivas. Tal natureza discursiva não teria importância não fossem seus efeitos de poder. A criança produzida pelo construtivismo, como um ser raciocinante normal, constitui-se um dispositivo de normalização.

O construtivismo, com sua afiliação a outras ciências, inscreve-se em uma história de constante progresso em direção a formas mais científicas do sujeito psicológico – nesse caso, o sujeito cognitivo. Inscreve-se em uma narrativa mais ampla que descreve a história das ciências humanas como história de progresso e avanço.

A principal denúncia que se pode fazer a esse tipo de narrativa é sobre a produção do ser que pretende descobrir ou criar. Tal denúncia, no caso das ciências psicológicas, revela o envolvimento de relações de poder e a criação de seu "objeto".

Diante das evidências apontadas acerca da relação constitutiva entre discurso e sujeito, pergunta-se: como tem sido analisado o discurso produzido na escola *sobre* a criança em sua relação constitutiva com o êxito e o fracasso do aluno? Como a subjetividade é concebida, ou produzida, nesse universo discursivo, em que estão representados os bons e maus alunos, os fortes e fracos, os disléxicos, os deficientes etc.? E ainda: como as teorias da infância vêm endossando/autorizando os discursos que circulam nesses espaços geradores de subjetividade?

A partir das reflexões trazidas por Foucault (1987), pode-se pensar que a criança, objeto do discurso científico e pedagógico a partir do século XVIII, é produzida por essa ordem do discurso que a gerou. Ainda, a instituição escolar e o discurso pedagógico atualizam as interpretações sobre a criança por meio de estratégias de normalização.

A criança desviante ou imatura surge, desse modo, como efeito do discurso pedagógico e de seus dispositivos de normalização. Seu fracasso, evidenciado por suas causas orgânicas ou supostamente orgânicas, internas e individuais, como é o caso das dislexias, oculta os dispositivos de normalização presentes nessa ordem discursiva.

Desse modo, considera-se importante dar visibilidade aos fenômenos psíquicos a partir da história das interações sociais configuradas pelos discursos que permeiam a vida social da criança na escola, compreendendo-a como instituição constitutiva de subjetividades. Como conseqüência, faz-se necessária uma discussão que revele outras dimensões de análise dos problemas que surgem na escola, assim como de suas relações com o processo de exclusão escolar.

Os modelos instituídos pela psicologia do desenvolvimento predeterminam o próprio desenvolvimento, fragilizando o referencial que pressupõe linguagem, criança e conhecimentos construindo-se simultaneamente, pois prescindem de elementos para a análise das contradições contidas nas práticas discursivas que configuram as relações escolares e os seus efeitos sobre os modos de subjetivação infantil. A dimensão institucional, discursiva, é ocultada em face da visibilidade que se dá à criança, seu desenvolvimento, suas competências e habilidades, ou suas incompetências, déficits, doenças e deficiências.

Percebe-se que, em face da dificuldade (da própria escola, geralmente oculta; ou do aluno, explicitada), escola e especialistas complementam-se em procedimentos investigativos que se aproximam quanto à concepção naturalizada e essencializada da infância e a uma análise abstrata e universalizada da produção infantil.

A investigação da aprendizagem, tratada tradicionalmente pelos clássicos modelos de diagnóstico da psicologia, vem sendo nosso objeto de crítica (Pan, 1995; 2003), pois se observa pouco avanço nesse campo nos últimos anos, apesar de o debate histórico da psicologia escolar ter apontado de forma incontestável a necessidade de ampliar a dimensão dessas avaliações, deixando de centrar a causa do fracasso apenas no aluno (Patto, 1984, 1990, 1997). As avaliações diagnósticas têm se restringido a investigações que procuram as causas para os problemas de aprendizagem apenas na criança, justificando-as em razão das defasagens em relação ao rendimento escolar idealizado. Essas avaliações atendem às expectativas normalizadoras da escola e analisam de forma dissimulada as relações entre subjetividade, discurso e poder, tornando invisíveis outros elementos constitutivos das dificuldades escolares decorrentes das práticas discursivas que aí circulam.

As orientações para intervenção, por sua vez, têm se limitado a um encaminhamento técnico que visa à aceleração cognitiva e à racionalização das formas criativas de expressão, desfavorecendo os vínculos da leitura que a criança faz do seu mundo com aquilo que deve ser lido na escola, em favor da homogeneização das formas padronizadas de escrita.

Nesse sentido, a psicologia inscreve-se entre as disciplinas que inspiram a criação de pedagogias psicologizantes, como modelo explicativo da infância e da natureza do desenvolvimento da criança, bem como, e simultaneamente, como modelo explicativo de operação dos dispositivos cognitivos.

A criança – concebida como um ser raciocinante normal, racional e cognitivo – é um sujeito produzido pelas tecnologias de auto-regulação dessas pedagogias. Ela é o efeito das relações de poder e, sobretudo, de uma ordem discursiva que inscreve processos vitais de inclusão e exclusão.

A psicologia não escapa a essa crítica, pois tem dado sustentação às justificativas da educação institucionalizada (especialmente sobre sujeito e consciência), tanto às pedagogias da repressão quanto às pedagogias libertadoras, sem deixar escapar as pedagogias críticas, pois a suposição de uma consciência unitária e autocentrada, embora momentaneamente alienada e mistificada, que espera ser "despertada, desreprimida, desalienada, liberada", aí se presentifica (Silva, 1994, p. 250). Com isso, o autor afirma que se subvertem as nossas mais queridas noções sobre educação, incluindo as mais críticas e transgressivas.

Com base em Foucault, Silva (1994, p. 252) mostra que a teorização crítica de inspiração marxista define o poder como o que distorce, reprime, mistifica. Já para o pós-estru-turalismo, o poder constitui, produz, cria identidades e su-jeitos. Assim produzidos, eles não representam nenhuma dis-torção ou desvio em relação a alguma essência humana que, se deixada livre ou bem encaminhada, seguiria seu "verda-deiro curso".

As perspectivas pós-estruturalistas não absolvem se-quer as pedagogias críticas de seu envolvimento nas relações de poder, regulação e governo, pois também essas consti-tuem tecnologias do eu.

Essas considerações permitem-nos afirmar que os senti-dos produzidos pelos discursos pedagógicos orientam-se por pressupostos cognitivos e por uma visão da criança hoje cha-mada de cartesiana (como sujeito), criando uma ilusão de au-tonomia do sujeito e da linguagem. Essas visões, fundamenta-das em uma explicação psicológica e evolutiva da infância, enfatizam ora o amadurecimento da criança – no sentido de fa-zer aflorar sua natureza, suas potencialidades –, ora a tentativa em fazer operar os dispositivos da razão – o sujeito raciocinan-te normal. Quer seja para libertá-la quer seja para reprimi-la.

A fim de superar esse embate entre Natureza e Razão, delimitamos nosso quadro teórico que tem como pressu-posto básico a abordagem discursiva do sentido, o qual com-porta um questionamento radical do sujeito intencional, entendido como fonte individual de um sentido que lhe é transparente.[5] A nosso ver, essa é a questão central a ser rea-

_____

5. Desenvolvemos uma análise sobre as teorias de linguagem que a conce-bem como atividade e tecemos uma crítica em relação aos pressupostos cogni-tivos nelas contidos, o que tem uma implicação direta na forma de se compreen-der a relação entre sujeito e sentido. As teorias da atividade não rompem com a idéia de uma consciência ou de um sujeito colocado como centro de suas refle-

presentada à análise das relações entre a criança e a escola. Tal análise requer superar a visão cognitiva e representacional da linguagem e o modo com que se concebe a relação entre o sujeito e o sentido – sujeito racional e fonte de atribuição de sentidos ao mundo. Requer um outro tipo de análise em que se considere a materialidade discursiva, dimensão linear e seqüencial de realização da linguagem – o intradiscurso, o texto –, que pode se dar como produção sonora ou escrita, por meio de veículos diversos. Essa dimensão linear e material da linguagem é atravessada por uma rede complexa de formações discursivas na qual todo dizer está inserido. Trata-se do interdiscurso, o pré-construído, o "sempre já aí" histórico-social que impõe a realidade e seu sentido, que atua sobre o sujeito e o seu dizer de forma inconsciente, produzindo efeitos de sentido (Foucault, 1987, 1996, 2000, 2001; Pêcheux, 1997).

De acordo com essas dimensões do funcionamento discursivo, o sujeito deixa de ocupar o lugar de centro, de origem do sentido, assegurando sua existência como função, efeito. Deixa também de ser passível de homogeneização ou totalização em referências identitárias a partir do reconhecimento de sua multiplicidade e heterogeneidade. Não se constitui como um, nem como único, se considerarmos o funcionamento discursivo; se considerarmos a presença, nele, de múltiplos discursos; de vozes que atravessam seu dizer; de intertextos, filiados a redes complexas de sentidos (Bakhtin, 1976, 1988, 1992, 1997).

---

xões e de seus atos, pensamentos e ações, fonte de todo o significado e de toda ação. Debatemos o movimento aqui chamado de virada lingüística a partir de Mikhail Bakhtin, Michel Foucault e Michel Pêcheux. Para esses autores, o sujeito é desalojado desse centro, deixando o lugar de origem de atribuição de sentidos ao mundo, para ter sua existência enquanto função, efeito (Pan, 2003).

O quadro teórico traçado até aqui nos remete ao papel determinante das instituições escolares sobre a subjetividade humana, o que nos poderia levar a pensar na impossibilidade de qualquer saída para o lugar de copista ocupado por Bibi.

Educar considerando a diferença nos parece, assim, a utopia de um projeto do possível, em que a experiência da facticidade dá lugar a discursos legitimados e dominantes, narrativas sedentárias sobre as crianças, que acabam por profetizar-lhes a vida.

A desconstrução das teorias que pressupõem o investimento em um sujeito autônomo e crítico, capaz de se opor às estruturas de poder, que concebem a subjetividade como nuclear e independente, capaz de se emancipar, de se instrumentalizar para enfrentar as estruturas de poder, parece desestabilizar as fortes verdades presentes em boa parte das teorizações das ciências humanas e em todos nós. Nesse ponto em que as certezas evadem-se somos tomados por um sentimento de desesperança. Todos os projetos de realização humana contidos nos discursos da educação parecem naufragados. Como, então, pensar a criança em sua singularidade?

Tal indagação leva-nos a enunciar algumas perguntas nas quais pretendemos persistir ao longo do texto, em busca de outras saídas. De que modo se estabelece a relação texto-sentido, sujeito-sentido em face do discurso escolar?

A experiência de si mesmo na escola e os primeiros textos de identidade

Larrosa (1994) sublinha o que há de antropologicamente relevante no vocabulário pedagógico ao designar componentes implícitos no que implica "ser humano", ou "uma pessoa", um "sujeito", um "eu"; o que implica, em última instância, a relação do sujeito consigo mesmo. É como se o ser mesmo do humano se descortinasse a partir da possibilidade de uma relação reflexiva da pessoa consigo mesma. O autor aponta já em Platão a concepção da natureza humana baseada na reflexividade. A razão adquire *status* moral, exerce a liderança da alma e constitui o que chamamos subjetividade estável, unitária e centrada. Na filosofia moderna, de Descartes a Kant, a reflexividade obtém certa centralidade antropológica.

O vocabulário pedagógico é consistente em termos como auto-identidade, autoconceito, e é quase obrigatório falar em como se desenvolvem esses conceitos em um sentido de se tornar mais maduro ou realista, sempre que se dêem as condições mais adequadas. É freqüente também falar do debilitamento da identidade, nas diferentes formas de patologias do princípio da identidade, tendo assim as normativas do sujeito, são ou maduro, equilibrado, objeto teórico e prático das pedagogias, caracterizado por certas formas normativamente definidas de relação consigo mesmo, como evidência intemporal e a-contextual. Acontece que esse "sujeito individual" das diferentes psicologias da educação e da clínica, esse sujeito são e maduro, definido normativamente – e no qual temos uma tendência a nos reconhecer –, é normalmente tomado como "dado" não problemático.

A partir do olhar antropológico, Larrosa retrata a concepção ocidental de pessoa como histórica e culturalmente contingente, ou seja, a contingência da idéia que temos de nós mesmos, embora a nós, nativos de uma cultura e nela constituídos, pareça evidente, quase "natural", esse modo peculiar de entendermos a nós mesmos. Sugere ver como a contingência de nossa auto-interpretação implica a contingência dos comportamentos que temos tanto ante os demais como ante nós mesmos. Chega a Foucault para mostrar o estudo da experiência de si, também como histórica e culturalmente contingente na medida em que sua produção adota formas singulares.

A partir dessa perspectiva, Larrosa (1994, p. 43) afirma que a experiência de si não é "senão o resultado de um complexo processo histórico de fabricação no qual se entrecruzam discursos que definem a verdade do sujeito, as práticas que regulam seu comportamento e as formas de subjetividade nas quais se constitui sua própria interioridade". Analisar a experiência de si deixa de ser análise das idéias, dos comportamentos, das sociedades e suas ideologias, mas das problematizações a partir das quais o ser se dá, como podendo e devendo ser pensado, tanto quanto as práticas por meio das quais essas problematizações se formam. Desse modo, a experiência de si pode ser analisada em sua constituição histórica, contingência e singularidade, a partir de uma arqueologia das problematizações e de uma pedagogia das práticas de si. O peculiar não são as idéias e comportamentos, mas o ser do sujeito, a ontologia da pessoa humana, na qual nos reconhecemos no que somos.

Desse modo, na formação de um sentido comum pedagógico há um conjunto mais ou menos integrado de concepções de sujeito, uma série de teorias sobre a natureza humana, no interior das quais as formas de relação da pessoa consigo mesma são construídas descritiva e normativamente. Funcionando como universais antropológicos, essas formas de relação da pessoa consigo mesma nos dizem o que é o sujeito são, maduro, plenamente desenvolvido e, portanto, o que devem ser a saúde e a maturidade. Ao mesmo tempo, e ao seu reverso, definem o que é patológico ou próprio da imaturidade. As práticas pedagógicas, e também as terapêuticas, tornam-se, assim, lugares de mediação em que a pessoa encontra recurso para o desenvolvimento de sua autoconsciência e autodeterminação ou para a restauração de uma relação distorcida consigo mesma. Essas práticas podem ser definidas como "espaços institucionalizados onde a verdadeira natureza da pessoa humana – autoconsciente e dona de si mesma – pode desenvolver-se e/ou recuperar-se" (Larrosa, 1994, p. 44). Desse modo, conclui o autor que se a experiência de si é histórica e culturalmente contingente, é também algo que deve ser transmitido e aprendido. A educação, além de transmitir a experiência objetiva, exterior, constrói e transmite tanto o que é ser pessoa em geral como o que é para cada um ser ela mesma em particular.

A questão existencial presente no texto de Bibi se dá em um permanente conflito de identificação e diferenciação nos discursos por meio dos quais ela vive sua experiência cotidiana na escola. Ser ou não inteligente e a ameaça de ficar burra; igualar-se aos demais e ser copista: é a diferença e seus sentidos construídos pelas práticas pedagógicas, produzindo efeitos sobre a experiência que a criança tem de si mesma na escola.

As narrativas constituem, desse modo, um meio para pensarmos os textos de identidade na escola, nos quais a experiência que a criança tem com as letras e a experiência que tem de si mesma não podem ser analisadas de forma independente.

Desse modo, a educação moderna deve ser pensada, a partir das relações entre poder, saber e sujeito, não como uma política que diz respeito à libertação, ao progresso e à utopia; tampouco à tirania, à estagnação e ao fim da história, mas ao governo e à conduta e estratégia em relação a si e aos outros. Também não diz respeito ao desenvolvimento intelectual, ao progresso social e ao desenvolvimento econômico, à doutrinação e ao controle, mas à sujeição, à disciplina e à recusa.

É nesse sentido que queríamos mostrar, também, em relação à identidade infantil, que a idéia do que é ser uma pessoa ou um sujeito é histórica e culturalmente contingente, o que vai muito além das idéias ou das representações: "O homem é, sem dúvida, um animal que se auto-interpreta" (Larrosa, 1994, p. 41).

A experiência que a criança tem de si, portanto, como já argumentamos anteriormente, também pode ser compreendida como resultado de um complexo processo histórico no qual se entrecruzam discursos que definem a verdade do sujeito, práticas que regulam seu comportamento e formas de subjetividade nas quais se constitui a própria subjetividade. Nesse sentido, é preciso dar visibilidade ao papel da mediação pedagógica exercido na relação da pessoa consigo mesma, na experiência de letramento.

As práticas pedagógicas tornam-se lugares de mediação, espaços institucionalizados em que a natureza da pessoa humana pode se dar, ou seja, esses espaços funcionam como recursos para o pleno desenvolvimento da autoconsciência e autodeterminação da pessoa, indicando como a pessoa se produz no interior de certos aparatos (pedagógicos e terapêuticos) de subjetivação.

Larrosa (1994, p. 36) retrata a lógica geral dos dispositivos pedagógicos que constroem e medeiam a relação do sujeito consigo mesmo, "como se fosse uma gramática suscetível de várias realizações". Denuncia uma crença difundida em que essas práticas são meras mediadoras, apenas recursos para o desenvolvimento das pessoas. Contudo, a idéia da educação e do planejamento das práticas educativas alimenta uma crença arraigada em um projeto de realização humana, promovendo a ocultação da própria pedagogia como operação constitutiva – partícipe na produção de pessoas. É a elisão do papel da pedagogia na constituição dos indivíduos.

Ao aprofundarmos nossa discussão acerca da experiência subjetiva e do processo de letramento escolar, enfatizamos a força da gramática que constitui nossa língua e a nós mesmos, o que parece ter-nos conduzido a um beco sem saída. Torna-se urgente buscar novos caminhos e pensar outras possibilidades. Há espaço para a singularidade, diversificação, pluralidade, diferença, criação, transformação?

Autoria: pistas de singularidade

Em busca de novos efeitos de sentido para o lugar ocupado pela criança na escola, abrimos uma possibilidade de pensá-lo a partir de uma reflexão sobre autoria. Os estudos nesse campo, conforme nos esclarecem Faraco & Negri (1998), têm procurado superar a noção romântica de autor. No pensamento romântico, a idéia de autoria relaciona-se ao ato individual e solitário de criação. O autor, indivíduo autônomo e interiormente uno, é a fonte soberana, a origem absoluta do texto, de suas significações. Com a desconstrução do conceito moderno de indivíduo, vamos assistir a um processo semelhante em relação ao conceito romântico de autor.

O ato de escrever passa de uma idéia de expressão individual a uma espécie de jogo interativo de signos. As análises textuais valorizam a intertextualidade, dando autonomia ao texto em si. O texto passa a ser entendido como um "tecido de citações saídas dos mil focos da cultura", e não como seqüência de palavras de significado único (ibidem, p. 164).

Trazendo essa reflexão para os textos infantis, podemos pensar que a criança ora expressa suas potencialidades individuais nos textos que produz ora sai de cena e dá lugar ao conjunto de estruturas textuais, semióticas, globais, enfim, que se colocam à análise. Se convocada, sua presença é representada pelos códigos psicopedagógicos reproduzidos pelos discursos institucionais que falam por ela – seu desenvolvimento, suas habilidades cognitivas – em detrimento de suas pistas de singularidade.

Os autores aprofundam a discussão e relacionam o processo de autoria com as formas contemporâneas de pensar a subjetividade, fora do território da expressão individual, como queriam os românticos, bem como fora do território de tessitura de estruturas sociossemióticas, que impossibilita a análise das marcas de singularidade. Apontam uma direção teórica para a compreensão do processo de autoria, em uma perspectiva bakhtiniana, a partir de uma visão pluridiscursiva da linguagem, em que autorar é orientar-se na atmosfera heteroglótica.

As reflexões de Bakhtin sobre a linguagem em sua relação constitutiva com as práticas sociais e em sua natureza multivocal (plurilingüismo dialogizado) permitem que aproximemos a oralidade e a escrita aos discursos, ampliando a compreensão do universo lingüístico da criança, fortalecendo o vínculo da linguagem com a vida. Afastamo-nos, assim, de uma concepção formal e abstrata da linguagem oral e escrita, que pressupõe um sujeito que ora é fonte de expressão ora é negado pelas estruturas sociossemióticas. Essas formas de compreender a criança em seu lugar de autora impossibilitam rastrearmos qualquer pista de singularidade.

Desse modo, é possível pensar a autoria na escola partindo-se da crítica ao modelo romântico – em que o sujeito é a fonte original dos significados –, bem como aos modelos que dão autonomia ao texto, pressupondo-o como instância sem sujeito. Esse outro olhar permite diferentes formas de pensar a relação sujeito-sentido, indicando a autoria como a possibilidade de produção e de transformação de efeitos de sentido. Abre-se outra dimensão para pensarmos em formas singulares de subjetividade.

Subjetividade/processos subjetivos e a singularidade humana

De qual subjetividade, afinal, estamos falando? A quais universos de sentido ela nos remete? Luciana Lobo Miranda (2000) tece uma crítica à noção de sujeito e subjetividade que tem sido central nas discussões das ciências humanas, em suas tentativas de promover a verdade sobre a condição humana. Vários perfis são traçados: o sujeito psicológico, o sujeito do conhecimento, o sujeito do inconsciente. Tal subjetividade, acompanhada de um subjetivismo, ora é negada em nome da objetividade científica ora avança em nome de uma constituição universal do sujeito; em ambos os casos, apontando para uma direção comum: "o sujeito transcendental, a subjetividade individualizante, prisioneira de uma interioridade". A autora explicita o discurso "psi" e sua contribuição para a redução da subjetividade a uma dimensão psicológica interior; um discurso sobre o indivíduo ocidental que levou à produção de uma subjetividade essencializada e individualizada (ibidem, p. 31).

Ao aprofundar seu debate sobre as subjetividades contemporâneas, Miranda enfatiza a sujeição em relação às instituições produtoras de subjetividade, em que destacamos particularmente a escola, "marcada pela conformidade, reprodução do idêntico, achatamento da heterogeneidade, das diferenças, enfim, pela massificação do cotidiano, sinalizando uma produção de subjetividade assujeitada" e seu enfrentamento por indivíduos e grupos que assumem sua existência de forma singular. Contudo, a autora assinala um espectro de transformações ocorridas no cotidiano e o envolvimento de estruturas econômico-político-sociais por sua implicação na mobilização de aparatos de produção de subjetividades, denunciando o investimento técnico-capitalista que reduz a subjetividade às formas personológicas. A análise dessas formas de produção implica formas de poder que asseguram a manutenção de um pensamento hegemônico controlado pelo capital. Essa hegemonia é garantida pelos dispositivos do poder disciplinar, assegurando ao sujeito o *status* de indivíduo.

No momento atual, esse poder passa pela via da informação e da comunicação. Com a crise das instituições de confinamento, como a escola, novas formas de controle contínuo asseguram o movimento operário-aluno, executivo-universitário. A assinatura e o número da matrícula que imprimem sua posição na massa são substituídos pela cifra – senha que marca o acesso à informação. Registra-se, assim, a mutação do capitalismo: da produção para o produto, para a venda e o mercado. As relações entre produção e poder continuam a atender à demanda capitalista de forma cada vez mais capilar, passando da produção para o consumo e a informação (Miranda, 2000, p. 41).

A autora parte dos pressupostos de pensadores como Foucault, Deleuze e Guattari, para discutir o entrecruzamento de diversos fatores que vão desde o romance familiar até o desenvolvimento tecnológico operante em nosso século, os quais levam esses pensadores a imprimir a desnaturalização de universais antropológicos, e a analisar as condições de existência e experiência desse sujeito historicamente localizado.

Há uma superação da dicotomia sujeito-objeto para esses pensadores. A historicidade da constituição do sujeito e do objeto chama atenção para o que se denominou modo de subjetivação, relacionado à produção de subjetividade. O sujeito individualizado surge, para Foucault, objetivado num campo de saber. Nas práticas disciplinares, o indivíduo é confinado a uma instituição que o irá distinguir como sujeito individualizado. É o caso do conhecimento sobre a criança, e o modo de pensar seu desenvolvimento na escola.

O conceito de sujeito e de subjetividade conforme conhecemos atualmente apresenta-se como produção histórica devidamente datada, o que requer, conforme nos impulsiona Foucault, pensar a subjetividade para além da individualidade.

A identificação entre subjetividade e individualidade é também rejeitada por Félix Guattari (1992, 1996; Guattari & Rolnik, 1999), pois ambas são esferas distintas e erroneamente apresentadas como sinônimas. Com esse autor, a crítica à individualização da subjetividade passa pelas práticas psicanalíticas, nas quais a alteridade constitutiva do sujeito traduziu-se muitas vezes apenas pelo seu núcleo familiar. A estrutura edípica, triangular, que assume diversas variações, mantém-se enquanto constituinte do sujeito. Guattari revela a importância do inconsciente freudiano para a compreensão da subjetividade contemporânea, porém o demarca como produção datada historicamente e inseparável de seus dispositivos técnico-institucionais. Com isso, evoca a não-limitação do desejo à cena familiar e apresenta um inconsciente maquínico com poros abertos às relações sociais circundantes, às interações econômicas, ao movimento da história, propenso a todos e novos possíveis. Um inconsciente não centralizado no passado, mas voltado para o futuro, mais produtivo que constitutivo.

Abre-se, assim, a possibilidade de pensar a subjetividade de forma heterogênea, advinda de inúmeras facetas que a compõem, desde o romance familiar até as tecnologias, passando pelas questões sócio-históricas. São considerados vetores de subjetivação tanto a família quanto a tevê, a escola, a mídia, o trabalho, as formas de modelo econômico e político, que não param de assumir diversos contornos e que nos tempos atuais permitem falar em produção que se destaca por sua massificação e serialização. A subjetividade aponta, desse modo, para um campo de heterogeneidade e multiplicidade e como produção por instâncias individuais, coletivas e institucionais. Guattari fala em subjetividade como Agenciamento Coletivo de Enunciação. Nesse ponto, um encontro com Bakhtin o leva a conceber o caráter social da subjetividade, inscrita na mesma perspectiva em relação à linguagem, plural e multivocal. Assim como na voz de um sujeito ecoam inúmeras vozes, o sujeito é produtor e produto de vetores de subjetivação. Entre esses vetores, podemos localizar a mídia, a tecnologia e outros, como verdadeiras máquinas que nos circundam e dizem respeito à produção de modos de subjetivação.

Assim, a subjetividade situa-se no campo dos processos de produção social e material e o indivíduo apresenta-se como consumidor de signos, de sistemas de representação, de sensibilidade.

Essa máquina não deixa de produzir seus efeitos nem mesmo quando sonhamos, fantasiamos ou nos apaixonamos, sonhos e desejos constantemente aportados na infância pelo entrelaçamento da história da criança com a escola. O sonho de aprender a ler e a escrever, a paixão pelas letras e a fantasia de poder acessar todos os mundos possíveis.

Para melhor esclarecer seu conceito de subjetividade, Guattari & Rolnik (1999) recorrem a uma leitura histórica dos modos de subjetivação, apontando um movimento de desterritorialização das referências subjetivas que foi ocorrendo no planeta e a forma como alguns modos de produção subjetiva foram varridos com a ascensão dos sistemas capitalistas. A subjetividade, segundo os autores, não era operatória em nível individual até a Revolução Francesa e o Romantismo. Permanecia ligada a modos de produção territorializados (nas famílias amplas, sistemas de corporação; castas).

Em face da emergência de um novo tipo de força coletiva de trabalho delimitaram-se um novo tipo de individuação da subjetividade e novas coordenadas de produção de subjetividades.

Com a Revolução Francesa, segundo os autores, os indivíduos tornaram-se de direito (não de fato) livres, iguais, irmãos, e perderam as aderências aos clãs, mas tiveram que prestar contas com leis transcendentais: as leis da subjetividade capitalística.

Fundam-se, então, o sujeito e suas relações: a relação do sujeito com o pensamento (o sujeito cartesiano); a relação do sujeito com a lei moral (o mimen Kantiano); e a relação com o outro (outro como objeto). Nessa deriva dos modos territorializados de subjetividade desenvolveram-se as teorias psicológicas e uma reescrita permanente dos procedimentos de subjetivação no campo das transformações sociais.

Processos de subjetivação, de singularização, portanto, não têm a ver com o indivíduo, pois não há unidade evidente de pessoa, indivíduo, ego, mas sim uma política de individuação da subjetividade que é correlativa de sistemas de identificação que são modelizantes.

Há uma tendência atual em igualar tudo por meio de grandes categorias unificadoras e redutoras, como capital, trabalho, cultura etc., o que impede que se dê conta dos *processos de singularização.*

As máquinas de produção de subjetividade capitalística instauram-se desde cedo, na infância, quando a criança insere-se no mundo das línguas dominantes, com todos os modelos imaginários e técnicos.

Equipamentos coletivos de ação sanitária ou de higiene mental, de vida cultural (e aí se inserem a escola, a universidade), mídia, ganham importância desmedida. São equipamentos que integram fatores infra-humanos, humanos e extra-humanos, colocando em articulação real diferentes fatores de modo que construam uma ordem que é projetada na realidade do mundo e na realidade subjetiva. Ela incide, segundo os autores, nos modos de ação, de gestos, de pensamento, de sentido e de sentimento, de afeto, e também na montagem das percepções, das memorizações e de um modo geral na modelização das instâncias intra-subjetivas, as quais a psicanálise reifica em categorias de ego, superego, ideal do ego. Essa ordem produz modos de relações humanas até em suas representações inconscientes: como se trabalha, como se ama, como se ensina etc.; enfim, ela fabrica a relação com a produção, com a natureza, com os fatos, com o corpo, com a alimentação, com o passado, com o presente e com o futuro; ou seja, "fabrica a relação do homem com o mundo e consigo mesmo" (Guattari & Rolnik, 1999, p. 42).

Essa forma de produção esvaziou todo o conhecimento sobre a *singularidade humana*: esse tipo de subjetividade não conhece dimensões essenciais da existência, como a morte, a dor, a solidão. Nada deve surpreender. Tudo deve estar encaixado em algum dos modos de registro das referências dominantes, eliminando o que se define como processos de *singularização*, termo que utilizam para designar processos disruptores no campo da produção do desejo; movimentos de protesto do inconsciente contra a subjetividade capitalística, em sua força tanto no nível dos opressores quanto no dos oprimidos.

Concluímos que a definição de subjetividade de Guattari rompe com todos os modos estruturais de concebê-la, tanto internos quanto externos, para relacioná-la aos agenciamentos de enunciação, produtores de modos de subjetivação na sociedade moderna – a sociedade capitalística. Os indivíduos consomem modos de subjetivação que são modeladores das relações humanas. Subjetividade, individualidade e singularização constituem conceitos que precisam ser diferenciados. A subjetividade não é individual e singular, tampouco é unidade que coincide com uma identidade.

Com os autores apresentados até aqui, por um lado, posicionamos nossa concepção de linguagem, especialmente em relação aos processos de significação, esclarecendo que é necessário romper com qualquer filosofia da consciência ou com qualquer teoria psicológica que confere a um núcleo pessoal e individual a atribuição de significados ao mundo. Por outro lado, demonstramos, com a leitura histórica dos modos de subjetivação na sociedade, que a subjetividade é produzida, é manufaturada e representada nos registros semióticos do imaginário social. Rompemos, assim, com qualquer visão que acople subjetividade, individualidade e singularidade.

O sujeito centrado e homogêneo da tradição humanista parece perder a cena, mesmo nas pedagogias críticas, em que a consigna aparece sintetizada na fórmula da formação da consciência crítica. O pressuposto de que existe algo essencial – a subjetividade – sofre a derrocada, primeiramente, com a psicanálise: ele não é quem pensa que é, não faz o que pensa que faz. Depois, com a crítica pós-estruturalista e pós-moderna, particularmente com Foucault, ele não é nada mais do que aquilo que ele se diz: ele é, na verdade, um produto da história. Com Guattari radicaliza-se o questionamento da teoria do sujeito, desaparecendo qualquer referência a "sujeitos" como entidades ou origem das ações humanas para aproximá-los às terminologias das máquinas e seus fluxos, energias, intensidades, conexões, enfim, seus efeitos: não interessa a caracterização pelo que são, mas pelo que fazem. Um novo vocabulário permite falar de seres completamente estranhos: máquinas desejantes, corpos sem órgãos!

Como afirma Silva (2000, p. 18), porém, isso é o que eles querem enfatizar quando substituem a linguagem espiritualista, idealista, transcendentalista de "almas" e "sujeitos" pela linguagem profana, materialista, imanentista de "máquinas" e "corpos sem órgão". Embora ainda nos pareçam teóricos e abstratos, a teoria cultural contemporânea vem nos dizendo que alguns desses seres e processos já estão entre nós. Nesse campo, a existência de monstros, ciborgues, complica o lugar concedido ao ser humano. A engenharia genética, a abertura do código genético e da clonagem tornam esse lugar ainda mais duvidoso. A generalização da simbiose entre máquina e organismo no mundo contemporâneo torna problemáticas distinções ontológicas demasiadamente nítidas entre suas fronteiras, expondo a artificialidade da subjetividade humana e expressando, assim, a preocupação com a diferença, a alteridade e sua limiaridade.

O privilégio dado à subjetividade humana torna-se cada vez mais duvidoso, revelando-se o caráter artificial da subjetividade na contemporaneidade, bem como seu caráter de produção e consumo.

Na contemporaneidade, a cultura de massa torna-se o elemento fundamental da produção de subjetividade – a subjetividade capitalística, conforme a denomina Guattari, que em última instância nos permite refletir sobre uma das questões mais difíceis que se apresentam a nós no cotidiano das escolas: o achatamento das diferenças, a laminação da subjetividade, a produção de indivíduos normalizados, e também, à sua sombra, dos excluídos e marginalizados, com seus efeitos aterrorizantes, e por que não dizer, efeitos de monstruosidade?

Esse quadro em que se desenha a força institucional da escola, a prática social de letramento nela dominante e os modos de subjetivação decorrentes nos conduz a formular as questões: Educar na diferença é possível? Como rastrear as pistas de singularidade, de autoria?

Sob os efeitos dessas questões, aproximamo-nos de uma outra, originalmente foucaultiana: qual a verdade dos nossos discursos sobre o sujeito da educação? Em resposta a ela nos posicionamos, mesmo que temporariamente, em relação a uma forma de conceber a infância fora das remissões seden-tárias do sentido, mas como acontecimento, devires, que se cravam na historicidade do presente como feridas nômades. O devir pode ser entendido como "gentes que se subtraem ao poder", como dominação, "são acontecimentos que rom-pem com o vetor linear do tempo histórico e recriam os tra-ços de um sentido nômade" (Vilela, 2001, p. 235).

Bibi e seus efeitos de autoria: afirmação ou recusa?

A resposta de Bibi à sua professora pode nos auxiliar nessa reflexão. Ao afirmar-se copista, ela estaria apontando o lugar que muitos devem ocupar nos bancos escolares – o mo-do de produção subjetiva dominante –, respondendo assim ao universo de sentidos que a distingue por suas diferenças. Ser normal é ser igual, é saber copiar! Estaria ela negando seu saber para se igualar ao grupo, e, quem sabe, tentar en-ganar a professora? Mas a menina não parece se enganar em relação ao seu desempenho intelectual diante da ajuda ofere-cida pela estagiária, pois parece pressentir seu futuro, a pas-sar pelo crivo dos especialistas a investigar seu QI. Assim, po-demos ouvi-la em sua denúncia em relação a uma prática que impõe reprodução do idêntico, homogeneização, massifica-ção, e que se surpreende quando alguém se diferencia daqui-lo que é esperado.

Com Bibi, procuramos ilustrar o contexto das séries iniciais do ensino fundamental, aprofundando nossas discussões e asseverando nossas críticas a qualquer concepção essencializada e edificante de criança, na tentativa de ressaltar o constante estado de exceção, a mais reincidente das regras com que se instalam as dificuldades de aprendizagem nas séries iniciais e os problemas de indisciplina nas séries mais avançadas – os dois lados da mesma moeda – como um trajeto de normalização da vida, por meio do qual se atribuem sentidos às diferenças na escola. A criança em si, incompreendida como devir, negada em sua condição de incompletude, ao aceder à linguagem da escola – a suposta língua una –, sucumbe à verdade presente em seus discursos. A diferença deixa de ser da ordem da natureza das coisas humanas e passa à ordem do discurso, dos sentidos, do outro alfabeto com o qual a escola ensina a criança a ler e a escrever o mundo. Nesse alfabeto, ela é o alvo principal. A partir de seus efeitos, a primeira lição introduz a mais central e subliminar das indagações: Quem somos nós e quem são os outros? A primeira diferença que começa a operar nesse universo de sentidos, em face da normalização da vida.

Ao enunciar-se na primeira pessoa, afirmando-se copista, Bibi nos possibilita pensar a contradição contida nos discursos escolares. "Copista mesmo" pode significar não transgredir aquele efeito que o discurso produz sobre os sujeitos. Contudo, é possível pluralizar esse sentido e instaurar a dúvida. "Mesmo" seria uma afirmação, ou quem sabe uma provocação, uma recusa, já que a aluna demonstrava conhecer o necessário sobre leitura e escrita para executar a tarefa solicitada? Nesse caso, é preciso proceder à escuta da polifonia contida nas palavras da língua.

O efeito dessa dúvida deve ser produtivo para Bibi, mas também a todos nós, especialistas da saúde e da educação, preparados para tratar, diagnosticar e, principalmente, prevenir. Prevenir implica a mais bem orquestrada forma de se introduzir a dicotomia norma/patológico na escola – fórmula dócil de introdução dos especialistas com a qual se faz a inclusão. Diagnostica-se para posteriormente incluir, de um certo modo, e em um certo "lugar", é claro! Bibi já sabe de si mesma, desse lugar que a espera, mais que sua professora pode imaginar. As crianças sabem muito, embora esse saber lhes seja negado.

Bibi pode representar a forma de recusa e de denúncia ao modo como alfabetizamos nossas crianças, oferecendo-lhes apenas um caminho com um centro bem delimitado e margens infinitas: a normalidade e o sucesso, e nas bordas a anormalidade e o insucesso. A forma com que o letramento é conduzido nas escolas, em especial o lugar concedido à criança, faz da alfabetização não apenas um pré-requisito inevitável para o acesso aos processos de leitura e escrita, mas um verdadeiro obstáculo para muitos brasileiros que precocemente são excluídos dela. Desse modo, a possibilidade da diferença, da singularidade, do acontecimento, da existência, da vida, enfim, está totalmente banida desse espaço.

Que então Bibi possa figurar como os anjos, ou infaustos, existencializando devires do homem, invocando o direito à vida como valor maior, desconstruindo aprisionamentos intelectuais e obstáculos cognitivos que sedimentam a caminhada de acesso dos nossos pequenos ao letramento escolar.

Assim, fica o desafio para todos os especialistas convocados a estabelecer os lugares simbólicos que devem ocupar nossas crianças, delimitando identidades normais e patológicas, compactuando, dessa maneira, com as formas silenciadas de exclusão escolar, devidamente autorizadas pelos discursos dos diferentes campos do saber implicados.

A Lei de Diretrizes e Bases da Educação Brasileira (Brasil, 1996) assegura o direito de todos à educação, preferencialmente no ensino regular. Entretanto, a consolidação desse direito nos parece distante, uma vez que implica outros modos de pensar as práticas de letramento escolar, que não apenas como aquisição de um código por parte de um sujeito autônomo e consciente. Implica, também, entre tantas outras coisas não menos importantes, a reflexão sobre os modos de produção subjetiva presentes nas instituições contemporâneas, em particular na escola. Compreender a criança e, com ela, o lugar que concedemos ao outro, fora das remissões sedentárias do sentido, é talvez o mais complexo desafio da educação contemporânea que se coloca a todos nós. Uma lição alteritária, necessária e urgente para uma escola que se pretende definir democrática.

Para isso, podemos começar aprendendo a ouvir nossas crianças, e com elas, quem sabe, o que há de mais presente em nossa condição de humanos: nossa incompletude, nosso estado de inacabamento. E, nesse ponto, a possibilidade de contemplar o inédito, o novo, o singular, como o que rompe com os vetores lineares do tempo, para, quem sabe, produzir novos sentidos em relação a nós mesmos e aos outros.

O investimento no projeto de construção de um sujeito, seja ele passivo, ativo ou crítico, foi aqui problematizado, denunciando modos dominantes de produção de subjetividade existentes nas instituições escolares em detrimento dos processos de singularização. Apontamos, assim, a necessidade de não se aliar a essa maquinaria semiótica presente nas nossas instituições contemporâneas, para, quem sabe, fazer laços com a vida, lá onde ela deseja se fazer presente.

Que Bibi possa se fazer escutar em seu efeito de autoria, em sua ambigüidade, enquanto recusa ou ironia. Mesmo!

Referências bibliográficas

ABAURRE, M. B. M. Língua oral e língua escrita: aspectos da aquisição da representação escrita da linguagem. In: IX CONGRESSO INTERNACIONAL DA AFAL. Campinas/SP, agosto 1990. Não publicado.

ABAURRE, M. B. M. *et al. Cenas de aquisição da escrita*: o sujeito e o trabalho com o texto. Campinas: Associação de Leitura do Brasil (ABL); Mercado de Letras, 1997.

BAKHTIN, M. Discourse in life, discourse in art. In: VOLOCHINOV, V. N. *Freudism.* New York: Academic Press, 1976. (Trad. Carlos Alberto Faraco e Cristóvão Tezza para uso didático – não publicado.)

_____. *Questões de literatura e estética* (a teoria do Romance). São Paulo: Hucitec, 1988.

_____. *Estética da criação verbal.* São Paulo: Martins Fontes, 1992.

_____. *Problemas da poética de Dostoiévski.* Rio de Janeiro Forense Universitária, 1997.

BENJAMIN, W. *Magia e técnica, arte e política*: ensaios sobre literatura e história da cultura. 7. ed. São Paulo: Brasiliense, 1994.

BRASIL, Lei n. 9.394/96. *Lei de Diretrizes e Bases da Educação Nacional.* DF, Brasília, 1996.

BRUNER, J. From Comunicatio to Language: A Psychological Perspective. *Cognition,* v. 3, p. 255-87, 1975.

_____. *El habla del niño.* Barcelona: Paidós, 1986.

CHOMSKY, N. *Linguagem e pensamento.* Petrópolis: Vozes, 1971.

_____. *Diálogos com Mitsou Ronat.* São Paulo: Cultrix, 1977.

_____. *Regras e representações*: a inteligência humana e seu produto. Rio de Janeiro: Zahar, 1979.

FARACO, C. A.; NEGRI, L. O falante: que bicho é esse, afinal? *LETRAS*, Curitiba, n. 49, p. 159-70, 1998.

FERREIRO, E.; TEBEROSKY, A. *Psicogênese da língua escrita*. Porto Alegre: Artes Médicas, 1985.

FOUCAULT, M. *Vigiar e punir*. Petrópolis: Vozes, 1987.

_____. *A ordem do discurso*. São Paulo: Loyola, 1996.

_____. *A arqueologia do saber*. 6. ed. Rio de Janeiro: Forense Universitária, 2000.

_____. *Microfísica do poder*. 16. ed. Rio de Janeiro: Graal, 2001.

FREIRE, P. *A importância do ato de ler:* em três artigos que se completam. São Paulo: Cortez, 1982.

_____. *Educação como prática da liberdade*. 22. ed. Rio de Janeiro: Paz e Terra, 1996.

GUATTARI, F. *Caosmose: um novo paradigma estético*. Rio de Janeiro: 34, 1992.

_____. O novo paradigma estético. In: SCHNITMAN, D. F. *Novos paradigmas, cultura e subjetividade*. Porto Alegre: Artes Médicas, 1996. p. 121-32.

GUATTARI, F.; ROLNIK, S. *Micropolítica*: cartografias do desejo. Petrópolis: Vozes, 1999.

KLEIMAN, A. B. A construção de identidades em sala de aula: um enfoque interacional. In: SIGNORINI, I. (org.). *Língua(gem) e identidade*: elementos para uma discussão no campo aplicado. Campinas: Mercado de Letras; São Paulo: Fapesp, 1998. p. 267-302.

_____ (org.). *Os significados do letramento*: uma nova perspectiva sobre a prática social da escrita. Campinas: Mercado de Letras, 1995.

KRAMER, S. *Por entre as pedras:* armas e sonhos na escola. São Paulo: Ática, 1993.

LARROSA, J. Tecnologias do eu e educação. In: SILVA, T. T. (org.). *O sujeito da educação*. Petrópolis: Vozes, 1994. p. 35-86.

LEMOS, C. T. Interacionismo e aquisição da linguagem. *Delta*, São Paulo, v. 2, n. 2, p. 231-49, 1986.

_____. Processos metafóricos e metonímicos como mecanismos de câmbio. *Substratum*, n. 1, p. 121-35, 1992.

LEOPOLDO E SILVA. Conhecimento e razão instrumental. *Psicologia USP*. Instituto de Psicologia. Universidade de São Paulo, v. 8, n. 1, p. 11-31, 1997.

MIRANDA, L. L. Subjetividade: a (des)construção de um conceito. In: JOBIM E SOUZA, S. *Subjetividade em questão*: a infância como crítica da cultura. Rio de Janeiro: 7 Letras, 2000. p. 29-46.

MOYSÈS, M. A. A.; COLLARES, C. A. L. A história não contada dos distúrbios de aprendizagem. *Cadernos CEDES*, São Paulo, n. 28, p. 31-47, 1992.

OSWALD, M. L. M. B. Infância e história: leitura e escrita como práticas de narrativa. In: KRAMER, S.; LEITE, M. I. (orgs.). *Infância: fios e desafios da pesquisa*. São Paulo: Papirus, 1996. p. 57-72.

PAN, M. A. G. de S. *Infância e discurso*: contribuições para a avaliação da linguagem. Curitiba, 1995. 181p. Dissertação (Mestrado em Letras) – Setor de Ciências Humanas Letras e Artes, Universidade Federal do Paraná.

_____. *Infância, discurso e subjetividade*: uma discussão interdisciplinar para uma nova compreensão dos problemas escolares. Curitiba, 2003. 335p. Tese (Doutorado em Letras) – Setor de Ciências Humanas Letras e Artes, Universidade Federal do Paraná.

PATTO, M. H. S. *Psicologia e ideologia*: uma introdução crítica à psicologia escolar. São Paulo: T. A. Queiroz, 1984.

_____. *A produção do fracasso escolar*: histórias de submissão e rebeldia. São Paulo: T. A. Queiroz, 1990.

_____. *Introdução à psicologia escolar*. 3. ed. São Paulo: Casa do Psicólogo, 1997.

PÊCHEUX, M. *O discurso: estrutura ou acontecimento*. 2. ed. Campinas: Pontes, 1997.

PIAGET, J.; INHELDER, B. *A psicologia da criança*. 6. ed. São Paulo: Difel, 1980.

PIAGET, J. *A epistemologia genética*. São Paulo: Martins Fontes, 1990.

PIAGET, J.; CHOMSKY, N. *Teorias da linguagem, teorias da aprendizagem*: o debate entre Jean Piaget e Noam Chomsky. São Paulo: Cultrix, 1993.

SIGNORINI, I. (org.). *Língua (gem) e identidade*: elementos para uma discussão no campo aplicado. Campinas: Mercado de Letras; São Paulo: Fapesp, 1998.

SILVA, T. T. (org.). *O sujeito da educação*. Petrópolis: Vozes, 1994.

_____ (org.). *Liberdades reguladas*: a pedagogia construtivista e outras formas de governo do eu. Petrópolis: Vozes, 1998.

_____ (org.). *Pedagogia dos monstros*: os prazeres e os perigos da confusão de fronteiras. Belo Horizonte: Autêntica, 2000.

SMOLKA, A. L. B. *A criança na fase inicial da escrita*: a alfabetização como processo discursivo. 6. ed. São Paulo: Cortez, 1991.

SOARES, M. *Letramento: um tema em três gêneros*. 2. ed. Belo Horizonte: Autêntica, 2003.

STREET, B. V. *Literacy in Theory and Practice*. Cambridge: Cambridge University Press, 1984.

VILELA, E. Corpos inabitáveis. Errância, filosofia e memória. In: LARROSA J.; SKLIAR, C. *Habitantes de Babel*: políticas e poéticas da diferença. Belo Horizonte: Autêntica, 2001. p. 233-53.

VYGOTSKY, L. S. *Pensamento e linguagem*. São Paulo: Martins Fontes, 1987.

_____. *A formação social da mente*. 2. ed. São Paulo: Martins Fontes, 1988.

Letramentos na educação bilíngüe para surdos

Sueli Fernandes

> É a tradição do letramento o que impede ao outro o seu letramento? É a alteridade do outro o que proíbe ao letramento ser aquilo que pensamos que é? Somos, por acaso, reféns de um outro que não se submete às nossas formas de oferecer a língua? São eles um mistério e o letramento a forma de desvendá-lo?
>
> (CARLOS SKLIAR)

Introdução

Inicio essa discussão falando sobre as armadilhas simbólicas de se tratar de um tema tão complexo e tão falado em diferentes territórios discursivos. Letramentos (sim, no plural) na educação dos surdos remetem necessariamente à polissemia dos termos aí implicados: Que letramentos? Que educação bilíngüe? Que surdos?

Toda palavra é sempre plural, ela mobiliza modos distintos de apreender e significar a realidade. Minhas considerações constituem apenas uma das múltiplas vozes que estão a dizer e significar os letramentos na educação de surdos.

Dito isso, fica evidente que uma primeira questão envolvida nessa discussão é a de "delimitar" os sentidos que quero imprimir ao meu texto, a fim de que não se crie a ilusão de que ele traz respostas a todas as perguntas que se possam fazer sobre todos os letramentos, todas as educações bilíngües, todos os surdos...

Os múltiplos olhares e recortes epistemológicos envolvidos nessa discussão colocam no centro dos debates questões e interesses distintos: qual o lugar da língua de sinais no aprendizado do português? De que português falamos, do oral ou do escrito? Qual a abordagem metodológica mais adequada ao ensino? Qual o olhar dos surdos sobre a necessidade da escrita em suas vidas? São muitas as perguntas...

Esse preâmbulo tenta explicitar a multiplicidade de respostas que podem ser dadas à pergunta do letramento, a depender do olhar que se lança a essa questão.

Minha mirada terá como objeto algumas das perguntas que tenho ouvido/visto na dialogia com professores de surdos e com educadores surdos (nem sempre professores) que, a despeito do trabalho em escolas regulares ou especiais, acabam redundando nas mesmas inquietações.

Letramento e surdos. Quais sujeitos?

> Eu reduzida a uma palavra? Porém, qual palavra me representa?
> Uma coisa sim que eu sei é que eu não sou meu nome.
> Meu nome pertence aos que me chamam.
> Porém meu nome íntimo é zero. É um eterno começo que interrompe sem parar minha consciência de começo.
> (CLARICE LISPECTOR)

Historicamente, as representações sociais sobre os surdos obedeceram à lógica das narrativas da surdez audiológica, as quais sugerem um discurso que produz sujeitos deficientes, limitados e incapazes, significados pelas experiências de ausências – a da audição e da oralidade. Essas representações estabeleceram uma oposição que separava a parte "sã" (ouvintes) da parte "doente" (surdos) e justificava as práticas de "normalização" do último século, vinculadas a uma série de arbitrariedades e opressão em relação às manifestações culturais dos surdos, cerceando o estabelecimento de uma política de identidades assentada em outras bases antropológicas.

Em tais práticas discursivas, acima do sujeito está a sua deficiência. Essa é a lógica que conduz o processo de estabelecimento de diferenças, que caracteriza a construção da alteridade: o outro é sempre o "desvio" que constitui um "problema" e justifica nosso modo "normal" de existir. "Necessitamos do outro, mesmo que assumindo certo risco, pois de outra forma não teríamos como justificar o que somos, nossas leis, as instituições, as regras, a ética, a moral e a estética de nossos discursos e nossas práticas" (Skliar, 1998; Duschatzky & Skliar, 2001).

Por mais de um século, o conjunto de narrativas do corpo deficiente constituiu os discursos hegemônicos sobre a surdez. Nas últimas décadas, tais representações têm sido contestadas por vozes dissonantes que tentam consolidar novas configurações discursivas, buscando uma transformação nas representações dominantes que colocaram as identidades surdas no território da anormalidade ou da deficiência (Perlin, 1998, 2004).

Há uma energia de movimentos surdos no mundo, todos voltados para o fortalecimento e institucionalização daqueles que vêm sendo apontados como os elementos catalisadores de sua diferença: a língua de sinais e a cultura visual.

Seus esforços estão direcionados a demonstrar que não vêem a si próprios como deficientes, mas como um grupo lingüístico e culturalmente diverso (Garcia, 1999).

Ocorre que, mesmo a despeito de todas as mudanças ocorridas nas práticas discursivas relativas à surdez, que tentam produzir movimentos de resistência a qualquer forma de colonialismo de grupos dominantes, há, no interior desses movimentos, contradições evidentes. Fato interessante é que alguns movimentos surdos de resistência à opressão "ouvinte" estão construindo sua identidade em estratégias de marginalização que elegem como seu "Outro" surdos filhos de pais não-surdos,[1] que desconhecem a língua de sinais, que não compartilham das experiências socioculturais da comunidade surda e, conseqüentemente, não se constituem em seus representantes "legítimos". Ou seja, ao negar-se o discurso de incapacidade sobre a surdez, propõe-se um novo olhar no qual o que identifica os "verdadeiros" sujeitos surdos é a utilização da língua de sinais como língua materna pelo fato de serem nascidos em famílias surdas. Dito de outro modo, há uma tendência a essencializar-se a diferença por meio da idéia da experiência autêntica da surdez, incorrendo-se no mesmo equívoco das práticas discursivas que se propuseram a desmistificar.

A coesão do movimento surdo em torno da construção de uma política de identidades os fez recriar a visão di-

---

1. Utilizarei a expressão "não-surdos(as)" neste ensaio para referir-me às crianças, jovens e adultos que podem prescindir das vivências visuais e da língua de sinais para constituir sua subjetividade. Evito a expressão "ouvintes" em oposição a "surdos" para não gerar efeitos de sentidos que reforcem a história de confrontos entre esses dois grupos, que essencializou suas diferenças no simples fato do poder, ou não, ouvir.

cotômica de mundo na qual havia uma única e "verdadeira" oposição: a de surdos e ouvintes. A nova lógica das relações de poder já não está construída sobre a relação binária ouvintes *versus* surdos, mas sim sobre a tríade surdos legítimos *versus* demais surdos *versus* ouvintes.

Enfim, o que pretendo demarcar nessa reflexão é justamente a provisoriedade das questões envolvidas no universo das representações, cuja lógica é a alternância de discursos que tentam estabilizar uma significação em torno da idéia do "ser Surdo".

Diante das múltiplas possibilidades que o "ser Surdo" invoca, sinto a necessidade de informar que, neste ensaio, me ocupo da discussão das práticas escolares de letramento que envolvem alunos surdos que querem se narrar a partir da identificação lingüística com a língua de sinais e com a cultura visual e que lutam para dimensionar uma cidadania bilíngüe, dentro e fora da escola.

Letramento e línguas. Quais línguas?

> A experiência é uma história do sujeito.
> A língua é o espaço da atuação histórica.
> (JOAN SCOTT)

De modo diferente das discussões que vêm sendo realizadas no contexto da educação de crianças não-surdas, no qual apenas o português se coloca no centro dos debates, na educação de surdos precisamos rever nossa tendência logocêntrica e nos ocupar da reflexão sobre, no mínimo, duas línguas (se não mais) envolvidas nessas práticas: a língua de sinais brasileira, compartilhada pelos surdos que vivem em zonas urbanas, e uma segunda língua, possivelmente a língua oficial do país, em nosso caso a língua portuguesa.

O uso do termo *possivelmente* é proposital, pois, conforme aponta Sánchez (2002), o bilingüismo dos surdos pressupõe o acesso pleno à língua de sinais como primeira língua, representando o elemento fundador de sua subjetividade/identidade na constituição de sentidos sobre o mundo e no acesso ao conhecimento. Isso assegurado, o aprendizado das línguas que a sucederão será decorrente da necessidade de interação significativa com o meio social em que se inserem. A aprendizagem significativa será dependente da função social atribuída a essa segunda língua nas relações cotidianas do aprendiz, e não apenas da imposição de uma proposta política ou escolar planejada.

Dito isso, nossa primeira reflexão aponta para a questão de que aprender a língua portuguesa depende do sentido que essa língua assume nos círculos de interação verbal que as crianças e jovens surdos vivenciam nas práticas sociais (com destaque às escolares) por meio de sua primeira língua. O letramento no português é dependente da constituição de seu sentido na língua de sinais.

A primeira história lingüística que se constrói e que permite a leitura de mundo e não apenas da palavra escrita (e isso já foi dito por alguém!) está assentada em experiências sócio-históricas que permitam a identidade/identificação com um grupo cultural de referência. Quais são os grupos culturais de referência que permitem essa vivência lingüístico-cultural das crianças surdas no contexto brasileiro? Para refletir sobre essa questão, tomemos as experiências de crianças não-surdas em seu processo de aprendizagem lingüística.

Desde o nascimento, essas crianças interagem em sua língua materna, o português oral, tanto no ambiente familiar quanto em outros espaços sociais de formação, como é o caso das creches e escolas, por exemplo. Essa língua, que se constitui em situações naturais, lhes permite ter acesso às mais variadas informações, construir hipóteses, categorizações, generalizações, conhecimentos sobre o mundo, desenvolver juízos de valor e, o mais importante, permite-lhes sua identificação cultural com um grupo de referência, do qual se sentem partes, ao qual pertencem.

Ao iniciar o seu processo de aprendizagem da escrita essas crianças o fazem com base nesse conhecimento "oral" prévio e todas as operações lingüísticas serão mediadas pelas experiências que desenvolveram em sua língua de referência, sua primeira língua. Ainda assim, enfrentam inúmeras dificuldades em seu processo de alfabetização/letramento escolar (por razões que não nos cabem aqui detalhar), o que tem promovido inúmeras pesquisas cujo foco é a compreensão das variáveis aí envolvidas para superação dessa problemática.

Para as crianças surdas esse processo assume novos contornos, principalmente se nasceram em família de pessoas não-surdas, falantes de uma língua sem nenhuma significação para elas pela impossibilidade de apreendê-la pela audição. É sabido que fazem parte desse grupo 90%, ou mais, das crianças surdas brasileiras.

Nessa situação, as interações em que as crianças estarão envolvidas serão limitadas aos poucos gestos representativos que os pais e familiares acabam criando para estabelecer a comunicação com seus filhos, geralmente de caráter icônico e contextual, que reduzem enormemente as trocas simbólicas com o meio social, tão necessárias ao desenvolvimento da linguagem e de outras funções psicológicas superiores. O conhecimento sobre o mundo está condicionado ao que a criança consegue apreender das experiências visuais e imagéticas que vivencia, que não são mediadas, significadas, por uma língua.

Seu sentimento de pertencimento, de identificação com um grupo cultural de referência, tão necessário ao fortalecimento de sua identidade, é inexistente ou disperso, originando problemas de múltiplas ordens que lhes trarão marcas definitivas em sua vida social e, particularmente, escolar. É o que costumamos ouvir de surdos adultos em seus relatos.

A situação das crianças surdas, filhas de pais surdos, é completamente distinta, já que elas, em geral, estão em contato desde muito cedo com a língua de sinais na família, como primeira língua, o que preenche plenamente muitas das dimensões que constituem sua humanidade e historicidade. Como vimos, talvez nem 10% delas possam se beneficiar dessa situação.

É imenso o abismo que separa o universo de vivências e simbolizações entre uma criança surda e outra não-surda na infância. Em que lugares se escondem suas hipóteses, categorizações, pressupostos e deduções, ou seja, a gênese das funções psicológicas superiores com as quais constituímos nossa subjetividade e operamos sobre o outro e sobre o mundo? Como podem essas crianças, ao chegar à escola, compartilhar das mesmas práticas pensadas para aquelas que têm no português sua língua materna?

Esse abismo que se apresenta às crianças tem dimensões desproporcionais e, quase sempre, nele são atiradas em "queda livre". Realmente, "o chão lhes falta"; faltam-lhes os pilares de um território lingüístico compartilhado. Façamos uma breve reflexão sobre alguns dos aspectos envolvidos na ausência de experiências significativas com a língua de sinais na infância.

Temos nos serviços ofertados pela Educação Especial – território obrigatório de discussão da educação de surdos nas políticas oficiais e onde se produzem e reproduzem estratégias de naturalização dos surdos em ouvintes – o espaço possível, na atualidade, para se viabilizar uma proposta de educação lingüística diferenciada para surdos.

Se as famílias são de pais não-surdos, qual será o espaço privilegiado para a apropriação da língua de sinais pelos surdos? Inevitavelmente, o espaço das escolas e classes especiais, onde temos a aglutinação de crianças, jovens e adultos surdos e professores especializados, os quais, supostamente, deveriam possuir o diferencial na sua formação que lhes possibilitasse a plena interação com seus alunos.

Ocorre que, em razão do modelo clínico-terapêutico, predominante nesse contexto educacional no último século, a língua de sinais foi banida das escolas e marginalizada pelas filosofias educacionais, criando-se uma legião de surdos "sem-língua" e esfacelando as possibilidades de constituição da alteridade surda fora do ventriloqüismo discursivo da língua majoritária e hegemônica: a língua portuguesa (Skliar, 1999).

Vejamos o paradoxo: a escola representa para a criança surda o lugar privilegiado para a apropriação da língua de sinais, oportunizado pela interação com seus pares surdos e professores supostamente bilíngües, além de ser o espaço exclusivo para a aprendizagem acadêmica e acesso ao conhecimento formal. No entanto, ao mesmo tempo, a escola representa, para os professores, o espaço privilegiado para vivenciarem a experiência de aprendizes da língua de sinais e, por meio dela, assumirem o seu papel de educadores... Trocando em miúdos: para que as crianças surdas tenham acesso à língua de sinais, e às mesmas oportunidades educacionais e sociais que os demais alunos, elas necessitam de professores bilíngües, já que os educadores surdos representam um grupo minoritário nas escolas; como a maioria dos professores não é surda, há uma inversão de papéis e a escola se transforma no espaço privilegiado para a aprendizagem da língua de sinais na interação com seus alunos surdos (!!!).

Quem ensina quem? O que se ensina nas escolas? Que língua de sinais é essa que os alunos surdos vêm aprendendo (ou ensinando) com seus professores não-surdos?

Esse paradoxo afasta as possibilidades das vivências em um ambiente bilíngüe saudável e conduz aos inevitáveis atalhos das práticas bimodais[2] utilizadas pelos professores, em detrimento da efetivação de sua imprescindível condição bilíngüe. Tais artifícios representam um dispositivo pedagógico poderoso na manutenção da *provisoriedade* dos mecanismos de resistência à mudança das práticas de letramento na escola. Esse mecanismo atua em duas dimensões: (a) nos modelos lingüísticos que são oferecidos às crianças surdas em sua fase de aquisição da linguagem e (b) nas interferências lingüísticas implicadas no ensino de português, na medida em

_____

2. O bimodalismo pressupõe o uso concomitante do português oral e da língua de sinais na comunicação com os surdos. Seu uso gera uma situação de acomodação, uma vez que a sinalização é dependente da e subordinada à estrutura sintática da língua portuguesa. Segundo Botelho (2002, p. 122), a prática bimodal traz como implicações negativas ao contexto interacional a baixa exigência em relação à forma lingüística ao supervalorizar-se apenas o conteúdo e a deformação da enunciação pelo ajuste entre fala e sinais, gerando omissões, supressões e invenções por parte do ouvinte.

que se constitui em um mecanismo insuficiente para estabelecer as relações simbólicas necessárias entre primeira e segunda língua.

> Na verdade, o bimodalismo mantém a língua do ouvinte.
> Embora pretenda ser politicamente correto e tenha o dis-
> curso da valorização da diversidade, representa o sistema de
> maior facilidade para o ouvinte em comparação à complexi-
> dade visual e motora demandada pela língua de sinais [...]
> basta olhar para a denominação "português sinalizado", si-
> nônimo de bimodalismo [...] o próprio termo demonstra
> que não houve nenhum tipo de negociação... (Botelho,
> 2002, p. 127-8)

Diante dessas considerações, é evidente que crianças
surdas que têm nas práticas bimodais o principal modelo para
identificação lingüística, na infância, acabam por desenvolver
um sistema híbrido de comunicação, e crescem acreditando
ser esse sistema de signos, por meio do qual interagem, os
"sinais na fala" ou a "fala sinalizada", enfim *uma única* língua justaposta e não duas (português e língua de sinais), o
que possibilitaria a reflexão sobre sua condição bilíngüe.

Em última análise, essa (des)organização lingüística
(des)organiza o pensamento dos surdos e se vê refletida nas
suas produções escritas, que passam a ser marginalizadas pelos próprios professores que lhes serviram de modelo. Essa é
uma situação gravíssima que não pode ser ignorada, tendo
em vista que o universo de interlocutores bimodais dos surdos, no contexto escolar, é bastante significativo.

Geralmente, essa pré-história lingüística não é investi-
gada pelos educadores quando as crianças surdas chegam à

escola para serem "alfabetizadas". Tanto é verdade que esse percurso anterior à escola é ignorado que, do mesmo modo que as demais crianças, uma língua lhes é imposta no currículo escolar, que elas desconhecem e da qual não possuem referenciais, ao iniciar sua educação formal.

Essa língua "estrangeira" *obrigatória* deverá ser "aprendida" da mesma forma e ao mesmo tempo (série, ciclo ou etapa) que os colegas não-surdos. Em uma escola por natureza elitista e monolíngüe, onde não há espaço sequer para as variedades não-padrões da língua portuguesa, não é difícil supor que tratamento é dispensado à situação de "bilingüismo" dos surdos.

Como o ponto de partida é extremamente desigual, podem-se deduzir as demais desigualdades decorrentes do processo de escolarização, envolvendo conteúdos, metodologias e avaliações homogeneizantes que, por sua vez, produzirão diferenças de cidadania no seio social.

Ao discutirmos, portanto, práticas de letramento na educação de surdos, estamos diante de um duplo desafio: por um lado, promover práticas que permitam a aquisição e desenvolvimento da língua de sinais, como primeira língua, e, por outro, discutir as implicações do aprendizado da língua portuguesa, como segunda língua. Decorre daí toda uma reflexão sobre o processo de apropriação de um sistema de escrita pelas crianças surdas pela via visual, e não oral-auditiva como ocorre com as demais crianças.

Dito de outra forma, a incursão no mundo da escrita não se dará pela oralidade, mas por processos visuais de significação que têm na língua de sinais seu principal elemento fundador.

Eis a grande contradição: o atual ensino de português para surdos desconsidera grande parte dessas reflexões; os caminhos metodológicos percorridos pela escola ignoram sua singularidade e seguem reproduzindo os mesmos encaminhamentos utilizados para crianças não-surdas, que possuem os referenciais orais-auditivos de sua língua materna e os utilizam para apropriar-se da escrita.

Como se vê, há uma teia de relações determinando o percurso lingüístico dos surdos, cujos fios são inicialmente tecidos em seu nascimento (no seio de uma família surda ou não-surda) e emaranhados até o momento em que se formaliza sua educação lingüística mediada pelas ações da escola. Seu futuro dependerá da possibilidade da interlocução em língua de sinais que lhe sirva de farol na constituição de sua identidade lingüística e na compreensão do papel da língua portuguêsa em sua vida, desde a infância.

O letramento e o ensino. "Os surdos se alfabetizam?"

> Todo sujeito é capaz de ser sujeito e de pensar e utilizar a sua língua e as suas várias modalidades, não a partir do que lhe foi ensinado, senão a partir daquilo que foi aprendido.
>
> (CARLOS SELIAR)

Buscar conhecer as concepções de surdez, linguagem e ensino/aprendizagem que norteiam a prática pedagógica dos professores não é uma tarefa fácil, dada a polissemia envolvida nessas representações já inicialmente sinalizadas. No entanto, optei por refletir sobre algumas das concepções e práticas envolvidas no trabalho com a língua portuguesa dos professores de surdos que me chegam sob a forma de questionamentos, relatos e vivências. São aspectos singulares que, pela recorrência, emergem como lugares-comuns que habitam as representações dos professores e, conseqüentemente, interferem na sua forma de encaminhar metodologicamente sua prática.

Uma primeira questão está relacionada a um lugar-comum presente no conjunto de representações dos professores, envolvendo o fato de a "alfabetização" constituir um problema para os surdos, tendo em vista ser a escrita um processo que se constitui na "representação da fala", ou seja, envolver relações com a oralidade. Disso decorre a idéia de que o seu conhecimento sobre a escrita será sempre limitado e insuficiente, dada a impossibilidade das experiências auditivas que lhes permitiriam fazer associações entre *fonemas* e *grafemas*.

Essa questão remete à concepção de alfabetização tradicional, aquela praticada levando-se em conta os elementos puramente formais e mecânicos do processo. Na forma clássica, o conceito de alfabetização remete ao domínio da leitura e da escrita, por meio do acesso e conhecimento do *código* escrito. Esse parece ser o recorte interpretativo presente nas concepções de alguns professores que exige uma ressignificação, a partir de uma perspectiva mais abrangente dos usos e funções da escrita no contexto das práticas das sociedades tecnologizadas, o que nos impõe a utilização da terminologia do *letramento*.

Magda Soares (1998), em seu livro *Letramento: um tema em três gêneros*, demonstra como a acepção do termo ganha espaço no léxico dos especialistas e torna-se cada vez mais freqüente em seu discurso falado e escrito, nos campos da educação e das ciências lingüísticas.

De acordo com sua análise, os conceitos alfabetiza-ção/letramento e alfabetizado/letrado resultam em práticas diferentes com e sobre o objeto escrita: no primeiro caso, supõe-se a aprendizagem da leitura e escrita, o domínio de uma tecnologia de decodificação e codificação da língua escrita; no outro, o letramento pressupõe estado ou condição de quem não apenas sabe ler ou escrever, mas utiliza, pratica socialmente a leitura e escrita, respondendo adequadamente às suas demandas sociais.

Depreende-se daí que o domínio do código – *alfabetização* – envolve um conjunto de habilidades de codificação e decodificação de letras, sons, sílabas, palavras. Já a apropriação da leitura e escrita, de forma significativa – *letramento* –, é prazer, é lazer, é acesso à informação, é comunicação, é, enfim, exercer cidadania por meio de uma *condição*, em diferentes práticas sociais. Complementa Kleiman (1995) que o letramento emerge no contexto das práticas sociais e culturais dos diversos grupos que usam a escrita, conferindo-lhe um domínio sociopolítico mais abrangente. Além disso, as práticas discursivas de determinados grupos sociais envolvidas no letramento não implicam, necessariamente, as atividades específicas de ler ou escrever.

Desse modo, o letramento constitui "um conjunto de práticas sociais que usam a escrita, como sistema simbólico e como tecnologia, em contextos específicos, para objetivos específicos" (Scribner & Cole apud Kleiman, 1995, p. 19), sendo a alfabetização o processo de aquisição de códigos (alfabético, numérico) e apenas *um* tipo de prática de letramento, concebida em termos de uma competência individual, necessária para o sucesso e promoção na escola – a mais importante agência de letramento.

Dito isso, fica evidente uma primeira inferência: a alfabetização, em sua acepção estrita, não é uma realidade tangível para os surdos, simplesmente porque a codificação e decodificação pressupõem a habilidade de reconhecer letras e sons (!!!). Se os surdos não têm acesso a experiências auditivas qualitativas, que lhes permitam fazer associações básicas entre fonemas e grafemas, seria inadequado nos referirmos à sua incursão ao mundo da escrita denominando esse processo de alfabetização.

Mesmo assim, a maioria dos encaminhamentos metodológicos utilizados no contexto da educação dos surdos vale-se dos mesmos recursos e estratégias pensados para a alfabetização de ouvintes, pressupondo a oralidade como requisito fundamental ao domínio da escrita.

Vale dizer que esse, sim, seria um dos principais condicionantes que colocam as crianças surdas em desvantagem em seu processo de aquisição da escrita do português: a perspectiva inadequada adotada *no ensino* (ênfase seja dada!). Fica evidente que a *alfabetização*, em seu sentido estrito, não deveria ser o foco de ação dos educadores comprometidos com uma educação bilíngüe de qualidade para os surdos. Em contrapartida, as práticas de *letramento* nos dariam subsídios para discutir o processo de apropriação da escrita significativa em outras bases, pois, muito embora pressuponham o processo de alfabetização, não estabelecem com ele uma relação de causa-efeito.

Diferentes pesquisadores (Sánchez, 1993; Fernández, 1996; Hoffmeister, 1999) são categóricos em afirmar que a língua escrita pode ser plenamente adquirida pelos surdos se a metodologia empregada não enfatizar a relação letra-som como pré-requisito, mas recorrer, principalmente, a estratégias visuais, prioritariamente pautadas pela língua de sinais, similares metodologicamente àquelas utilizadas usualmente no ensino de segundas línguas para ouvintes.

Retomo aqui as reflexões realizadas em trabalhos anteriores (Fernandes, 1998) em relação à função essencial que uma língua cumpre na aquisição da escrita, pois o processo de internalização simbólica demanda, necessariamente, operações mentais mediadas por signos. A língua assume importância fundamental por se constituir em conteúdo semiótico privilegiado nesse processo. Os significados necessitam de uma encarnação material (sonora, visual, tátil...) para serem apreendidos, mediados pelo grupo social e "significados" pelo sujeito. O que não podemos é instituir uma visão reducionista da semiose humana, acreditando que apenas a oralidade desencadeia esse processo, pois tal prática estaria fadada a mais um dos "centrismos" que subordinam e colonizam as múltiplas linguagens que nos constituem.

Obviamente, em se tratando de pessoas ouvintes, a linguagem oral exerce a função de mediar a internalização de aspectos da aprendizagem da escrita, servindo de base para sua construção (Vygotsky, 1991). Ainda assim, sabe-se que nesse percurso a linguagem escrita ganha autonomia como sistema simbólico, podendo operar por si mesmo, não exigindo a obrigatória mediação da oralidade para a objetivação da realidade. Muito embora a oralidade permaneça sempre em nós, mobilizando o processo de construção, suas marcas emergem, de forma mais evidente, no momento inicial de aquisição, e acabam sendo secundarizadas na medida em que a apropriação da escrita se fortalece.

Isso demonstra que oralidade/escrita são sistemas simbólicos que guardam diferenças estruturais, que lhes conferem relativa autonomia entre si. No entanto, não são processos estanques de apropriação pelo aprendiz, mas interdependentes, que se alimentam mutuamente na mediação e reflexão sobre a realidade.

Essa relativa autonomia, discutida por diversos autores (Kato, 1987; Faraco, 1992; Sánchez, 1993; Ferreira-Brito, 1993), nos permite vislumbrar a escrita sob um novo enfoque, divorciada da vinculação inerente mantida com a oralidade, tradicionalmente veiculada nas práticas escolares tradicionais, tirando do exílio a língua de sinais e conferindo-lhe um lugar nesse processo.

Isso porque a língua de sinais exerce função semelhante à oralidade no aprendizado da escrita pelos surdos, possibilitando a internalização de significados, conceitos, valores e conhecimentos que mediarão a *apropriação imagética* do sistema de signos escritos. Ambos os significantes envolvidos na materialidade dos signos veiculados pelos sinais (de natureza visual e espacial) e pela escrita (de natureza visual e gráfica) poderão ser apreendidos e significados nas práticas de interação verbal sem quaisquer barreiras para apreensão pelos surdos.

A aprendizagem da escrita pelos surdos ocorrerá exigindo uma interferência sistematizadora intensa, por meio da mediação da língua de sinais, a fim de que o aprendiz a compreenda como um novo sistema simbólico cuja apropriação lhe permitirá estabelecer novas relações de significado com seu meio social.

Sánchez define essa condição diferenciada dos surdos que aprendem a ler e escrever o português sem passar pelo conhecimento fonológico da língua como a de "leitores não-alfabetizados", ou seja, leitores competentes em uma primeira língua não-alfabética (nesse caso, a língua de sinais) que, por circunstâncias particulares, chegam a dominar a forma escrita de outra língua alfabética, sem conhecer os sons de suas grafias (Sánchez, 2002).

Deve-se ter claro, portanto, que o processo de ensino de língua portuguesa escrita será caracterizado por uma realidade diferente para alunos surdos, para os quais o português será uma segunda língua, sem referências lingüísticas auditivas. Para esses, aprender a escrita da língua portuguesa significa aprender a própria língua e, na maioria das vezes, o primeiro contato com a língua portuguesa ocorrerá nas práticas escolares, nas quais a referência concreta se materializará na escrita.

O meio gráfico de representação da escrita privilegia essencialmente os processos visuais para os quais não há impedimento para apropriação pelos surdos. Dessa forma, é perfeitamente possível que pessoas surdas aprendam uma língua sem nunca ter ouvido ou pronunciado sequer uma de suas palavras, como asseguram os relatos de muitos surdos adultos, não-oralizados, que possuem um bom domínio da escrita. A aceitação dessa premissa traz algumas conseqüências para o processo educacional que merecem reflexão.

A escrita do português "é" o português para o surdo

A opção por um trabalho apenas com a *modalidade escrita da língua portuguesa* é uma decisão de natureza político-ideológica que representa o rompimento com um processo histórico de dependência, no qual o acesso aos conteúdos curriculares e informações sobre o mundo estiveram subordinados ao domínio da "fala" pelos surdos. Por razões óbvias, ao não conseguirem o seu "prometido" domínio e por estarem todos os objetivos educacionais vinculados a essa condição, os surdos permaneceram em um estado de letargia absoluta em relação ao acesso às informações sobre o mundo e, conseqüentemente, de ignorância generalizada. Desvincular o acesso ao conhecimento do domínio da oralidade, concebendo a língua de sinais como um elemento mediador possível nesse processo, representou um avanço significativo na educação de surdos, nos últimos anos.

Aprender a língua portuguesa apenas pela via escrita não seria um problema se os materiais oferecidos ao estudo fossem um retrato do que a língua é, de fato, na boca dos falantes, ou, ao menos, possibilitassem essa reflexão para aqueles que não poderão percebê-la "naturalmente".

O que ocorre é que a língua escrita que se apresenta em grande parte dos materiais didáticos está impregnada da tradição normativa e não reflete o movimento vivo dos falantes em suas interações diárias, a linguagem em uso, em situações significativas, tão perseguidas como ponto de partida, mesmo para aqueles que têm no português sua língua nativa.

A dimensão discursiva da língua, que acaba por definir sua organização semântica e sintática, não se encontra sistematizada em material escrito convencional. Pelo menos não no disponível na atual indústria editorial dos livros didáticos, que costuma utilizar a orientação estruturalista/normativista em seus materiais.

Como o material privilegiado em sala de aula para o trabalho com a escrita é o livro didático (produzido para falantes maternos do português), os alunos surdos são vítimas de práticas intuitivas e desqualificadas teoricamente, que reproduzem concepções equivocadas de linguagem e selecionam tópicos gramaticais descontextualizados da realidade de usos sociais da língua.

Esse é um problema que atinge os surdos por extensão, já que as práticas que os professores reproduzem têm sua origem nos modelos de aula de português como língua materna. Como historicamente o ensino de língua materna esteve/está assentado na tradição gramatical, com caráter normativo, que tomava/toma a língua como um conjunto de estruturas a ser assimilado, memorizado e repetido pelo aluno, por sua vez presumido como um falante-leitor-escritor ideal.

Essa proposta de ensino da norma padrão pressupõe, no mínimo, a análise crítica de duas questões. A primeira diz respeito à problematização do conceito de norma padrão, que é uma abstração, na medida em que já não reproduz (se é que alguma vez já o fez) o "modelo" de falante ideal a que se propôs. As inúmeras pesquisas realizadas sobre as variedades cultas utilizadas no português brasileiro evidenciam o enorme distanciamento entre o que propõe a tradição gramatical e o que, de fato, ocorre na prática dos falantes.

Já não se questiona o fato de o ensino de língua portuguesa na escola ter como alvo o comprometimento com a pluralidade de discursos existentes, valorizando e fazendo conhecer o grande número de variedades lingüísticas e oportunizando a adequação do uso de cada uma delas às circunstâncias devidas. E aí voltamos à questão que originou essa discussão: ora, em se tratando de falantes nativos, que têm uma experiência lingüística anterior à escola e são capazes de perceber diferenças lingüísticas ao serem expostos à análise e discussão dessas variedades, não parece difícil encaminhar metodologicamente esses aspectos. Mesmo porque, em algum momento ou situação foram expostos a diferentes variedades lingüísticas, direta ou indiretamente, e são capazes de intuitivamente perceber as diferenças entre uma e outra variedade oral, ainda que não as dominem. Quando deparam com a escrita percebem que ela representa *uma* das muitas possibilidades que a língua portuguesa encerra.

No tocante a alunos surdos, no entanto, esse será um grande desafio metodológico, pois, ao optarmos pelo trabalho com a modalidade escrita da língua portuguesa, reduzem-se, significativamente, as possibilidades de se transitar pelas diferentes possibilidades de realização (variedades dialetais e de estilo/registro) da língua.

A escrita, por sua tradição e organização estrutural, está bastante distanciada dos matizes sociais, geográficos, etários, de gênero e estilo que recheiam a oralidade. Embora também possa apresentar marcas dialetais, essas são em menor número e menos evidentes que na língua falada, porque na escrita há o apagamento de muitas dessas diferenças (Travaglia, 2000).

Esse é um dos maiores desafios, digamos teórico-metodológicos, que enfrentamos ao desenvolver práticas de letramento na segunda língua: considerando-se que o conhecimento da língua portuguesa estará materializado nas possibilidades que os recursos da escrita oferecem, há opções a fazer em relação aos tipos *de textos* que deverão ser selecionados para que o objeto de trabalho em sala de aula não se distancie dos enunciados utilizados pelos falantes do português em situações cotidianas, sob o risco de afastar os surdos da língua, em vez de aproximá-los.

Por conta disso, uma das condições para assegurar o cumprimento dessa premissa relaciona-se à prática de tomar textos que circulam socialmente como ponto de partida para o trabalho em sala de aula.

Diante das atuais propostas de ensino de língua, centradas no discurso e na dialogia, debatidas por estudiosos da linguagem no meio acadêmico e educacional, seria uma obviedade justificar essa necessidade. Seria, é verdade, não fossem as práticas tradicionais desenvolvidas com alunos surdos que ainda insistem em selecionar "palavras-chave" para desencadear a ação pedagógica.

Poderíamos elencar dezenas de motivos para justificar a prática (segundo os argumentos de alguns professores) que coloca a palavra (isolada) como o elemento norteador das aulas de língua portuguesa, cujo encaminhamento denominamos *enfoque lexical* (Fernandes, 2003). Certamente, a motivação mais determinante para essa escolha repousa no mito de que aprender uma língua pressuponha conhecer seu vocabulário.

Como os critérios para a escolha do "vocabulário" a ser trabalhado quase sempre são arbitrários e geralmente relacionam-se aos "temas geradores" da escola, não raro baseados em datas comemorativas, há certa tendência de que as palavras escolhidas sejam sempre as mesmas, anos após ano, num esforço inútil que, de fato, não conduz nem ao aprendizado da escrita nem à apropriação da língua. A conseqüência de um ensino com enfoque lexical são produções escritas de base... lexical!! Obviedade.

O que não é óbvia é a avaliação do professor que não reconhece as estratégias de repetição ou de limitação de palavras, tão freqüentes em textos de surdos, como um produto de sua ação. Ou seja, a grande queixa dos professores é que não há "gramática" presente nas produções escritas dos surdos, apenas um amontoado de palavras telegráficas, sem coesão. Porém, também não há "gramática" no ensino dos professores e, quando há, ela se reduz à metalinguagem, ou seja, a exercícios de classificação e nomenclaturas que supõem o preenchimento de lacunas que não exercitam a mente, mas as mãos (já hábeis) de nossas crianças surdas.

A superação da priorização do ensino de palavras, em detrimento de relações textuais mais amplas, adotadas nas metodologias de ensino de português para surdos historicamente, apenas reforçou as estruturas típicas e singulares que emergem em sua produção escrita. Na medida em que não há elementos para uma reflexão lingüística efetiva pelos alunos, os surdos seguem desconhecendo que desconhecem o português e continuam a dominar fragmentos da língua em seu aprendizado escolar (Fernandes, 2003).

A concepção de "gramática" que emerge dos discursos dos professores a relaciona com o conjunto de regras estabelecidas para usos sociais da língua, que desvincula e fragmenta suas partes integrantes (usos, forma, significado), ou seja, a gramática normativa.

A idéia de que esse conjunto de regras existe para que o falante/escritor constitua seus textos e produza o(s) efeito(s) de sentido que pretende e que cause(m) uma (re)ação no ouvinte/leitor (Travaglia, 2003) não é ainda internalizada nas concepções e práticas pedagógicas.

Há a necessidade de um trabalho contextualizado, no qual sejam focados conteúdos relacionados à prática da produção escrita, ou seja, o conhecimento gramatical e seu efeito retórico deverão ser decorrentes do uso em atividades sociais significativas de escrita.

Diferentemente da criança não-surda que chega à escola "conhecendo" gramática (saber gramatical/linguagem) e que lá passará a conhecer "sobre gramática" (teoria gramatical/metalinguagem), as crianças surdas ignoram completamente o português. Ignoram a questão mais elementar de que cada coisa tem um nome e que dizer coisas exige uma "ordem", uma "seqüência lógica". Ignoram que esses nomes que as coisas têm às vezes podem referir-se também a outras coisas e que muitas coisas têm mais de um nome. Ignoram que dizer coisas em uma determinada "ordem" é uma regra que não vale sempre, pois essa "seqüência lógica" estará determinada pelas questões que se gostaria que fossem enfatizadas, ou pelos sentidos que se desejaria produzir. Ignoram, ainda, que mesmo dizendo as coisas em uma ordem compreensível, e esperada pelas pessoas, podemos mudar completamente o sentido do que dizemos caso mudemos o "tom" no jeito de dizer. E esses modos de dizer são dependentes da região onde se vive, da idade que se tem, da origem sociocultural da pessoa que fala e, o mais importante, do "lugar" do dizer e para quem se diz.

Ou seja, o que desejo evidenciar é que o léxico e a gramática de uma língua nada significam fora da situação de interação verbal; a enunciação está determinada pelas condições sociais de produção do discurso. E isso, mesmo que formalmente ensinado, só se aprende efetivamente nas vivências sócio-históricas, nas interlocuções, nas práticas de enunciação em que mergulhamos.

Esse conhecimento não habita a gramática tradicional nem os livros didáticos que nela se inspiram para ensinar "língua". Esse conhecimento emerge dos textos que circulam socialmente nas revistas, nos *outdoors*, nos quadrinhos, nas *charges*, nas manchetes de jornal, nos torpedos e *e-mails* que trocamos, nos hipertextos que consultamos; enfim, habitam os lugares que "nós" habitamos. E não poderia ser diferente, somos nós quem mantém viva a língua...

Os conteúdos gramaticais, copiados dos tais livros didáticos voltados ao ensino da "língua" para os falantes nativos, que são organizados em bimestres para o ensino dos surdos, podem cumprir os objetivos de *ensino* previstos no planejamento, mas certamente são inadequados para alcançar a *aprendizagem*.

Este é o maior desafio na educação lingüística que pretendemos consolidar: oferecer, desde sempre, a oportunidade da experiência da língua, em sua totalidade, discursiva e estrutural, criando espaços de interação dialógica nos quais tenhamos, na língua, a possibilidade do protagonismo de atuação histórica de nossos alunos.

Espero que esse conjunto de reflexões possa ajudar a definir alguns princípios, de ordem metodológica, aos educadores que buscam promover e compartilhar com os surdos práticas de letramento nas quais a língua de sinais e a língua portuguesa (ao menos as duas) atuam como línguas de fronteira. Fronteira não significada como uma barreira ou um limite que separa lugares, povos, línguas.

Tomo a fronteira como a metáfora do lugar de encontro, da aproximação entre as diferenças; como um lugar onde ao mesmo tempo em que nos sentimos em casa na língua, vivenciamos a condição babélica de estranhamento na língua do Outro com o qual nos defrontamos, que nos desafia a acomodação e nos conduz à instabilidade e ao desconhecido de transitar em outros mundos, em outros signos, em outras significações.

A metáfora da fronteira, no sentido que a tomo, conduz muito mais à possibilidade de aproximação do que à de afastamento.

Referências bibliográficas

BOTELHO, P. *Linguagem e letramento na educação de surdos.* Ideologia e práticas pedagógicas. Belo Horizonte: Autêntica, 2002.

DUSCHATZKY, S.; SKLIAR, C. O nome dos outros. Narrando a alteridade na cultura e na educação. In: LARROSA, J.; SKLIAR, C. (orgs.). *Habitantes de babel:* políticas e poéticas da diferença. Belo Horizonte: Autêntica, 2001.

FARACO, C. Algumas questões sobre a escrita. In: PARANÁ. Secretaria de Estado da Educação. Elementos para qualificação do professor alfabetizador. *Anais...* Curitiba: SEED, 1992. p. 137-47.

_____. *Linguagem & diálogo.* As idéias do círculo de Bakhtin. Curitiba: Criar, 2003.

FERNANDES, S. *Surdez e linguagens:* é possível o diálogo entre as diferenças? Curitiba, 1998. Dissertação (Mestrado em Lingüística) – Universidade Federal do Paraná.

_____. É possível ser surdo em português? Língua de sinais e escrita em busca de uma aproximação. In: *Atualidades na educação bilíngüe para surdos.* Porto Alegre: Mediação, 1999.

_____. *Educação bilíngüe para surdos:* identidades, diferenças, contradições e mistérios. Curitiba, 2003. Tese (Doutorado em Letras) – Universidade Federal do Paraná.

FERNÁNDEZ, M. P.; PERTUSA, E. Reflexiones sobre la escritura y la alfabetización de los niños sordos. *Revista de Logopedia, Foniatría y Audiología*, v. XVI, n. 2, p. 79-85, 1996.

FERREIRA-BRITO, L. *Integração social & educação de surdos.* Rio de Janeiro: Babel, 1993.

GARCIA, B. G. O multiculturalismo na educação dos surdos: a resistência e a relevância da diversidade para a educação. In: SKLIAR, C. (org.). *Atualidade da educação bilíngüe para surdos.* Porto Alegre: Mediação, 1999. 2v.

HOFFMEISTER, R. Famílias, crianças surdas, o mundo dos surdos e os profissionais da audiologia. In: SKLIAR, C. (org.). *Atualidade da educação bilíngüe para surdos*. Porto Alegre: Mediação, 1999. v. 1-2.

KATO, M. *No mundo da escrita*: uma perspectiva psicolingüística. 2. ed. São Paulo: Ática, 1987.

KLEIMAN, A. B. (org.). *Os significados do letramento*: uma nova perspectiva sobre a prática social da escrita. Campinas: Mercado de Letras, 1995.

LARROSA, J.; SKLIAR, C. (orgs.). *Habitantes de Babel*: políticas e poéticas da diferença. Belo Horizonte: Autêntica, 2001.

PERLIN, G. Identidades surdas. In: SKLIAR, C. (org.). *A surdez: um olhar sobre as diferenças*. Porto Alegre: Mediação, 1998. p. 52-73.

_____. O lugar da cultura surda. In: THOMA, A. da S.; LOPES, M. C. *A invenção da surdez*: cultura, alteridade, identidades e diferença no campo da educação. Santa Cruz do Sul: Edunisc, 2004.

SÁNCHEZ, C. Vida para os surdos. *Revista Nova Escola*, set./1993.

_____. *Os surdos, a alfabetização e a leitura*: sugestões para a desmistificação do tema. 2002. (Mimeogr.)

SKLIAR, C. (org.). *A surdez: um olhar sobre as diferenças*. Porto Alegre: Mediação, 1998.

_____. *Atualidade da educação bilíngüe para surdos*. Porto Alegre: Mediação, 1999. v. 1-2.

_____. A pergunta pelo outro da língua; a pergunta pelo mesmo da língua. In: LODI, A. C. *et al.* (orgs.). *Letramento e minorias*. Porto Alegre: Mediação, 2002.

SOARES, M. *Letramento: um tema em três gêneros*. Belo Horizonte: Autêntica, 1998.

TRAVAGLIA, L. C. *Gramática e interação*: uma proposta para o ensino de gramática no 1º e 2º graus. 5. ed. São Paulo: Cortez, 2000.

_____. *Gramática, ensino plural*. São Paulo: Cortez, 2003.

VYGOTSKY, L. S. *A formação social da mente*. 4. ed. São Paulo: Martins Fontes, 1991.

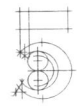

A relação entre oralidade e escrita e suas implicações na prática fonoaudiológica

Neusa Amorim Fleury Machado
Ana Paula Fadanelli Ramos

Introdução

A relação entre linguagem oral e linguagem escrita ainda ocupa lugar de pouco destaque nos estudos da fonoaudiologia, principalmente quando se trata de alterações na linguagem escrita. Por se tratar de modalidades de linguagem, entender a relação entre ambas torna-se relevante, visto que as discussões sobre as teorias de linguagem se entrecruzam no processo de aquisição oral ou escrita, trazendo, dessa forma, implicações para a prática fonoaudiológica.

Refletir sobre a relação entre linguagem oral e escrita pressupõe buscar na fonoaudiologia as teorias que permeiam a sua prática, visualizando nas concepções de linguagem a forma de conceber o sujeito, a aquisição de linguagem e o sintoma, fatores que delineiam a clínica fonoaudiológica. Essa reflexão também significa olhar por outro prisma, por outros princípios e um outro saber que implica outras ações acerca das ditas "patologias" de linguagem escrita. É a partir de um novo olhar que se pode questionar o que é sintomático na clínica de linguagem escrita.

Partindo do princípio de que por trás de toda prática clínica existe uma teoria que estabelece com ela trocas constantes, várias questões aqui surgem, dentre elas as seguintes: Que concepções de linguagem se apresentam ao fonoaudiólogo como possíveis referenciais para os seus procedimentos clínicos em linguagem escrita? Que concepção tem o fonoaudiólogo sobre os problemas de linguagem escrita? Que relação esse profissional estabelece entre linguagem oral e escrita que resulta no entendimento do sintoma e configura o seu perfil de terapeuta e o perfil do paciente? Ou ainda, existe na prática clínica de linguagem escrita uma teoria que dê conta desse entendimento?

Entre o contato inicial e o último do fonoaudiólogo com o paciente e sua família, há um percurso de procedimentos clínicos que determinam o sucesso diagnóstico e terapêutico. Tal sucesso está pautado pela formação desse profissional, pelas concepções teóricas por ele adotadas, que se articulam ou deveriam se articular com a sua prática, pois é a partir dessas teorias que se constituem diferentes objetos, os quais permitem ao fonoaudiólogo formular questões e visualizar conhecimentos que darão respaldo à clínica de linguagem de um modo geral.

Dessa forma, as teorias sobre a aquisição de linguagem, a visão dos problemas de linguagem e a relação estabelecida (semelhanças e/ou diferenças) entre as duas modalidades de linguagem (oral e escrita) se refletem, como se disse, no fazer do fonoaudiólogo.

Na literatura, percebem-se, basicamente, duas hipóteses que estabelecem a relação entre as duas modalidades de linguagem, oral e escrita, quais sejam: uma de dependência que atribui à aquisição/desenvolvimento da linguagem oral uma antecedência que pressupõe a transcrição do código oral para o escrito, ou, ainda, a escrita como representação da linguagem oral; e uma de interação apontando para a relação entre o discurso oral e escrito e a mútua constituição.

Este capítulo refletirá sobre os resultados de uma pesquisa feita com um grupo de fonoaudiólogos docentes dos cursos de graduação em Fonoaudiologia da região Sul do Brasil, os quais atuam na área de linguagem, sobre a visão deles acerca da relação oralidade-escrita.

Tendo por base os objetivos da pesquisa, este trabalho permitiu que a coleta de dados pudesse reconhecer os aspectos referentes à teoria e à prática dos fonoaudiólogos docentes na clínica de linguagem escrita, mais especificamente, e confrontá-los com a literatura que versa sobre a relação oralidade/escrita.

A pesquisa foi realizada por meio de questionários. O roteiro do questionário se compôs de oito perguntas abertas, abordando principalmente dois aspectos: as concepções sobre aquisição e distúrbios de linguagem oral e escrita, e os procedimentos clínicos nos distúrbios de linguagem escrita.

Para a análise dos dados realizou-se um levantamento das respostas obtidas nos questionários. Em seguida, foi feita leitura flutuante e exaustiva dessas respostas, com agrupamentos por categorias.

Como o objetivo do trabalho era conhecer a relação entre linguagem oral e escrita nas concepções teóricas e nos procedimentos na clínica fonoaudiológica de linguagem escrita, elencaram-se, para a análise dos dados, duas grandes categorias que sinalizam as tendências entre as relações estabelecidas pelos fonoaudiólogos no tocante à linguagem oral e à linguagem escrita. A primeira analisou os discursos dos fonoaudiólogos que vêem a relação entre linguagem oral e escrita como uma relação de dependência e os daqueles que a vêem como representação da oralidade na escrita. A segunda categoria analisou os discursos dos fonoaudiólogos que visualizam a linguagem oral e escrita como uma relação de interdependência, discutindo, a partir daí, as implicações da teoria na prática deste profissional.

Foram pesquisadas na literatura algumas reflexões sobre as concepções de linguagem e a relação entre linguagem oral e escrita em teóricos das mais diversas áreas do saber, principalmente da lingüística e da psicologia. Tal relação também foi abordada na literatura fonoaudiológica, o que norteou as discussões e a interpretação do material coletado na pesquisa.

Os estudos abordados sobre a clínica fonoaudiológica descrevem suas práticas iniciais submetidas ao discurso médico. São relatados procedimentos baseados em descrever os sintomas, removê-los e/ou corrigi-los por meio de técnicas cujo objetivo final era aproximar o indivíduo de um padrão considerado normal. Segundo Arantes (1997), o clínico buscava, de certa forma, o desejável ou previsível, dados sobre o desenvolvimento orgânico da criança para justificar o estado patológico.

Afastando-se desse modelo organicista, a fonoaudiologia estabelece relação de empréstimo de conhecimentos e procedimentos com outras áreas, como a psicologia e a lingüística, o que influenciou de modo considerável os seus procedimentos clínicos na área de linguagem. Foi a partir das concepções de linguagem, que forneceram e fornecem subsídios à alfabetização nas escolas, que o modelo clínico de linguagem escrita esteve na história da fonoaudiologia, apoiado nas práticas escolares.

Torna-se, portanto, relevante resgatar nas concepções de aquisição de linguagem a relação estabelecida entre as duas modalidades de linguagem, oral e escrita, para, desse modo, entender a trajetória das práticas do fonoaudiólogo nas alterações de linguagem escrita. De acordo com Arantes (1997, p. 24), "a diversidade na busca de um mesmo fenômeno decorre de filiações a diferentes perspectivas teóricas".

Entre as concepções que consideram as visões particulares de sujeito, de meio, de comportamento, de aprendizagem, de desenvolvimento e de linguagem, podem-se apontar: a inatista, a behaviorista, a cognitivista, a sociointeracionista e o interacionismo desenvolvido no Brasil[1] a partir do trabalho de Cláudia de Lemos. Tais concepções apresentam propostas específicas quanto à relação oralidade-escrita, embora algumas não se debrucem especificamente sobre o tema.

Concepções de linguagem e a relação entre oralidade e escrita

Skinner (1957) postulou a teoria mais influente nas práticas de linguagem ditas tradicionais: o behaviorismo. Nessa teoria, a linguagem é vista como fruto do ensinamento me-

---

1. Expressão usada por Lier-de-Vitto (1997, p. 15).

diante condicionamento operante, com estratégias como imitação, prática e reforço. A língua, em geral, é tomada como código a ser apreendido na visão de autores que seguem a proposta comportamentalista. O adulto é quem fará o depósito desse saber na criança, sendo ela uma tábula rasa no início da aquisição.

Nessa concepção, a aprendizagem se dá por meio da memorização cumulativa de conteúdos que se concretizam pela realização de exercícios infindáveis de fixação, os quais podem ser estimulados por reforços positivos (elogios, recompensas) ou por reforços negativos (castigos, nota baixa, reprovação).

A teoria inatista, sem dúvida, foi uma das grandes opositoras teóricas à proposta behaviorista. Nessa visão o sujeito não seria uma "tábula rasa", já que é dotado de um dispositivo inato para aquisição da linguagem, o qual, ao entrar em contato com dados lingüísticos, seria atualizado e sofreria um processo de maturação, com a parametrização de princípios lingüísticos universais adaptados à língua da comunidade da criança (Chomsky, 1980). Portanto, essa visão propõe uma criança bem mais dotada do que a behaviorista.

O que se observa como conseqüência dessas duas concepções tão distintas como o inatismo e o behaviorismo nas práticas de linguagem é que ambas acabam por gerar um certo comodismo na educação, visto que a aprendizagem depende exclusivamente do sujeito ou do estímulo externo a que está exposto.

A partir daí é possível imaginar a relação entre oralidade e escrita como núcleo gramatical no inatismo e como processo de aprendizagem no behaviorismo. A relação entre as duas modalidades de linguagem, nesse último, refere-se a uma transcodificação do oral para o escrito. A relação é de apoio da escrita na oralidade, sinalizando a superioridade e dependência de uma sobre a outra.

Já as teorias cognitivista e sociointeracionista se propõem a explicar como se dá a aprendizagem e o desenvolvimento do pensamento na interação sujeito/objeto do conhecimento. Essas teorias, que, de um modo geral, são diferentes da concepção inatista por essa desconsiderar o papel do ambiente social, e da concepção behaviorista por essa ignorar o aspecto maturacional, valorizam a influência mútua e contínua de fatores internos e externos do sujeito em ação recíproca com o meio. As características do sujeito são construídas num processo durante sua vida, o que quer dizer que não são puramente inatas nem formadas em razão de estímulos que as determinariam.

A teoria cognitivista, cujo principal representante foi o biólogo e filósofo Jean Piaget, enfatiza que a linguagem surge no indivíduo apenas a partir de um estágio do desenvolvimento cognitivo e em decorrência da construção, pela criança, de operações por suas interações sensório-motoras iniciais com o mundo físico.

Isso quer dizer que, para incorporar o conhecimento (assimilar), o sujeito utiliza-se do cognitivo para interpretar as características do objeto, e, por sua vez, esses instrumentos deverão ir se acomodando às características do objeto. Essa permanente interação com o meio modifica as estruturas cognitivas do sujeito, gerando novos e melhores níveis de equilíbrio.

Na década de 1980, surgem os trabalhos de Emília Ferreiro e Ana Teberosky teorizando sobre a escrita, inspirados na teoria de Piaget. A escrita é vista como um objeto do conhecimento, e o sujeito da aprendizagem, como sujeito cognoscente. Ferreiro, ao ver a aquisição da escrita como um processo de construção, "desloca o foco do aspecto mecânico e técnico deste processo para seus aspectos construtivos" (Dauden & Mori-de Angelis, 1997, p. 51).

Dessa perspectiva, o "erro" cometido pelas crianças durante o processo de aquisição da linguagem escrita passa a ser analisado como construtivo, visto que a criança formula hipóteses sobre esse objeto do conhecimento. Vê-se nesse momento uma passagem do cognitivismo piagetiano para uma nova perspectiva, a construtivista.

Ferreiro & Palacio (1998), ao desenvolverem estudos sobre os princípios relacionais do desenvolvimento da escrita em crianças, se referem à linguagem tanto oral como escrita como um sistema de símbolos. Para essas autoras, a relação do símbolo oral corresponde à relação com um significado ou idéia e com a realidade que cada um representa. O mesmo acontece com a linguagem escrita, à medida que as crianças escrevem, vão desenvolvendo princípios relacionais. Além disso, as crianças percebem alguns aspectos de linguagem oral e de escrita que se relacionam entre si, porém não se trata de simples correspondência entre letras e sons. A interface entre linguagem oral e linguagem escrita é o pensamento verbal, processos mentais cognitivos que servem de base para a linguagem.

Ainda dentro da visão cognitivista, estudos recentes abordados pela neuropsicologia (ciência de base cognitivista, porém não piagetiana e sim processual) vêm demonstrando que a criança ao falar faz uso de uma série de pistas fonológicas, semânticas, cinestésicas e motoras internalizadas para produzir a linguagem posteriormente (Alvarez & Carvalho,

2000; Alvarez, 2002). Essas habilidades, segundo graus de complexidade crescente, vão da recepção de rimas até a emissão de rimas e seqüencialização. Já a consciência fonêmica exige graus mais avançados de desenvolvimento, uma vez que requer a compreensão das estruturas mínimas das palavras, que podem ser combinadas e transcritas foneticamente. "O progresso do pensamento e da capacidade de raciocinar sobre o fazer, o escutar e o dizer os sons de uma língua interferem e determinam as etapas da aquisição da escrita" (Alvarez, 2002, p. 30).

Essa nova proposta baseada nos princípios da teoria cognitivista pressupõe, portanto, as habilidades da consciência fonológica, mais especificamente a consciência fonêmica (habilidade de manipular fonemas), como requisito para a aquisição de leitura e escrita. Nessa visão, a interface entre oralidade e escrita é processual. Há processos comuns e diferenciados para cada modalidade de processamento da informação.

O sociointeracionismo, que teve origem nos trabalhos soviéticos com o psicólogo russo Lev Semynovytch Vygotsky, deu um rumo diferente às investigações sobre o desenvolvimento da linguagem, estabelecendo o meio social como determinante na aprendizagem.

Ao estudar as funções psicológicas superiores (a capacidade de solucionar problemas, o armazenamento e o uso adequado da memória, a formação de novos conceitos e o desenvolvimento da vontade), Vygotsky (1991) afirma que essas nascem da atividade cerebral, mas que se desenvolvem a partir das relações que o sujeito estabelece com o meio e com sua cultura. Quando Vygotsky (1991) escreve sobre alfabetização, o termo representação é constante, tal como nos trabalhos de Piaget e de Ferreiro.

Ele salienta que, ao longo da aquisição da escrita, há uma evolução: em princípio, essa seria representação da fala para depois se libertar dessa última, a fim de representar o mundo. Portanto, de uma relação de representação haveria uma evolução para interação. O papel do outro seria o de co-construtor da linguagem escrita. Essa interação também se refere à interação com o texto. E é a partir dessas interações que a criança percebe que se pode desenhar, além das coisas, a fala. Vê-se, portanto, nessa abordagem, a escrita como representação da fala. É o próprio Vygotsky (1991, p. 120) que assim define a escrita: "a linguagem escrita é constituída por um sistema de signos que designam os sons e as palavras da linguagem falada, os quais, por sua vez, são signos das relações e entidades reais".

Embora tenha apontado as formas de linguagem como de natureza social e dialógica, Vygotsky não analisa o movimento dialógico na atividade mental individual ou na dinâmica de produção escrita, ou seja, no dizer de Smolka & Góes (1995, p. 42), "o desdobramento do eu pelo/em" outro, "a imagem internalizada de um" outro "interlocutor (você)/audiência (ele)".

Quem vai falar desse lugar do Outro, dos movimentos que se dão nas interlocuções, das marcas deixadas pelo sujeito e pelo outro que com ele interage é Mayrink-Sabinson (1997, p. 41). A autora diz:

> O lugar desse processo (de aquisição da linguagem oral e escrita) é a interlocução entre sujeitos que se constituem em outros para seus interlocutores, constituindo-os assim sujeitos, num constante movimento: um movimento que implica em incorporação/tomada da palavra do outro ao mesmo

tempo em que dela se afasta, contrapondo-se a ela para torná-la palavra própria.

Retomando os estudos de Vygotsky (1991) sobre o simbolismo da escrita, estes enfatizam a necessidade de a criança descobrir que se pode desenhar, além de coisas, também a fala. Para o autor, o desenvolvimento da linguagem escrita evolui do desenho de coisas para o desenho de palavras, levando a crer que a gênese da escrita é o desenho. Considera, ainda, os simbolismos de segunda ordem, a escrita como designações dos símbolos verbais num primeiro momento, pois a tendência é a linguagem oral desaparecer como intermediária da escrita, à medida que essa última evolui para tornar-se simbolismo de primeira ordem como a oral. Dessa perspectiva, a linguagem oral é um caminho para a escrita, mas há uma evolução no sentido de independência entre as modalidades de linguagem, porém, não desconsidera a importância (como representação) da primeira para a aquisição da segunda.

Smolka (1993), numa reflexão mais aprofundada de Ferreiro, Teberosky, Palacio e Vygotsky, considera um terceiro ponto de vista na aquisição da escrita, o da interação, da interdiscursividade, que inclui o aspecto fundamentalmente social das funções, das condições e do funcionamento da escrita (para quê, para quem, onde, como, por quê).

Segundo a autora, o que aparece de relevante nesse ponto de vista é que a atividade mental da criança no processo de alfabetização não é realizada apenas como atividade cognitiva, como quer Piaget, mas como atividade discursiva, que implica a elaboração conceitual pela palavra. Para tanto, a função "interativa", "instauradora" e "constituidora" do conhecimento na/pela escrita são aspectos essenciais nesse processo. Em razão desses pressupostos, segundo Smolka (1993, p. 62), "a alfabetização é um processo discursivo: a criança aprende a ouvir, a entender o outro pela leitura; aprende a falar, a dizer o que quer pela escrita. (Mas esse aprender significa fazer, usar, praticar, conhecer. Enquanto escreve, a criança aprende a escrever e aprende sobre a escrita.)"

Retomando a reflexão sobre a relação entre oralidade e escrita, Marcuschi (2001) apresenta um modelo operacional para o tratamento das estratégias realizadas na passagem do texto falado para o escrito. O princípio geral de sua obra é a visão não-dicotômica da relação entre oralidade e escrita, mostrando que essa relação se dá num *continuum* fundado nos próprios gêneros textuais em que se manifesta o uso da língua no dia-a-dia. O autor afirma que essa relação, mesmo carente de um potencial explicativo e descritivo dos fenômenos sintáticos e morfológicos da língua, bem como das estratégias de produção e compreensão textual, aponta com maior clareza a língua como fenômeno interativo e dinâmico. Tal perspectiva estaria mais voltada para as atividades dialógicas que marcam as características mais salientes da fala, tais como as estratégias de formulação em tempo real. Acrescenta Marcuschi (2001, p. 33) que, nessa visão, "cabem análises de grande relevância que se dedicam a perceber as diversidades das formas textuais produzidas em co-autoria (conversações) e formas textuais em monoautoria (monólogos), que até certo ponto determinam as preferências básicas numa das perspectivas da relação fala e escrita".

Como essa perspectiva se orienta numa linha discursiva e interpretativa, preocupa-se *a priori* com a análise dos gêneros textuais e seus usos, além dos fenômenos cognitivos e processos de produção de textos orais e escritos que, segundo o autor (ibidem, p. 34), "permitem a produção de coerência como uma atividade do leitor/ouvinte sobre o texto recebido".

Para Marcuschi (2001, p. 34), as relações entre fala e escrita são fenômenos entre fatos lingüísticos, não são lineares nem óbvias, mas "refletem um dinamismo fundado no *continuum* que se manifesta entre essas duas modalidades de uso da língua". Considera também que não há superioridade de uma linguagem sobre a outra, pelo fato de se levar em consideração o aspecto em que se está comparando, além de essa relação não ser homogênea nem constante. Na modalidade oral ou escrita, a língua é "um ponto de apoio e de emergência de consenso e dissenso, de harmonia e luta" (ibidem, p. 35).

Nas palavras de Marcuschi (2001, p. 46), a escrita não representa a fala, aqui se encontra a diferença da teoria sociointeracionista de Vygotsky, daí a razão para se poder compará-las e relacioná-las sem sobrepor uma modalidade sobre a outra. As diferenças entre ambas não são polares e sim graduais e contínuas, "são duas alternativas de atualização da língua nas atividades sociointerativas diárias" (ibidem).

Contrapondo-se às teorias psicológicas sobre a aquisição de linguagem e adotando métodos do paradigma indiciário proposto por Ginzburg, Abaurre *et al.* (1997) discutem a aquisição da linguagem escrita com ênfase na singularidade dos dados da escrita inicial da criança.

Desse modo, o processo de aquisição da escrita é, para as autoras, revelador da relação que vai sendo constituída entre o sujeito e a linguagem. Os "erros" gráficos ganham uma análise diferente daquela teorizada por Emília Ferreiro, de inspiração piagetiana, que os vê como hipóteses de um sujeito cognoscente, apontando mais para "evidências ou contra-evidências" do que para indícios. Não há aí, segundo as autoras, lugar para o dado episódico e singular. Para elas, a história das reescritas, as refacções e os apagamentos são dados que devem ser analisados e significados.

Um outro aspecto discutido no trabalho dessas autoras é a mediação efetuada pelo Outro (interlocutor) entre o sujeito e a linguagem. O papel do outro nessa relação é ponto de referência para a constituição desse sujeito. Para Mayrink-Sabinson (1997b, p. 41), "a relação do sujeito com a linguagem é mediada, desde sempre, pela relação com um OUTRO, interlocutor fisicamente presente ou representado e necessário ponto de referência para esse sujeito em constituição". No entanto, diferentemente de Vygostky, esse Outro não está pronto e estabilizado, sendo também afetado pela interação.

A partir da adoção do paradigma indiciário, Mayrink-Sabinson (1997b, p. 150) pode discutir o papel do Outro no processo de aquisição da escrita como marcas deixadas na escrita, pelo Sujeito e pelo Outro ou Outros com os quais a criança interage. Diz ela que "o que o adulto faz e diz tem repercussões no que a criança faz e diz e vice-versa. O adulto letrado constitui-se num OUTRO para o SUJEITO/criança, e esta, por sua vez, constituindo-se num OUTRO para o SUJEITO/adulto letrado, confronta-o com suas crenças, com sua própria visão de letrado".

Essa mesma autora se refere, ainda, à aquisição da escrita como um processo de aquisição da representação escrita da linguagem. Para ela, todos "os dados são representativos de diferentes momentos do processo de aquisição da representação escrita da linguagem e são, nesse sentido, também, representativos da atividade do sujeito na relação que continuamente estabelece com a linguagem" (ibidem, p. 16).

O que convém salientar é que a noção de representação parece não ter a mesma conotação da representação discutida nas teorias anteriores, pois não pretende em momento algum se referir à representação de uma modalidade de linguagem sobre a outra. O que a destaca e a distingue das teorias tradicionais e psicológicas (de Piaget e Vygotsky) é o fato de a interação se constituir como fator relevante e marcante na constituição do sujeito escritor. A identificação e a interpretação dos erros e reescritas da criança como movimentos do sujeito, da interação com o outro e da relação com a linguagem, destacados pelas autoras, evidenciam que o processo de aquisição da escrita acontece pelas práticas discursivas, ou seja, pela relação (e pelo movimento do sujeito e do Outro) estabelecida entre as duas modalidades de linguagem. A relação aponta para a interação entre uma e outra modalidade, tomando-as como processos interativos para a constituição de ambas. Essa proposta apresentada por Abaurre *et al.* (1997) aproxima-se muito da proposta de Cláudia de Lemos em suas análises, mesmo diferindo do sujeito da psicanálise evidenciado na proposta dessa última, como se verá a seguir.

Lemos (1992), apoiada na releitura de Lacan e do estruturalismo europeu, representado por Saussure e Jakobson, abre espaço para a idéia de que a constituição da linguagem se dá pelo movimento dos eixos metafórico e metonímico. Esses processos, concebidos como mecanismos de mudança, possibilitam, segundo a autora, interpretar os enunciados da criança como produto de relações "tanto entre os fragmentos não-analisados e os enunciados/textos do adulto quanto entre esses fragmentos no domínio de um mesmo enunciado da criança". Ao mesmo tempo, permite ao outro inferir um movimento de ressignificação desses fragmentos e do movimento da criança na língua, enfim, "uma mudança estrutural do ponto de vista lingüístico e subjetivo" (Lemos, 1992, p. 7).

Essa nova postura teórica representa uma mudança na posição da criança no processo de aquisição de linguagem, na articulação entre língua/fala e sujeito. A noção de sujeito se aproxima do sujeito da psicanálise, de um sujeito cindido, dividido e que não tem controle sobre seus acertos e erros. A criança, antes ocupando a posição de interpretado, passa agora à posição de intérprete da fala do outro e de sua própria fala, sob o efeito do funcionamento da língua. E são os processos metafóricos e metonímicos que permitem explicar as mudanças na fala da criança. O diálogo é o ponto de partida para a constituição da linguagem, e essa é "condição fundante para a significação e para o nascimento do sujeito" (Cordeiro, 1999, p. 7-8).

Freire (1997) reconhece no discurso oral da mãe, antes do nascimento, que o bebê é por ela falado. Esse discurso é perpassado pela textualidade. Esse processo tem, sim, após o nascimento, continuidade nas práticas discursivas e orais, quando se trata de aquisição da escrita, por meio de portadores de texto que são constantemente significados.

Lemos (1998) afirma que nas práticas discursivas orais o que é lido ou escrito para a criança são significados pelo adulto, e é desse modo que a escrita passa a ter função social.

Freire (1997) acrescenta que Lemos, contrapondo-se à noção de interação como relação entre sujeitos já constituídos ou entre sujeito e objeto de conhecimento, reinterpreta a aquisição como alienação, como filiação, como assujeitamento. Desse modo, traz à cena o lugar do outro como o de funcionamento lingüístico-discursivo.

É, porém, Mota (1995), em sua tese de doutorado, quem vai, a partir da proposta de Lemos na linguagem oral, visualizar a aquisição de linguagem escrita como um fenômeno de natureza lingüística, reformulando as noções de linguagem, língua e discurso que possibilitaram à autora uma nova compreensão e prática, ao promover sua pesquisa numa classe de alfabetização.

De acordo com suas reflexões, se a linguagem escrita, como a oral, é dependente de significação e ressignificação, as noções de metáfora e metonímia também se fazem necessárias para a compreensão dos processos pelos quais o discurso do Outro é constituinte da linguagem escrita. O processo de alfabetização acontece pelo trânsito da criança nos discursos orais e escritos. Esse transitar permite que na escrita da criança emerjam "representações sobre o que é e o que não é possível na língua constituída". A aquisição da escrita vista por esse ângulo revelou tratar-se de uma "representação simbólica da escrita do Outro" (Faria, 1997, p. 109).

Mota (1998) comenta que os estudos sobre linguagem privilegiam a modalidade oral. Segundo a autora, considerar a escrita como representação da fala é efeito do logofonocentrismo que marca as ciências humanas. Considerando os estudos sobre a escrita, afirma que a "desconstrução da concepção representacionista da escrita exige o retorno à noção saussuriana de língua" (ibidem, p. 29). Isso implica reconhecer a tríade oralidade/escrita/língua, o que "impossibilita a redução da diferença entre fala e escrita às suas substâncias de expressão, também impede que se defina a sua relação como de representação" (ibidem, p. 30). A autora observa que nas escritas iniciais da criança é possível notar características que revelam o funcionamento da língua, com o que afirma que a escrita não pode ser uma forma de manifestação ou materialização da fala. Estabelece, sim, uma relação de constituição mútua com a fala.

Para a autora, os "erros" nas escritas infantis não dizem respeito a uma dificuldade de representar graficamente a fala. Os erros e acertos sob essa visão se referem às leis gerais do funcionamento inconsciente da língua, a metáfora e a metonímia.

Considerando o funcionamento metafórico e metonímico como elementos que permitem descrever os efeitos lingüísticos do discurso do Outro nos textos infantis, Mota (1995) dirá que é possível notar na escrita "pedaços" do texto do Outro.

Ainda sobre a aquisição da escrita, Lemos (1998) dirá que os "fragmentos da escrita", que denotam aspectos do discurso oral do outro e que posicionam a criança em uma relação significante, não representam a percepção dos sons da fala. Esses aspectos, entrando em relação com outros fragmentos da escrita por meio da inserção de práticas discursivas orais, são aí ressignificados e, desse modo, deixam-se perceber na escrita da criança, ou seja, os fragmentos ou os textos escritos podem entrar em relação com o texto oral pelo processo de ressignificação, tal como acontece na linguagem oral.

No trabalho de Mota (1995), escrita e oralidade são consideradas formas de linguagem que, embora "diferindo", são mutuamente constitutivas pela via dos processos metafóricos e metonímicos, ou seja, pelo/no funcionamento da linguagem. O processo de alfabetização, para Mota (1995), implica a representação simbólica. A partir da imersão da criança em textos, a criança representa *na língua escrita*. Ao falar em "imersão", Mota (1995) supõe nas escritas iniciais da criança o que ressalta Calil (1998, p. 108), "o apelo à significação, o querer dizer presente em cada criança". O autor acrescenta que a proposta de "imersão" feita por Mota talvez possa ser considerada uma solução para colocar a criança num lugar que não aquele que deve escrever corretamente, mas em "um funcionamento específico que possibilitaria a emergência de um movimento de autoria".

Dentro dessa visão, Freire (1997) interpreta a forma infantil de grafar como indiciador do processo de constituição da criança pela escrita. O ponto de vista adotado pela teoria interacionista é o da alienação do sujeito pela linguagem e de seu assujeitamento. Desse modo, para Freire, tanto a linguagem oral como a escrita não representam nada, a não ser a própria linguagem. Desconsidera as trocas, por exemplo surda/sonora e outras trocas na escrita, como formas alternativas de escrever, pela contiguidade dos dois sons e pelo não assujeitamento da criança ainda à linguagem escrita. Quando esse assujeitamento ocorrer, a criança só terá uma possibilidade de escrever, ou seja, dentro das normas da língua.

Faria (1997), ao analisar um texto escrito por uma criança de 3ª série, interpreta as reescritas como momentos de hesitação e de retorno ao dito/escrito, ou seja, é pelo funcionamento linguístico discursivo que o sujeito se aliena à sua própria escrita, aparentada pelos cortes da cadeia significado/significante.

Concluindo, Faria (1997, p. 3) ressalta:

Ainda que, por um efeito do imaginário, a relação fonema/grafema ocorra na escrita alfabética, este *pouso* do significante é temporário, podendo esse a qualquer momento tornar a deslizar, assumindo um outro valor simbólico, num movimento que nunca se fecha sobre si mesmo. Por um efeito da linguagem sobre a própria linguagem, a linguagem escrita passa a engendrar outras relações entre letras-sons, letras-letras, letras-palavras etc. Isso significa dizer que a escrita, ao mesmo tempo em que guarda relação com a oralidade, escapa a ela.

Demarcando uma diferenciação e, até mesmo, rejeição às teorias associacionistas sobre a aquisição da linguagem oral/escrita, as teorias cognitivista e sociointeracionista se voltam para a interação. No entanto, essa interação acontece com o objeto do conhecimento (na visão piagetiana) ou com o outro sócio-histórico (no sociointeracionismo).

Sob forte influência da psicologia, no processo de aquisição da escrita, a noção de *representação* está presente tanto nos trabalhos de Piaget e de sua seguidora Emília Ferreiro como no de Vygotsky.

Na teoria piagetiana, a escrita é entendida como um sistema de representação no qual os processos cognitivos estariam relacionados à construção conceitual da escrita, assim como à noção de representação que vê a escrita como representação da oralidade, ou seja, a fonetização da escrita (níveis de alfabetização, segundo Ferreiro). Desse modo, na teoria cognitivista a relação entre linguagem oral e linguagem escrita é o pensamento verbal, processos mentais cognitivos que servem de base para a linguagem. Enquanto na sociointeracionista, a linguagem oral e a escrita são veículos de representações, portanto podem ser objetivadas e representadas como todas as coisas do mundo.

Uma outra vertente abordada dentro do sociointeracionismo por Marcuschi (2001) chama a atenção para as diferenças entre fala e escrita, que são analisadas na perspectiva do uso do código e não do sistema; a idéia de funcionamento dentro da perspectiva sociointeracionista está na relação e comparação que se pode fazer entre uma e outra modalidade de linguagem.

A reflexão que Mota (1995) realiza sobre a relação entre oralidade e escrita é que a noção de representação, segundo a psicologia cognitivista, é fenômeno psíquico da ordem da consciência, isto é, algo sobre o qual o sujeito tem controle. As teorias de aquisição da linguagem escrita, desde as mais tradicionais, passando pelos trabalhos de Ferreiro até Vygotsky, concebem a relação entre oralidade e escrita como a segunda representando a primeira. No dizer de Faria (1997), criança e linguagem são concebidas como transparentes e dotadas de uma natureza estável e invariante. Assim, se o objeto escrita é dotado de transparência, a sua compreensão está atrelada à apreensão cognitiva de estruturas.

A idéia de representação na relação entre oralidade e escrita dentro das teorias interacionistas ganha, portanto, conotação diferenciada. Enquanto na teoria piagetiana Ferreiro fala de esquemas de ações mediadores que são internalizados e dão origem às representações necessárias à aquisição da escrita, Vygotsky coloca as relações intersubjetivas, propiciadas pela linguagem, como elementos mediadores para a construção de representações no processo de conhecimento. Já no interacionismo proposto por Lemos a noção de representação dissolve as dicotomias sujeito/objeto e interioridade/exterioridade. A relação oralidade/escrita aparece como forma de representação, porém não como processo consciente, mas inconsciente e pelas representações do Outro.

Resultados

Quando a relação oralidade/escrita é de dependência

Pode-se visualizar, ao longo da pesquisa, nos discursos dos fonoaudiólogos, que muitos se identificam nas teorias tradicionais, estabelecendo uma relação de dependência entre as duas modalidades de linguagem. Embora não a tenham assumido na filiação teórica, essa filiação aparece nas suas sustentações teóricas e nos seus procedimentos clínicos.

A escrita vista como uma transcrição da oralidade foi a tendência que norteou as primeiras práticas fonoaudiológicas, e ainda encontra adeptos nessa área. Legitimando tal concepção, o fonoaudiólogo acaba por desconsiderar a linguagem escrita como linguagem, para considerá-la como dependente da linguagem oral.

A postura dos profissionais que concebem linguagem oral como pré-requisito para a linguagem escrita denota a persistência de teorias associacionistas no fazer do fonoaudiólogo. Isso leva a crer que a fonoaudiologia ainda não conseguiu se desvencilhar totalmente dos modelos educacionais tradicionais apoiados na visão médica. Conceber a aquisição da linguagem escrita por essa perspectiva leva o fonoaudiólogo a admitir que os distúrbios nessa modalidade de linguagem estão relacionados aos da linguagem oral.

Contrapondo-se a essa posição, Berberian (1999, p. 311) ressalta, entre outras questões que apontam para as distinções entre uma linguagem e outra, uma que se considera elementar e que se refere à ortografia. Diz a autora:

> Do ponto de vista ortográfico, não existe uma equivalência sistemática entre sons (fonemas) e letras: uma série de letras pode ser pronunciada a partir de fonemas distintos (a letra **s** pode ser pronunciada pelos fonemas /s/ e /z/); por outro lado, um mesmo fonema pode ser grafado por diferentes letras (o fonema /g/ pode ser escrito a partir das letras **g** e **j**). Ainda em relação a este aspecto, muitas palavras são pronunciadas de uma maneira e escritas de outra (podemos falar /**mininu**/ e escrevemos **menino**).

Os procedimentos clínicos também foram alvo dessa pesquisa, visto que o objetivo deste trabalho era reconhecer a interface entre oralidade e escrita na clínica fonoaudiológica da linguagem escrita.

A avaliação, pautada pelos discursos dos fonoaudiólogos, estabelece aspectos daquilo que falta ou falha no sujeito. Tedesco (1997) propõe a avaliação da linguagem escrita a partir de dois eixos que seriam: a) desvios de forma (disortografia, disgrafia e alterações no ritmo da leitura); b) desvios no conteúdo da leitura e escrita (dificuldade de compreensão e de elaboração gráfica). As habilidades motoras, capacidade sensorial auditiva e visual, qualidade de leitura e escrita e qualidade da fala estariam dentro do eixo dos desvios de forma; enquanto a habilidade de representação e externalização do pensamento, a capacidade cognitiva e os campos de interesse da criança se enquadrariam nos desvios de conteúdo.

Desse modo, a avaliação está sustentada no domínio de aspectos cognitivos, motores e perceptuais. Como se vê, tais aspectos estão ligados à relação da escrita a um código de transcrição gráfica da linguagem oral, o que remete à relação de dependência entre oralidade/escrita.

Quanto às trocas atribuídas à escrita e que são relativas às trocas na oralidade, torna-se importante que o fonoaudiólogo não só reveja sua avaliação e diagnóstico, como principalmente atente para o modo como vê a relação entre essas duas modalidades de linguagem, para que possa quebrar a idéia de senso comum da relação estritamente causal entre as duas.

Em relação aos procedimentos terapêuticos utilizados com pacientes portadores de alterações na linguagem escrita, percebe-se também, nos discursos dos entrevistados, a relação de dependência estabelecida entre oralidade e escrita, quando os fonoaudiólogos afirmam que é necessário iniciar sempre pelos encaminhamentos necessários e pela estimulação da percepção auditiva, atenção e memória (visual e auditiva). Em seguida, dar ênfase às possíveis alterações de lateralidade e integração visoperceptivas. Caso o paciente apresente alterações de fala, trabalhar com o sistema sensório motor e produção articulatória. Outro item a estimular é a linguagem oral; ou seja, de modo geral, trabalhar todos os pré-requisitos para a leitura e escrita, antes de trabalhar com a linguagem escrita propriamente dita.

A visão que ainda permeia o fazer fonoaudiológico de alguns desses profissionais está assentada em teorias associacionistas de linguagem escrita, o que implica o fonoaudiólogo estabelecer uma relação de dependência entre linguagem oral e linguagem escrita. Esse fato leva-o a considerar o orgânico e as habilidades básicas, como foram observadas, como pré-requisitos na aquisição da escrita. As conseqüências desse modo de ver a escrita e os sintomas que nela aparecem se manifestam nos limites de sua atuação.

Quando a relação oralidade/escrita é representação da fala

Alguns fonoaudiólogos se filiam direta ou indiretamente à concepção cognitivista ou sociointeracionista, e que, portanto, de acordo com elas, visualizam a relação entre linguagem oral e escrita como representação uma da outra.

Percebe-se no discurso desses fonoaudiólogos uma visão da escrita distanciada daqueles que vêem a escrita como a aquisição de habilidades perceptivas (visual e auditiva), motora etc. A escrita ganha aqui uma outra conotação quando descarta esses pré-requisitos e coloca o sujeito numa outra posição que não aquela de sujeito passivo da aprendizagem.

Outros fonoaudiólogos, quando questionados sobre sua filiação teórica, apesar de não se posicionarem quanto à filiação, descrevem o processo de aquisição da linguagem escrita pela criança posicionando-se, desse modo, na concepção sociointeracionista. Para eles, a interação da criança com o outro leitor/escritor, sua exposição ao mundo da escrita, a sociedade letrada etc. permitem à criança se tornar leitor/escritor.

O papel do outro nessa visão difere, também, dos discursos dos fonoaudiólogos filiados às teorias tradicionais, cujo papel é supervalorizado e enfoca o terapeuta como o treinador de habilidades específicas.

Outro fator relevante, apontado pela maioria desses fonoaudiólogos para a construção do leitor/escritor, foi o contato com materiais escritos.

O termo letramento, usado por quase todos os fonoaudiólogos, está no processo inicial de alfabetização e envolve aspectos sociais e individuais que, segundo Tfouni (1988), na escrita da criança, pode apresentar características orais no discurso escrito, assim como pode haver traços da escrita no discurso oral.

Ainda a respeito do letramento, Lemos (1988, p. 11) dirá que "são os diferentes modos de participação da criança nas práticas discursivas orais em que essas atividades ganham sentido, que permitem construir uma relação com a escrita enquanto prática discursiva e enquanto objeto". O que a autora ressalta é que o papel da criança nessa prática não é o de espectadora. Os papéis, nesse caso, "são lugares a serem ocupados por um *destinatário* a quem se pode dar ou negar o direito de intervir na interação de que também é protagonista" (ibidem, p. 11).

Falar em letramento significa dizer, então, que o processo de aquisição da escrita acontece em contextos sociais. Se a leitura e a escrita acontecem em práticas sociais, essa modalidade de linguagem tem função social. Partindo dessa premissa, cabe concluir que o maior ou o menor grau de contato com materiais escritos revela o conhecimento das crianças sobre a função social da escrita.

O contexto social e o contato com materiais escritos são aspectos não referidos nos discursos dos fonoaudiólogos, que se filiam às teorias tradicionais. O ambiente enfocado nas tais teorias diz respeito àquele rico em estímulos.

Adotar ou não o conceito de "representação" foi também opção de poucos fonoaudiólogos. Uns se referem à linguagem escrita como não sendo representação da oral, e outros vêem a representação como a relação direta entre oralidade e escrita ou transcrição de unidades sonoras para unidades gráficas. Nesse processo, pode-se entender a oralidade servindo de apoio à escrita, proposta que tem respaldo nas teorias tradicionais.

O conceito de representação aqui definido encontra-se na literatura, além da teoria de Emília Ferreiro, como já foi discutido amplamente, também na de Vygotsky (1991), e, por estar assentado sobre a psicologia cognitiva, preconiza a construção de representação por parte da criança sobre as formas de linguagem escrita constituída, a qual define a escrita como representação da linguagem oral.

A concepção elaborada pela criança sobre os objetos presentes no meio e suas funções evolui de uma interpretação externa para uma interna, na teoria sociointeracionista. Na medida em que para Vygotsky a linguagem escrita é, inicialmente, um simbolismo de segunda ordem, porque tende a *representar os sons da fala*, é nesse sentido, também, secundária à linguagem oral.

As relações aqui estabelecidas entre linguagem oral e linguagem escrita são, portanto, de representação. Cabe aqui, também, uma ressalva ao discurso de alguns fonoaudiólogos que, embora vejam a escrita como "língua", "linguagem", "signos lingüísticos", ou como uma atividade que se dá na "interação com o outro", remetem a aquisição da escrita a um domínio de um código ou decifração/decodificação de símbolos gráficos.

Encontram-se na literatura, segundo Gusso (2003), referências que apontam a diferenciação entre uma concepção da escrita como apropriação de signos e outra entendida como aquisição de sinais. Diz a autora que essa segunda posição (aquisição de sinais) "está orientada por uma visão saussuriana de signo, a qual dicotomiza língua e fala, abstraindo o falante e centrando o olhar apenas no aspecto formal da linguagem, de modo que a aquisição de escrita esteja relacionada ao domínio de um código" (Gusso, 2003, p. 165).

Também Ferreiro & Teberosky (1985) criticam a escrita como a aquisição de um código. Na visão das autoras, na concepção da escrita como código de transcrição que converte unidades sonoras em gráficas privilegia-se a discriminação perceptiva das modalidades oral e escrita.

Quando questionada sobre a relação entre as alterações de linguagem oral e de linguagem escrita, pode-se perceber que a maioria dos fonoaudiólogos que adotam a teoria sociointeracionista estabelece uma relação entre as duas modalidades de linguagem, apontando os distúrbios de linguagem oral como causa dos de escrita.

Para a grande maioria desses fonoaudiólogos as alterações na linguagem escrita estariam diretamente relacionadas à oral (desvios fonético e fonológico ou no discurso narrativo, principalmente).

Considerar as alterações de linguagem oral responsáveis pelas de linguagem escrita vem confirmar mais uma vez a relação aí estabelecida entre as duas modalidades de linguagem como de dependência. O interessante é que esses fonoaudiólogos se dizem adeptos de outras teorias que não o behaviorismo, que vê relação de apoio ou dependência.

Essa relação de dependência também aparece em todos os discursos dos fonoaudiólogos adeptos das teorias associacionistas. O que é condizente com a concepção por eles adotada, por enfatizarem a relação direta entre oralidade e escrita, ou seja, transcrição do fonema para o grafema.

Considerando o que relata Vygotsky (1991) sobre a escrita como simbolismo de segunda ordem, que tem a mediação da fala e é uma forma de representação convencional, nada mais coerente dentro da abordagem sociointeracionista que a relação causal entre as alterações de linguagem oral e escrita no início desse processo.

Lacerda (1995), ao explicar esse processo postulado por Vygotsky, deixa clara a relação entre oralidade e escrita aí estabelecida. A autora se refere a essa relação como processo que pode, ao ser internalizado, interferir numa ou noutra aquisição de linguagem; ou seja, segundo a autora, os conhecimentos e aprendizagens, ao serem incorporados, geram variadas transformações internas. Assim, o que se aprende pela oralidade pode "interferir sobre conhecimentos construídos pela escrita e vice-versa" (ibidem, p. 68-9).

Berberian *et al.* (2003), contrapondo-se a essa afirmação, referem que estudos visando compreender as relações realizadas pelos sujeitos entre oralidade e escrita vêm demonstrando a distinção existente entre essas duas modalidades de linguagem, além da compreensão exigida no domínio de suas especificidades.

Com relação às alterações na aquisição da linguagem e no discurso narrativo, apontado por alguns fonoaudiólogos, Zorzi (1995) afirma que os diferentes níveis de uso e organização da linguagem estão relacionados aos processos cognitivos, e que limitações nesse campo levam a falhas no desenvolvimento da linguagem oral. Essas falhas podem atingir o domínio articulatório e a elaboração de narrativas orais que, no dizer do autor, dificultarão o desenrolar da aprendizagem.

Para Leite (2000), há certos casos de encaminhamentos para a clínica fonoaudiológica, de sujeitos portadores de distúrbios de leitura e escrita, que são considerados equívocos. Segundo a autora, são crianças com problemas de "trocas de natureza auditiva", supondo-se, assim, problemas na discriminação auditiva. O que Leite (2000, p. 26-7) ressalta é que o problema não está na relação da criança com a escrita, mas de um problema outro, anterior, "que remete à relação da criança com a fala". Para a escrita ter o estatuto de linguagem, torna-se incoerente atribuir os erros de linguagem escrita aos de linguagem oral, pois tal compreensão leva a supor que a escrita nada mais é do que uma transcrição ou representação da oralidade.

Um outro ponto questionado diz respeito à priorização de uma ou outra modalidade de linguagem na terapia fonoaudiológica, quando há alterações em ambas. Para alguns fonoaudiólogos, a linguagem oral deve ser trabalhada anteriormente à escrita, o que pressupõe que um bom desenvolvimento da linguagem oral garante o bom desenvolvimento da escrita.

Segundo Berberian *et al.* (2003), a demanda para o atendimento fonoaudiológico de crianças com problemas articulatórios se encontra na escola, pelo fato de educadores considerarem a pronúncia como pré-requisito para a alfabetização. O fonoaudiólogo, por sua vez, acaba por legitimar tal crença quando acolhe tal demanda.

Quanto à entrevista inicial ou anamnese, convém ressaltar que, embora alguns fonoaudiólogos não tenham se referido a ela como um procedimento inicial na avaliação, não se pode afirmar que essa não seja uma prática adotada por todos. É necessário, porém, destacar a importância da investigação da história/relação desse sujeito com a escrita.

Para muitos dos entrevistados, a avaliação da escrita pressupõe produções espontâneas e atividades contextualizadas. Para outros, a relação da criança com a escrita e as aquisições que está em vias de realizar são fatores a serem analisados. Esses fatores a serem analisados referem-se à Zona do Desenvolvimento Proximal defendido por Vygotsky.

Referindo-se aos problemas na produção de texto, Berberian *et al.* (2003) alertam para a importância de se buscar na escola a razão para a dificuldade da criança, que muitas vezes está na censura e no controle exercido pelo ensino. A relação da criança com a linguagem, certamente, é um fator importante na avaliação da escrita, pois o contato com o material escrito, as práticas exercidas pelo outro e pela criança é que tornam a escrita significante para o sujeito.

Esse é um ponto que também diferiu dos fonoaudiólogos que adotam teorias mais tradicionais, muito embora aqueles procedimentos de avaliação estivessem condizentes com o modo daqueles fonoaudiólogos conceberem a escrita; ou seja, a avaliação pautada pela investigação de habilidades consideradas prévias para a aquisição da escrita, não se importando com a relação do sujeito com a linguagem.

No que diz respeito ao processo terapêutico de linguagem escrita, os fonoaudiólogos colocam a função social da escrita como uma proposta a ser priorizada em terapia. Esse aspecto é bem explorado na teoria sociointeracionista que entende a aquisição e o desenvolvimento dessa linguagem com base na atividade das funções psicológicas superiores, e que só são possíveis pela interação do sujeito com o meio e sua cultura.

O diálogo é considerado aspecto necessário nesse processo, pois, de acordo com a teoria sociointeracionista, o desenvolvimento e a aprendizagem resultam da interação por meio da apreensão e internalização da linguagem. Fator também omitido nas teorias tradicionais e pouco enfatizado nos discursos dos fonoaudiólogos que as adotam.

O papel de mediação, fator enfocado nos discursos, coloca o outro, por ela responsável, como aquele que oferece ambiente e material estimulador para a criança, que a questiona sobre suas produções, que constrói junto à criança essa aprendizagem. A idéia de co-construção enfatizada na teoria sociointeracionista atribui ao outro o papel de dar sentidos aos *gestos/movimentos* da criança na linguagem. Esses seriam posteriormente incorporados pela criança. Embora veja o social desempenhando um lugar importante na aquisição da escrita pela criança, esse Outro para Vygotsky, como já discutido, não se movimenta, o que quer dizer que as transformações ocorrem apenas na criança em relação à escrita, apesar de diferenciar-se e muito do Outro descrito pelos fonoaudiólogos analisados, que o vêem como treinador de habilidades visomotoras e auditivas na criança, como no caso das teorias tradicionais.

Baseada nos estudos de Ferreiro & Teberosky, Mayrink-Sabinson (1998) afirma que cabe ao adulto letrado o papel de informante sobre a escrita, atribuindo à criança a construção da escrita a partir da sua interação com o objeto do conhecimento (escrita). Nesse caso, desconsidera-se a interação com um outro-interlocutor.

Alguns fonoaudiólogos vêem a escrita como representação da oralidade, baseados na teoria cognitivista, e relacionam os distúrbios de escrita à oralidade, atribuindo a essa última as causas das dificuldades na escrita.

Leite (2000, p. 73), ao fazer uma análise sobre as trocas realizadas pelas crianças – trocas que aparecem na oralidade e na escrita, ou aparecem na oralidade e estão ausentes na escrita, ou ainda aquelas que só se apresentam na escrita –, conclui que esses três acontecimentos clínicos levantam questões "sobre a oralidade e a escrita e sobre a relação de um sujeito com a escrita e com a oralidade". Para a autora, essa relação:

> mostra a não transparência da relação entre oralidade e escrita e da não coincidência de um sujeito consigo mesmo (um sujeito que não é o mesmo na fala e na escrita) e quando há "transparência" entre oralidade e escrita, há sintoma, diferente do que supõem aqueles que apostam na "normalidade" dessa transparência. (Leite, 2000, p. 73)

Nessa visão, o enfoque para o atendimento fonoaudiológico está na linguagem oral, quando as alterações aparecerem em ambas as modalidades de linguagem.

Cabe aqui destacar que Zorzi (1995) considera a linguagem escrita mais complexa que a oral e que, portanto, sendo a primeira representação da segunda, há que falar bem para se construir uma linguagem mais complexa como a escrita. Diz o autor que só haverá problemas de escrita caso haja alterações no uso da linguagem oral, porém é comum observar que, quando a conceitualização da linguagem está alterada, há alterações também na escrita.

Com esse discurso do autor retorna-se à tendência tradicional, dentro da fonoaudiologia, de que para escrever bem é preciso falar bem. Dessa perspectiva, para Zorzi, a escrita vem como representação da linguagem oral, não entendida como esquema operatório, como quer Ferreiro num primeiro momento, mas como uma linguagem que depende da linguagem oral, ou seja, uma precedendo a outra.

Contrapondo-se a esse pensamento, retomam-se aqui as idéias de Marcuschi (2001) e de Fávero *et al.* (2002), sobre as relações entre as duas modalidades de linguagem. Para ambos acontece o funcionamento da língua tanto numa como na outra modalidade, e as diferenças ou integrações entre as duas se dão num *continuum* e não em oposição. Nessa perspectiva, para Fávero *et al.* (2002, p. 13), "o ensino da oralidade não pode ser visto isoladamente, isto é, sem relação com a escrita, pois elas mantêm entre si relações mútuas e intercambiáveis". Decorrente dessa afirmação, pode-se também afirmar que uma modalidade de linguagem não é precedente à outra, tampouco uma alteração em uma implica necessariamente ou "via de regra" alteração da outra, o que não justifica, portanto, priorizar na clínica o trabalho com uma modalidade de linguagem.

Observou-se também que o fonoaudiólogo que adota como concepção de linguagem o cognitivismo numa vertente neuropsicológica (enfatizando a consciência fonológica na aquisição e avaliação da escrita), estabelece também em seus procedimentos terapêuticos práticas reveladoras dessa concepção, mantendo assim coerência entre sua maneira de pensar a linguagem escrita e a concepção que aponta para a relação causal entre oralidade e escrita.

Segundo Caetano *et al.* (1998), a partir da identificação das inabilidades fonológicas, torna-se imprescindível a
adequação para que a criança correlacione os aspectos da fala
com o código escrito, desenvolvendo adequadamente as bases para a leitura e a escrita.

Sobre essa questão, Ramos (2003) chama a atenção
para os cuidados que se deve ter sobre alguns estudos que enfatizam a relação entre o processamento auditivo com distúrbios de aprendizagem. Segundo a autora, torna-se necessário refletir sobre a validade de submeter crianças a testagens
exaustivas sem uma abordagem teórica de base. Tal preocupação justifica-se pelo risco que o profissional corre de rotu-
lá-las (as crianças) como portadoras de desordens no processamento auditivo central.

Capovilla & Capovilla (2002), em procedimentos de
tratamento realizados com crianças de pré-escola à 2ª série
de uma escola particular no Estado de São Paulo, após os resultados obtidos, ressaltam a importância do tratamento da
consciência fonológica, assegurando que essa é capaz de exercer melhoras em habilidades essenciais para a alfabetização.

Embora tenham ocorrido mudanças significativas na
clínica fonoaudiológica, ainda prevalece, na linguagem, o estatuto de representação. Isso se deve, como foi visto anteriormente, ao fato de a aquisição da linguagem ser vista
como "mapeamento de conteúdos internos na materialidade
externa (escrita)", no dizer de Leite (2000).

Não se podem, contudo, desconsiderar os aspectos comuns às idéias de Vygotsky e de Emília Ferreiro, a saber: a
concepção da escrita como sistema de representação e a aquisição dessa linguagem como um domínio progressivo desse

sistema, que tem início para ambos os autores antes de a criança ingressar na escola. Essas são formas de pensar a linguagem escrita, com diferenças e semelhanças do ponto de vista teórico (que aqui aparecem como sociointeracionista e cognitivista), no que se refere à interface entre oralidade e escrita; como se pode constatar pela literatura já referida, linguagem oral e linguagem escrita são veículos de representações.

De acordo com Mota (1995), nessas concepções a aquisição da escrita tem como objeto as relações entre oralidade e escrita, ou seja, não está em jogo a língua. A escrita mantém o estatuto de representação, portanto um papel secundário à linguagem oral. A concepção de escrita por essa perspectiva afasta aquela tradicional de transcrição da fala. Não foge, entretanto, àquela de representação, como já foi discutido, por considerar a aquisição da escrita como uma evolução que vai desde a representação da fala inicialmente, libertando-se desta posteriormente, para representar o mundo.

Oralidade e escrita face a face: a relação de interdependência

Embora essa categoria esteja representada por dois pressupostos interacionistas dos fonoaudiólogos questionados nesta pesquisa, alguns se posicionaram dentro da concepção interacionista proposta por Cláudia de Lemos. Falar na relação oralidade/escrita implica, no interacionismo de Cláudia de Lemos, acrescentar um "terceiro" nessa classificação binária – a *língua* ou o *funcionamento da língua* – que aparece nos discursos desses fonoaudiólogos.

Quando esses fonoaudiólogos abordam o sujeito capturado pelo *funcionamento lingüístico discursivo*, segundo a proposta de Lemos, ganham aqui as escritas iniciais da criança, o estatuto de escrita, pois revelam o *funcionamento da língua*, constituído pela via das operações metafóricas e metonímicas. Como indica essa nova visão de linguagem, os efeitos da linguagem do Outro sobre as escritas iniciais ou sobre os textos escritos da criança são da ordem da interpretação, ou seja, não ensinam a escrita, mas colocam o sujeito dentro da língua.

Essa proposta interacionista sugerida por Lemos implica a língua na fala, como aquilo que movimenta a fala de um sujeito (na fala está o falante). Se a língua é regida por uma lógica própria, é indiferente a línguas particulares e ao falante; opera-se sobre outras modalidades de linguagem e a escrita aí se insere, como foi interpretado por Mota (1995). No processo de aquisição da escrita, a língua está no Outro, já capturado, submetido às leis, à ordem desse funcionamento (da língua). As mudanças, ocorrências que se dão na escrita da criança, são transformações conseqüentes à captura da criança como organismo, por esse funcionamento. Daí afirmar-se nessa teoria que a criança não se apropria da linguagem escrita, mas é submetida a ela.

Sobre a relação oralidade/escrita na visão interacionista de Cláudia de Lemos, Leite (2000) questiona a relação oralidade/escrita ao fazer um levantamento teórico sobre o que é sintomático nos distúrbios de linguagem oral e escrita, além de uma análise de trocas verificadas na fala e escrita de crianças. Nos casos analisados pela autora, o sintoma ora aparecia nas duas modalidades de linguagem ora numa ou noutra, o que a levou a concluir que esses acontecimentos clínicos "levantam questões sobre a linguagem, sobre oralidade e escrita e sobre a relação de um sujeito com a escrita e com a oralidade" (ibidem, p. 73).

Lemos (1998) dirá que nessa relação não há transparência entre oralidade e escrita, nem coincidência de um sujeito consigo mesmo. Adverte, ainda, que esse sujeito não é o mesmo na fala e na escrita. Para a autora, se há transparência entre oralidade e escrita é porque há sintoma.

Como se viu em Lemos, sobre a não-transparência da relação entre oralidade e escrita e a não-coincidência de um sujeito consigo mesmo, pressupõe-se, de acordo com a autora, que no interacionismo a relação entre as alterações de linguagem oral e de escrita não existam. As alterações tanto podem estar na fala como na escrita ao mesmo tempo, como podem estar em uma ou em outra modalidade separadamente. Seria então, baseado na teoria do interacionismo de Cláudia de Lemos, *linguagem oral e linguagem escrita modalidades diferentes de estar na língua.*

Leite (2000, p. 74) acrescenta ainda que as trocas que dizem respeito à fala e à escrita, pela sua heterogeneidade, implicam a importância do diagnóstico fonoaudiológico. De acordo com a autora, o caminho é "indagar sobre a relação sujeito-linguagem, que envolve a fala e a escrita e, também, aquilo que torna essa relação complexa – a *língua*" (grifo da autora).

O terapeuta/Outro, nesse processo, coloca-se como intérprete da escrita da criança. Olhar/escutar essa escrita é parte importante no processo terapêutico, considerando-se que o texto, as palavras, pseudopalavras etc. são fragmentos do texto lido/escrito/falado do Outro.

Assim, propiciar, por meio do lúdico, o contato da criança com o material gráfico e inseri-la no funcionamento lingüístico discursivo, considerando a importância do Outro nesse ato interpretativo, é o que, segundo Lemos (1988,

p. 13), "transforma em ato de fala diretivo do ato de escrever tanto do Outro quanto de si própria. Ou em ato que orienta sua própria atividade de buscar correspondências entre esse modo particular de falar – falar algo para ser escrito – e o produto do ato de escrever".

Por fim, os fonoaudiólogos se posicionam quanto à prioridade no atendimento quando as duas modalidades de linguagem estão com alterações. Todos os fonoaudiólogos que adotam a visão interacionista são da opinião de que ambas as modalidades de linguagem devem ser tratadas ao mesmo tempo, demonstrando coerência com a concepção de linguagem adotada.

As *representações sobre o possível da língua* que aparecem nas escritas iniciais das crianças revelam a presença de um sujeito, que nessa relação entre o oral e o escrito representa simbolicamente não uma ou outra modalidade de linguagem, mas o Outro, no dizer de Faria (1997, p. 110).

A visão de interação sob essa nova perspectiva aborda, de forma breve, os pontos essenciais dos trabalhos dessas autoras, mas sem a intenção de expô-los a uma interpretação reducionista. Entende-se que essas novas elaborações teóricas dentro da fonoaudiologia merecem maior reflexão e aprofundamento. No entanto, embora limitadas, permitem que se possa realizar uma retomada sobre a relação oralidade-escrita nos procedimentos fonoaudiológicos do ponto de vista das teorias tradicionais. Assim, parece que essa nova abordagem desfaz a visão de dependência entre linguagem oral e escrita e, mais especificamente, a relação grafofônica entre as duas modalidades. Desse modo, os diversos caminhos percorridos pela fonoaudiologia na sua prática clínica podem ser visualizados e também se pode apontar que, a partir da concepção adotada pelo fonoaudiólogo, que traz implícita a relação oralidade e escrita, uma nova dimensão de avaliação e terapia poderá ser construída no contexto da clínica fonoaudiológica de linguagem escrita. Ponto de partida para a aproximação da prática com o científico.

Considerações finais

A partir da relação oralidade/escrita, orientação que norteou este trabalho, pode-se constatar que basicamente dois tipos de relação aparecem nos discursos dos fonoaudiólogos, no que se refere às duas modalidades de linguagem: uma primeira que considera a escrita como transcrição da oralidade ou, ainda, como representação da oralidade, e uma segunda que atribui às duas uma atividade de interação.

Dentre os fonoaudiólogos questionados nesta pesquisa, a representatividade maior, tanto do ponto de vista teórico quanto prático, esteve nas abordagens cognitivista e sociointeracionista, apontando para a relação estabelecida entre linguagem oral e linguagem escrita, como uma relação de representação. A relação entre oralidade/escrita, na concepção interacionista, adotada por alguns fonoaudiólogos, abandona a realidade biunívoca para introduzir um terceiro elemento, a língua em seu funcionamento. O que permeia a relação entre oralidade e escrita é a língua.

Pode-se observar que a escassez de reflexões na literatura sobre a atuação do fonoaudiólogo com a linguagem escrita tem levado esse profissional a adotar em sua prática procedimentos tradicionais, que acabam por se assemelhar com as práticas utilizadas nas escolas, e tão combatidas na atualidade. Exemplo disso se refere à alfabetização nos modelos tradicionais que propõe "a transcrição do código oral para o escrito", e que, como se observou, ainda faz parte da prática fonoaudiológica com a linguagem escrita para alguns fonoaudiólogos. Amparada na medicina das causas, pode-se identificar uma fonoaudiologia preocupada com os sintomas e comprometida com a correção dos erros a partir de um olhar reducionista sobre a linguagem.

Observou-se também que as teorias adotadas pelos fonoaudiólogos não coadunam muitas vezes com os seus procedimentos clínicos relatados, o que leva a considerar que as teorias das quais o fonoaudiólogo dispõe são de aquisição/desenvolvimento de linguagem, não são teorias da clínica. O fazer na clínica deve responder, para além das questões lingüísticas (sem desconsiderá-las, é claro), às questões de: sujeito, linguagem, sintoma, relação terapeuta/paciente, diagnóstico, tratamento etc., para não incorrer no erro de realizar na clínica um trabalho técnico e reducionista, afastando o fonoaudiólogo do seu compromisso com o sintoma na linguagem; ou seja, realizando um trabalho do ponto de vista de quem tem um saber que deve ser ensinado àquele paciente que tem falta ou falha. Desse modo, o sintoma que nela comparece não diferencia o fazer fonoaudiológico de outras áreas; principalmente, não o diferencia do fazer da escola.

Este trabalho permitiu verificar que a partir da concepção adotada pelo fonoaudiólogo, da relação estabelecida entre oralidade e escrita, é que a escrita adquire ou perde o estatuto de dependência ou representação da linguagem oral. E é a partir daí, também, que a escrita adquire o estatuto de linguagem.

Há diferentes teorias e diferentes pontos de vista sobre a escrita, a partir dos quais se constroem diferentes saberes. O que falta para o fonoaudiólogo na clínica da linguagem escrita é conhecer mais profundamente as teorias e as relações entre uma e outra modalidade de linguagem, visto que, como já foi referido, a discussão sobre as teorias de linguagem se entrecruza no processo de aquisição oral ou escrito, para poder, a partir daí, refletir, questionar o que importa à clínica fonoaudiológica.

Muitas questões se entrecruzam e várias inquietações se afloram. Resta acrescentar que os questionamentos não se esgotam aqui, mas espera-se que este trabalho possa ser um compartilhar de múltiplas inquietações e, ao mesmo tempo, possa explicitar a necessidade de a fonoaudiologia sustentar um construto teórico que se origine da reflexão sobre essas questões, para poder remetê-lo à clínica da linguagem. Concepções a respeito da linguagem na clínica, principalmente da escrita, necessitam ser desconstruídas inicialmente, para depois serem (re)construídas, o que certamente demandará, por parte da fonoaudiologia, sensibilidade, empenho e reflexão.

Referências bibliográficas

ABAURRE, M. B. *et al. Cenas de aquisição da escrita*: o sujeito e o trabalho com o texto. Campinas: Mercado de Letras; Associação de Leitura do Brasil – ALB, 1997.

ALVAREZ, A. M. M. A. A abordagem neuropsicológica na prevenção e terapia dos distúrbios de aprendizagem. Livro do 6º Simpósio Nacional sobre Distúrbios de Aprendizagem: Encontro Paulista de Fonoaudiologia, Psicopedagogia e Psicologia. São Paulo, 3 a 6 de julho de 2002.

ALVAREZ, R. M. A.; CARVALHO, I. A. M. de. Aquisição da linguagem escrita: aspectos da consciência fonológica. *Revista Fono Atual*, São Paulo, ano 3, n. 11, 1º trim./2000.

ARANTES, L. O fonoaudiólogo, este aprendiz de feiticeiro. In: LIER-DE-VITTO, M. F. (org.). *Fonoaudiologia: no sentido da linguagem*. São Paulo: Cortez, 1997.

BERBERIAN, A. P. *Linguagem e cultura*: a construção da norma culta no Brasil, 1920-1940. São Paulo, 1999. Tese (Doutorado em História) – Pontifícia Universidade Católica.

BERBERIAN, A. P. *et al*. (orgs.). *Linguagem escrita*: referenciais para a clínica fonoaudiológica. São Paulo: Plexus, 2003.

CAETANO, A. L. *et al*. *Perfil das habilidades fonológicas*. Manual. São Paulo: Via Lettero, 1998.

CALIL, E. Autoria como movimento de escuta. In: CABRAL. L. G.; GORSKI, E. (orgs.). *Lingüística e ensino*: reflexões para a prática pedagógica da língua materna. Florianópolis: Insular, 1998.

CAPOVILLA, A. G. S.; CAPOVILLA, F. C. Intervenção em dificuldades de leitura e escrita com tratamento de consciência fonológica. In: SANTOS, M. T. M. dos; NAVAS, A. L. G. P. *Distúrbios de leitura e escrita*: teoria e prática. São Paulo: Manole, 2002.

CHOMSKY, N. *Reflexões sobre a linguagem*. Trad. Carlos Vogt *et al*. São Paulo: Cultrix, 1980.

CORDEIRO, D. T. *Aquisição de linguagem*: um olhar para os dados. jul./1999. (Mimeogr.)

DAUDEN, A. T. B. de C.; MORI-DE ANGELIS, C. C. Linguagem escrita: quando se escreve, como fazê-lo e para quê? – Reflexões sobre a prática fonoaudiológica. In: JUNQUEIRA, P.; DAUDEN, A. T. B. de C. *Aspectos atuais em terapia fonoaudiológica*. São Paulo: Pancast, 1997.

FARIA, N. R. B. *Nas letras das canções a relação oralidade-escrita*. Maceió: Edufal; Recife: EDUFPE, 1997.

FÁVERO, L. L. *et al*. *Oralidade e escrita*: perspectivas para o ensino da língua materna. São Paulo: Cortez, 2002.

FERREIRO, E.; PALACIO, M. G. *Os processos de leitura e escrita*: novas perspectivas. Porto Alegre: Artes Médicas, 1998.

FERREIRO, E.; TEBEROSKY, A. *Los sistemas de escritura en el desarrollo del niño*. Cidade do México: Siglo XXI, 1979. (ed. brasileira: *A psicogênese da língua escrita*. Porto Alegre: Artes Médicas, 1985.)

FREIRE, R. M. A metáfora da dislexia. In: LOPES FILHO, O. *Tratado de fonoaudiologia*. São Paulo: Roca, 1997.

GUSSO, A. M. Clareando os horizontes: o percurso do aprendiz da escrita. In: BERBERIAN, A. P.; MASSI, G. A. de A.; GUARINELLO, A. C. (orgs.). *Linguagem escrita*: referenciais para a clínica fonoaudiológica. São Paulo: Plexus, 2003.

LACERDA, C. B. F. de. *Inter-relação entre oralidade, desenho e escrita*: o processo de construção do conhecimento. São Paulo: Robe/Cabral, 1995.

LEITE, L. *Sobre o efeito sintomático e as produções escritas da criança*. São Paulo, 2000. Dissertação (Mestrado em Lingüística Aplicada e Estudos da Linguagem) – Pontifícia Universidade Católica.

LEMOS, C. T. C. de. Processos metafóricos e metonímicos: seu estatuto descritivo e explicativo na aquisição da língua materna. *Substratum*, v. 1, p. 1-18, 1992.

_____. Sobre a aquisição da escrita: algumas questões. In: ROJO, R. H. (org.). *Alfabetização e letramento*: perspectivas lingüísticas. Campinas: Mercado de Letras, 1998.

_____. Prefácio. In: KATO, M. A. *A concepção da escrita pela criança*. Campinas: Pontes, 1988.

LIER-DE-VITTO, M. F. (org.). *Fonoaudiologia: no sentido da linguagem*. São Paulo: Cortez, 1997.

MARCUSCHI, L. A. *Da fala para a escrita*: atividades de retextualização. São Paulo: Cortez, 2001.

MAYRINK-SABINSON, M. L. T. Um evento singular. In: ABAURRE, M. B.; FIAD, R. S.; MAYRINK-SABINSON, M. L. T. *Cenas de aquisição da escrita*: o sujeito e o trabalho com o texto. Campinas: Mercado de Letras; Associação de Leitura do Brasil – ALB, 1997a.

_____. O papel do interlocutor. In: ABAURRE, M. B.; FIAD, R. S.; MAYRINK-SABINSON, M. L. T. *Cenas de aquisição da escrita*: o sujeito e o trabalho com o texto. Campinas: Mercado de Letras; Associação de Leitura do Brasil – ALB, 1997b.

_____. Reflexões sobre o processo de aquisição da escrita. In: ROJO, R. H. (org.). *Alfabetização e letramento*: perspectivas lingüísticas. Campinas: Mercado de Letras, 1998.

MOTA, S. B. V. da. *O quebra-cabeça da escrita*: a instância da letra na aquisição da escrita. São Paulo, 1995. Tese (Doutorado) – Pontifícia Universidade Católica.

_____. Escrita e oralidade: na banda de Möebius. *Letras de Hoje*, Porto Alegre, v. 33, n. 2, p. 29-34, junho de 1998.

RAMOS, A. P. F. A interface entre oralidade e escrita: reflexões fonoaudiológicas. In: BERBERIAN, A. P.; MASSI, G. A.; GUARINELLO, A. C. (orgs.). *Linguagem escrita*: referenciais para a clínica fonoaudiológica. São Paulo: Plexus, 2003.

SKINNER, B. F. *O comportamento verbal*. São Paulo: Cultrix, 1957.

SMOLKA, A. L. B. *A criança na fase inicial da escrita*: a alfabetização como processo discursivo. Campinas; São Paulo: Cortez, 1993.

SMOLKA, A. L. B.; GÓES, M. C. R. de. Introdução. In: _____. *A linguagem e o outro no espaço escolar*: Vygotsky e a construção do conhecimento. Campinas: Papirus, 1995.

TEDESCO, M. R. M. Diagnóstico e terapia dos distúrbios do aprendizado da leitura e escrita. In: LOPES FILHO, O. de C. (org.). *Tratado de fonoaudiologia*. São Paulo: Roca, 1997.

TFOUNI, L. V. *Adultos não alfabetizados*: o avesso do avesso. Campinas: Pontes, 1988.

VYGOTSKY, L. S. *A formação social da mente*: o desenvolvimento dos processos psicológicos superiores. São Paulo: Martins Fontes, 1991.

ZORZI, J. L. Linguagem e aprendizagem. In: MARCHESAN, I. Q. *Tópicos em fonoaudiologia*. São Paulo: Lovise, 1995.

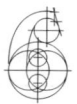

Afasia, práticas de letramento e implicações terapêuticas

Ana Paula Santana
Heloísa de Oliveira Macedo

Introdução

O estudo das afasias evidencia que a capacidade para ler e escrever não desaparece após a lesão cerebral, mas fica alterada. Com isso, os afásicos são constantemente obrigados a deparar com o pré-conceito que a sociedade, e eles mesmos, por conta da nossa cultura, apresentam. O objetivo deste nosso texto é compartilhar as reflexões em torno dessas questões, que têm sido nosso objeto de estudo há algum tempo (Macedo & Santana, 2001 e 2002; Santana, 2002; Santana & Macedo, 2004; Macedo, 2005). Acreditamos que seja importante levar em conta que as práticas de letramento, nas quais um sujeito está imerso desde muito cedo, são fundamentais na possibilidade de retomada de sua condição como sujeito de linguagem escrita, apesar do episódio neurológico. Isso implica, necessariamente, que sejam feitas considerações acerca das práticas terapêuticas fonoaudiológicas nas afasias.

Nesse sentido, algumas outras questões se colocam: o que significa a escrita na nossa cultura? O que implica deixar de escrever e de ler para os sujeitos afásicos? Para respondermos a essas questões, consideramos que a relevância da escrita está diretamente relacionada com os aspectos culturais de cada sociedade e com o conceito de letramento que disso decorre.

A discussão sobre letramento envolve também uma discussão sobre seus mitos. O mito do letramento é considerado um conjunto de crenças e representações de natureza ideológico-cultural inerentes ao processo de letramento do tipo valorizado na escola e reproduzido pelas instituições de prestígio na sociedade burocrática, incluindo igrejas e sindicatos. Tais mitos são a representação das seguintes crenças: a aquisição da escrita implica a aquisição de habilidades cognitivas de ordem superior; aquele que não sabe ler nem escrever (analfabeto) é tratado como inferior; estudar (ler e escrever bem) está relacionado ao sucesso na esfera pública; saber escrever implica saber falar direito.

Considerando que o domínio da escrita está historicamente relacionado ao poder cultural, letramento, neste trabalho, refere-se às práticas cotidianas com linguagem escrita que envolvem todo tipo de material em que essa modalidade de linguagem aparece, de tal modo que o sujeito social imerso em prática sociais se vê envolvido pelas mesmas e "contamina-se" por elas.

Fairclough (2001, p. 252) afirma que a relação entre fala e escrita é posta em uma posição na qual se discute o domínio da linguagem em relação ao poder social. Nas palavras do autor:

a separação entre fala e escrita não é mais o senso comum que aparenta ser, em qualquer direção [...] As mudanças da fala para a escrita podem ter tido seu apogeu; os valores culturais contemporâneos atribuem alto valor à informalidade, e a mudança predominante está ligada a formas que lembram a fala na escrita.

Para Macedo (2005, p. 48),

ao relacionarmos as condições apontadas acima à situação dos afásicos, que têm sempre sua condição social modificada juntamente com todas as outras mudanças provocadas pelas alterações decorrentes do quadro neurológico que afetam especialmente sua linguagem, entendemos que o posicionamento social, de poder, modifica-se; as relações sociais são outras. As relações de poder determinadas pela escrita nos levam aos textos sobre letramento.

Nesse contexto é que achamos importante retomar a mudança do conceito de alfabetização para o de letramento, o que permite que a escrita possa ser, então, entendida como um processo, como um efeito da sociedade, resultado de novas normas estabelecidas socialmente. A compreensão do que é considerado escrita também é socialmente dada (livros, revistas, jornais, documentos oficiais), daí a importância de se discutir processos de letramento e não de alfabetização. Estamos entendendo letramento, segundo Marcuschi (2003, p. 21), como um "processo de aprendizagem social e histórica da leitura e da escrita em contextos informais e para usos utilitários, por isso é um conjunto de práticas, ou seja, letramento". O uso do termo letramento implica considerar justamente características de cunho social. Há, então, todo um conjunto de elementos que configuram a escrita, que vai desde desenhos simples até placas indicando os quilômetros em uma rodovia, e que não têm o mesmo valor para a maioria dos leitores e escritores.

Na alfabetização há autores que conceituam essas práticas de leitura e escrita referindo-se a graus de alfabetismo funcional. Ou seja, o indivíduo pode ser alfabetizado, mas pode ter um analfabetismo funcional quando não consegue utilizar práticas de leitura e de escrita socialmente. Nesse contexto, o grau de alfabetização não está diretamente relacionado às práticas de leitura e escrita. Ribeiro (1999) apresenta em seu trabalho uma pesquisa com jovens e adultos sobre alfabetismo, e aponta que na maioria dos casos o grau de instrução não está relacionado com o uso da escrita. Ela comenta em sua pesquisa, por exemplo, sobre um taxista que tinha muita prática de leitura e um baixo grau de escolaridade. Esse taxista afirmava que precisava ler muito para poder ter o que conversar com seus clientes. Havia também professores de escola primária que não tinham essa prática habitual. Os estudos do letramento vêm, em um âmbito mais social, justamente sistematizar essa realidade.

Essas questões são importantes para nossa discussão nas afasias. Os afásicos, ao perderem algumas possibilidades de práticas com a linguagem, vêem-se isolados, sentem-se marginalizados na nossa sociedade. Eles são constantemente obrigados a deparar com o pré-conceito que a sociedade lhes impõe. Pré-conceito esse que se mostra também nos próprios sujeitos, quando afirmam que não sabem mais ler, quando lêem com dificuldade.

A escrita sempre foi um instrumento de discriminação, o que nas afasias é ainda mais visível. Isso ocorre porque os sujeitos vivem num mundo letrado que "impõe", de certa forma, o saber ler e escrever para todos. O sujeito afásico tem sua capacidade para ler e para escrever alterada, sendo assim, ele "participa" da discriminação de que fazem parte os analfabetos. Uma vez que a nossa sociedade valoriza os atos de escrita e de leitura, os afásicos, que não fogem à regra, se posicionam, muitas vezes, como os analfabetos diante do "poder" que o código escrito representa. Afinal, eles não conseguem ler e escrever da mesma forma que um sujeito alfabetizado "normal" (como eles mesmos antes da afasia), não seguem os "padrões" exigidos pela sociedade e, portanto, são discriminados. Nesse contexto, existe uma "doença" que impossibilita a leitura e a escrita, uma doença que reflete a incapacidade de o sujeito tornar-se um leitor e um escritor (Santana, 2002).

A partir do que expusemos até aqui, como forma de introduzir a questão mais específica da relação entre afasia e letramento, e como essa dimensão pode modificar o que se pensa sobre a prática terapêutica fonoaudiológica com afásicos, entendemos que compreender o que seja letramento, caracterizando as diferentes práticas vividas pelos diferentes sujeitos afásicos parece determinar as condições de linguagem e os "poderes" que cada um dos sujeitos envolvidos no processo terapêutico (afásico e fonoaudiólogo) exerce socialmente.

As questões do poder social e as questões culturais implicadas nas relações de linguagem não são mais diferentes para esses sujeitos do que o são para outros sujeitos quaisquer. Como já dissemos, há um pré-conceito de que, por ser afásico,[1] deve ser re-alfabetizado. Queremos mostrar que isso não existe – afirmar isso seria negar a existência do sujeito –, como se ele nascesse apenas no momento em que tem um AVC (Acidente Vascular Cerebral), um TC (traumatismo cerebral) ou uma lesão provocada por algum outro fator (neoplasia – tumor, por exemplo).

Nessa perspectiva, que toma como base as teorias da enunciação e as do discurso, referimo-nos a autores, entre outros, como Bakhtin (1981, 2000) e Schneuwly, *et al.* (2004). Abaurre *et al.* (1997, 2003), Chacon (1998), além de Rojo (2001), Signorini (2001) e Corrêa (2001, 2004), que nos ajudam na compreensão das relações entre oralidade e letramento. Tais autores, entre outros, estão na base da argumentação que apresentamos nos itens subseqüentes, nos quais analisamos episódios de sujeitos que são afásicos por seqüela de AVC. Por tratarmos de sujeitos cérebro-lesados, analisamos seus dados do ponto de vista dos estudos neurolingüísticos numa perspectiva enunciativo-discursiva, como defendem Morato (1995a, 1995b, 1996a, 1996b, 1999, 2000, 2003), Novaes-Pinto (1997) e Coudry (1996).

Algumas considerações teóricas

Ao apostarmos na determinação do letramento como fundamental para o delineamento da prática terapêutica com a escrita, consideramos que linguagem oral e linguagem es-

---

1. Sobre esse assunto do preconceito lingüístico nas afasias, remetemos os leitores a Morato (2000).

crita encontram-se, como afirma Macedo (2005), em uma relação dialética em que não se vêem rupturas, mas um movimento de entrecruzamentos constantes, e daí serem importantes para nossa prática os conhecimentos acerca dessa relação entre oralidade e letramento, entre as práticas que envolvem linguagem oral e linguagem escrita. Isso ressalta o que já afirmara Santana (2002) anteriormente, que a escrita e a oralidade não estão alteradas da mesma forma nas afasias e que essa relação tem a ver com o próprio sujeito e com a sua relação com a linguagem.

Assim, levar em conta as discussões da área sobre a relação letramento/oralidade e afasia implica, segundo Macedo (2005, p. 30-1), considerar que:

(1) linguagem oral e linguagem escrita encontram-se em relação de *continuum,* o que significa não identificar de maneira direta ou excludente essas duas modalidades de linguagem;

(2) a escrita é multimodal e heterogênea;

(3) a linguagem patológica é um lugar de visibilidade dessas questões, especialmente por mostrar a heterogeneidade da linguagem; e

(4) o papel de processos pragmáticos e culturais é fundamental na compreensão dessas relações.

Ou seja, é impossível dissociarmos um trabalho de escrita do seu contexto de produção, assim como é impossível não levarmos em conta os interesses subjetivos de cada sujeito no trabalho com a linguagem.

Vários são os autores e os trabalhos nas áreas da lingüística, da filosofia, da sociologia, entre outras, que discorrem sobre essa relação entre linguagem oral/linguagem escrita e oralidade/letramento. Marcuschi (2003) afirma que houve uma mudança de visão a partir dos anos 1980, em reação à visão dicotômica da relação entre oralidade e escrita, na qual se atribuía uma supremacia cognitiva à escrita, como o queriam Ong (1998) ou Olson & Torrance (1995), por exemplo. Ele apresenta tal mudança enumerando quatro perspectivas, e demonstra que houve mais do que uma mudança de perspectiva na visão dessa relação, houve a "construção de um novo objeto de análise e uma nova concepção de língua e de texto, agora vistos como um conjunto de práticas sociais". A partir daí ele sugere que se opte pela utilização dos termos oralidade e letramento, em detrimento de fala e escrita, que, como afirma, são o contraponto formal dessas duas práticas, e propõe que sejam analisadas a partir da perspectiva que ele chama de sociointeracionista – uma perspectiva dialógica.

A respeito dos efeitos e funções da escrita para o indivíduo e para a sociedade, especialmente sobre a prática do letramento, referimo-nos às reflexões de Signorini (2001). Para ela, o hibridismo da escrita, ou seja, a interferência do oral no escrito, se inclui nas práticas de letramento. Signorini (2001, p. 98-9) define o caráter híbrido da escrita da seguinte maneira:

> A questão específica a ser focalizada é a do estatuto peculiar de um tipo de escrita que, ao mesmo tempo que é tida como não legítima, e portanto muda e sem visibilidade na esfera pública, é também percebida como intervenção socialmente significativa, portanto visível e até falante demais ao deixar ver "a dispersão e o desvio democráticos" da "letra órfã", de que fala Rancière (1995, p. 13 e 9) (p. 98) [...] Diferentemente do que vem ocorrendo com outros híbri-

dos que têm chamado a atenção no campo dos estudos lingüísticos, como é o caso das mensagens via Internet, por exemplo, as produções de não ou pouco escolarizados, em suas tentativas de inserção em práticas institucionais letradas, são geralmente percebidas como cópias imperfeitas ou precárias de um dado modelo, quando não simulacros do que deveriam/pretendiam ser. Dificilmente são percebidas como objetos mistos, no sentido de híbridos ou heterogeneamente constituídos, como costumam ser percebidas as mensagens dos internautas.

A tese segundo a qual a escrita é ela mesma um objeto híbrido pode ser utilizada para analisar os textos produzidos pelos sujeitos afásicos investigados neste capítulo. São textos produzidos em interação, por sujeitos com diferentes níveis de letramento. Ao caráter híbrido da escrita, Signorini acrescenta os diferentes graus de heterogeneidade dos elementos mixados e a visibilidade na comunicação social, a depender das posições e dos papéis assumidos pelos interactantes, e das práticas de letramento em que se dá a interlocução mediada pela escrita. Ela afirma que a "interferência" do oral no escrito é um efeito que se verifica, ou não, na leitura, em razão desses fatores.

Considerar isso significa pressupor que os efeitos do hibridismo na escrita dependem do grau de visibilidade de cada uma das referências instanciadas na textualização que se dá na leitura, e também da importância relativa atribuída a cada uma delas pelo leitor (Signorini, 2001, p. 120). Ou seja, a escrita é inserida, de uma vez por todas, nas práticas de comunicação social.

Terapia fonoaudiológica com escrita nas afasias

As atividades utilizadas nas terapias fonoaudiológicas são variadas e estão diretamente relacionadas com a concepção de linguagem adotada por cada terapeuta. A partir do momento em que consideramos a importância do letramento no trabalho terapêutico e assumimos uma concepção discursiva da linguagem, afastamo-nos de práticas pedagógicas de repetição, complementação de sentenças e palavras, treinos mnemônicos sobre a maneira de traçar determinadas palavras, ou seja, de atividades descontextualizadas que têm um caráter reducionista, além de resumirem-se a questões estritamente metalingüísticas. O trabalho com os afásicos não pode ser visto como uma re-alfabetização que leva o sujeito a alfabetizar-se. Assim, apontamos as práticas significativas como o grande "trampolim" para o salto que os afásicos podem dar em direção à linguagem escrita que fica modificada pelo episódio neurológico. Trata-se de oferecer condições ao sujeito afásico de compreender o que é que está diferente em sua condição atual, em relação ao que acontecia antes da afasia.

Ou seja, uma prática significativa com a linguagem implica o reconhecimento do afásico como um sujeito de linguagem. Considerar isso significa que no processo terapêutico formamos uma díade (terapeuta e paciente) em que atividades dialógicas, no sentido bakhtiniano, serão constituídas, mesmo que a situação que se apresente implique uma determinada relação de poder, já que um sujeito é terapeuta, e, portanto, já ocupa um "lugar de poder", ou de maior domínio, e o outro é paciente e, portanto, socialmente deverá submeter-se a determinadas regras. As questões de linguagem, nesse contexto, serão construídas em uma relação de troca, significativa, na busca de uma consciência, de uma compreensão dos fatos de linguagem.

Juntando as considerações acerca das relações entre oralidade e letramento àquelas feitas por Fairclough na introdução deste capítulo sobre as relações de poder que se impõem quando o sujeito é mais letrado, ou domina mais a língua escrita e seus usos, é que pensamos poder apresentar nossa posição sobre o que seja uma prática terapêutica com a linguagem escrita, de sujeitos afásicos.

Na prática fonoaudiológica, os procedimentos iniciam-se pela avaliação. Na perspectiva adotada, buscamos identificar o que o sujeito tem condições de realizar por meio da e com a linguagem escrita em diferentes gêneros, assim como perceber quais as atividades que ele consegue realizar sozinho ou com a ajuda do interlocutor. Também procuramos obter informações, por intermédio do próprio sujeito e de familiares, sobre como se caracteriza seu letramento, ou seja, como foi sua história com a linguagem escrita até aquele momento.

Na terapia, procuramos também trabalhar com o interesse de cada sujeito. Trata-se, pois, de considerar que o sujeito afásico está envolvido em atividades significativas de linguagem, em meio a contingências discursivas, atuando como sujeito para produzir e interpretar sentidos. Trabalha-se com a fala e a escrita numa relação de interdependência, como modalidades da linguagem. Isso porque as posições discursivas ocupadas pelo sujeito dão-se tanto do oral para o escrito quanto do escrito para o oral, como já apontamos. O que vai determinar essa relação não são só suas funções, mas seus usos, que se modificam e se transformam como práticas sociais. Isso significa que a oralidade e a escrita são influenciadas pelos mesmos aspectos e condições de produção.

Para ilustrar essas considerações, apresentaremos dois casos de afásicos durante a avaliação e a terapia. Ressaltamos ainda que os momentos de avaliação e de terapia não são estanques na nossa proposta teórica, visto que o processo de avaliação já se inicia na entrevista e perpassa todo o processo terapêutico. Nesse processo, estamos constantemente avaliando as relações que se modificam entre o sujeito, sua linguagem escrita e suas interações sociais.

Os afásicos e sua linguagem escrita

EF

EF tinha 68 anos na época da coleta deste dado. Seu grau de escolaridade é superior, tendo feito o curso de Direito. *EF* era hipertenso e apresentou queda súbita, com perda de consciência, tendo sido encaminhado ao Hospital de Clínicas da Unicamp (Campinas-SP). Observou-se hemiplegia à direita, com predomínio em membro superior direito e alteração de consciência, decorrentes de um AVC isquêmico-embólico.

Sua linguagem espontânea foi reduzida a estereotipias ("não, não"; "au-au"), utilizadas em diferentes situações comunicativas. O diagnóstico neurológico inicial foi "afasia de Broca, predominantemente eferente". A produção oral de *EF* restringia-se à emissão de palavras isoladas, apresentando o que na literatura é chamado de "estilo telegráfico". Sua articulação da fala era difícil, gerando seqüências ininteligíveis e, por vezes, criando segmentos que não pertenciam ao inventário fonológico da língua portuguesa. Além disso, na maioria das vezes, *EF* necessitava do "*prompting* oral"[2] para produzir os itens que desejava e também recorria freqüentemente à escrita como apoio para a comunicação e para dar a entender os sentidos que produzia ao falar.

Sobre seus hábitos de leitura e escrita, *EF*, antes da afasia, tinha a leitura como parte importante do seu cotidiano. Ele chegou a relatar que fazia assinaturas de jornal e revistas e lia obras de Jorge Amado, assim como habitualmente lia processos jurídicos. Os hábitos de escrita também eram numerosos: cartas, procurações, petições etc. Depois do AVC, no entanto, *EF* afirmou ter diminuído consideravelmente a leitura e a escrita, enfatizando que praticamente "não escreve mais". A leitura em voz alta é bastante difícil, tendo maior facilidade com a leitura silenciosa. Ao comparar a sua linguagem oral e escrita, *EF* relatou ser mais fácil escrever do que ler, e falar do que escrever. Em relação à sua evolução, afirma que obteve melhoras em todas as modalidades de linguagem (escrita, leitura e fala).

Na época da coleta de dados, *EF* era massagista e tinha como *hobbie* fazer porta-retratos. Era também responsável pela organização geral de sua casa, pois sua esposa estava morando no Japão.

Os textos que seguem correspondem a uma lista de supermercado e a um bilhete. A lista e o bilhete são situações criadas como estratégia terapêutica, aproximando a atividade de uma prática cotidiana significativa. No texto 1, foi pedido que *EF* elaborasse uma lista daquilo que ele poderia comprar

---

2. O "*prompting* oral" é a pista articulatória, ou seja, é a execução, pelo interlocutor, do primeiro gesto articulatório ou das primeiras seqüências de gestos que compõem as primeiras sílabas da palavra requerida.

no supermercado. No texto 2, pediu-se que ele elaborasse um bilhete. Antes da sessão, *EF* quis deixar um recado para a terapeuta. Foi pedido que ele fizesse isso por escrito.

◆ Lista de supermercado

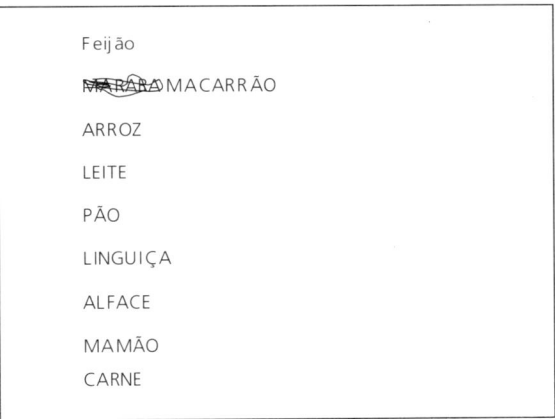

Feijão

~~MARARA~~ MACARRÃO

ARROZ

LEITE

PÃO

LINGUIÇA

ALFACE

MAMÃO

CARNE

Texto 1: Esboço da lista de supermercado

Descrevemos, a seguir, os "passos" que *EF* utilizou para escrever a lista:

- enquanto escrevia "Feijão", *EF* falava "FOIJÃO";
- escreveu "MARARA", mas disse: "Não é". A terapeuta (AP) falou "macaRRÃO" e *EF* escreveu "MACARÃO". Ela disse que estava faltando uma letra e essa letra era repetida. *EF* inseriu o "R": "MACARRÃO";
- *EF* escreveu "ARRO" e parou. *AP* leu em tom de pergunta enfatizando "z": "arroZ?" *EF* inseriu "s". Em dúvida, *AP* perguntou se a letra que ele escrevera era "S" ou "Z" (visto que *EF* escreve com a mão esquerda e a grafia dessas letras tornam-se, dessa forma, semelhantes). *EF* afirmou ser a se-

gunda. *AP* disse que "arroz" é com Z. Ele, então, reescre-
veu a letra "z";

- em seguida, escreveu "LEITE" e, depois, "PÃO" enquanto
falava a palavra;

- escreveu "LINGU" e parou. *AP* falou "linguI", acentuan-
do mais fortemente o "i", mas *EF* escreveu "A". *AP* disse
"ça" e ele escreveu "ça";

- posteriormente, *EF* escreveu "ALFACE" e "MAMÃO". Ao
escrever "CARNE", falou a palavra enquanto escrevia;

- ao terminar, voltou para a palavra "LINGUAÇA" e, no lugar
de "A", colocou o "i".

◆ **Bilhete**

Texto 2: Esboço do bilhete

A seguir descrevemos os "passos" que *EF* utilizou para
escrever o texto:

- quando *EF* escreveu "ANA PALA", *AP* disse estar faltando
uma letra. *EF* colocou um "O" no fim. *AP* disse que a

letra que faltava não era do final da palavra. *EF*, então, escreve o "U" entre o "A" e "L", construindo adequadamente o nome da terapeuta;

- *EF* falou: "Fui até correio" enquanto escrevia. Apontou "até" e "correio" querendo dizer que estava faltando algo entre essas palavras. Então escreveu "O". Parou de escrever;

- *AP* perguntou: "O que mais? O Sr. volta logo? Demora?" *EF* escreveu "M" e parou. Ressalte-se que M é a inicial da secretária do CCA (onde se realizavam as sessões com *EF*). *AP* falou, então, sugerindo: "Ma". *EF* escreveu "MA". *AP* disse as letras restantes para completar o nome da secretária e *EF* as escreveu. Depois escreveu "Por favor" e falou "Diga a...", mas escreveu apenas "ANA PAULA" e parou;

- *AP* perguntou: "O que o Sr. quer escrever?". *EF* escreveu "ESTAVA", "QUISER" e parou. *AP* leu o que ele escrevera em voz alta. *EF* disse "não" e riscou "ESTAVA" e "QUISER". *AP* perguntou qual era a palavra que ele queria escrever. *EF* escreveu e falou "Espera". *AP* leu a palavra. Ele escreveu "AULAS", depois "PEPOSIÇÃO" e disse "falta". *AP* pediu para que ele, então, colocasse a preposição que faltava. *EF* escreveu "DA" e riscou. Fez expressão (facial) de negação, de que não sabia qual preposição deveria ser colocada ali. *AP*, então, escreveu várias preposições em uma folha à parte (da, do, com, de, para, pela), leu-as para *EF* e pediu-lhe para escolher qual serviria ali. *EF* escolheu "pela".

Tanto no texto 1 quanto no 2, observa-se que *AP* interagiu com *EF* em vários momentos (sugeriu, leu o que ele escrevera, fez perguntas que o ajudaram na produção textual). Para alguns autores pode parecer estranho esse procedimento durante a avaliação. No entanto, é justamente por isso que o momento de interlocução torna-se relevante. Devemos analisar não só o que *EF* consegue escrever sozinho, mas também os tipos de pistas que podem favorecer a construção de sua escrita. Nos dois textos, por exemplo, *EF* escreveu algumas palavras sem necessitar de ajuda. Há outras, contudo, de que ele escreveu apenas partes ou mesmo parou, não dando prosseguimento ao texto.

Já com as intervenções de *AP* podemos avaliar melhor de que tipo de procedimentos *EF* pôde lançar mão para produzir um texto, apesar de suas dificuldades lingüísticas. No texto 1, percebemos que, para a escrita de algumas palavras, *EF* utilizou-se da intermediação com a oralidade. Ou seja, apoiou-se na sua fala para escrever. Em outros momentos, apoiou-se na fala do interlocutor. Quando escrevia partes da palavra e o interlocutor falava a palavra completa, imediatamente *EF* conseguia dar prosseguimento à escrita da palavra. Ao que parece, em muitos momentos a fala é importante para a escrita de *EF*, seja a sua, seja a do interlocutor. Entretanto, suas dificuldades articulatórias podem dificultar sua autocorreção quando a escrita é baseada na oralidade.

Outro aspecto que podemos observar é que *EF* é capaz de perceber seus "erros", embora nem sempre consiga corrigi-los. Contudo, com as pistas oferecidas por AP, ele é capaz de arrumar adequadamente seu texto e dar continuidade à escrita. Quando AP disse que faltava uma letra na palavra "macarrão" e que essa letra era repetida, ele não teve dúvidas de que a letra que faltava era o "r" do dígrafo "rr". Percebemos, então, que *EF* conhece as regras fonotáticas da língua portuguesa.

No texto 2 houve mais dificuldades de elaborar um discurso escrito próximo do oral. As características do bilhete envolvem os processos de seleção (das palavras) e combinação (dos segmentos lexicais), diferentemente das listas, que são uma seqüência de palavras sem ligação sintagmática e, portanto, menos complexas do ponto de vista lingüístico.

Podemos notar, no texto 2, uma conscientização de *EF* quanto às suas dificuldades. Houve momentos em que ele escreveu, releu o que escrevera e disse "não". Em outros, apontou para duas palavras e disse que faltava algo entre elas. *EF* também reconhece suas dificuldades com os elementos coesivos, como a preposição – tal aspecto nos dá indícios importantes a respeito de sua condição de letramento, como um leitor e escritor que tem certa proficiência na língua preservada. Contudo, em alguns momentos, as pistas dadas por *AP* para elaborar um bilhete não foram suficientes para driblar suas dificuldades. Um bilhete possui elementos gramaticais que *EF* não utiliza em sua fala (quase sempre telegráfica). Embora, em alguns momentos, ele fale "diga a", logo após ele não escreve o que falara e sim o complemento disso: "Ana Paula".

A seleção das palavras a serem utilizadas para a escrita do bilhete e a combinação de palavras de categorias diferentes são trabalhos lingüísticos que se tornam difíceis para *EF*, o que não ocorre na lista, na qual só há um mesmo tipo de categoria: substantivos (todos também no singular). As perguntas que AP lançou com o objetivo de ajudar a construção do bilhete não foram suficientes para indicar caminhos para *EF*. Contudo, impediram que o texto se encerrasse nos primeiros momentos.

Percebemos, assim, que esse é um tipo de trabalho em que o investigador precisa ter um "olhar" sobre o processo da construção do texto, e não apenas sobre a sua correção ou sua comparação com uma escrita ideal.

EF, em suas práticas de letramento, usava muito o gênero lista e bilhete. Mas é importante ressaltar que o uso dos gêneros não está diretamente relacionado com a "facilidade" de escrevê-los. O quadro afásico acaba por proporcionar dificuldades de ordens diferentes para a escrita, como já discutimos antes.

NS

NS é uma mulher de 45 anos, aproximadamente, que estudou até a quarta série primária. Antes de ter o AVC (em 2000), trabalhava como empregada doméstica (trabalhava como diarista) e, segundo seu relato, lia e escrevia cartas para a mãe e as irmãs residentes em Minas Gerais. *NS* relatou que essa era a única atividade de escrita que gostava de fazer (disse que não gostava muito de escrever), mas que também gostava de fazer listas de palavras (listas de compras, por exemplo). Gosta muito, e sempre gostou, de ver novelas na televisão. Esses aspectos caracterizam, em determinada medida, seu letramento.

Para ilustrar o que apresentamos teoricamente sobre a relação oralidade/letramento/afasia, escolhemos mostrar um texto de *NS* procurando relatar o que aconteceu com ela após a afasia. O texto foi construído em conjunto com HM (fonoaudióloga) na presença de MG, também afásica, em algumas sessões. Além desse relato, *NS* também escreveu outros textos, de gêneros e tipos variados, como forma diagnóstica. A pergunta inicial, como conhecíamos pouco da história de letramento de *NS*, era se ela seria capaz de escrever textos variados, ou seja, como era efetivamente sua escrita após a afasia – daí a solicitação de formas diferentes de textos e escritas para buscar essa caracterização.

Observamos que *NS* mostrou maior adequação e melhor desempenho na produção de listas do que com as demais propostas de produção escrita (relato, bilhete). Em sua experiência de letramento, ela sempre escreveu listas de compras para sua casa, lembretes nas casas em que trabalhava, além das cartas que ela relata que escrevia para a mãe e os irmãos que moravam longe. Sobre essas não temos nenhuma amostra, o que seria interessante para observar que tipo de escrita ela realmente apresentava. Ela estudou apenas até a quarta série do Ensino Fundamental e, portanto, não podemos comprovar sua escrita em relação à organização textual, ao uso das regras gramaticais para construção de textos escritos e conhecimento sobre diferentes configurações textuais relativas a gêneros discursivos variados.

A seguir, apresentamos o texto – relato de vida –, após algumas reformulações (ocorridas em diferentes sessões).

Relato de vida – (Esboço da escrita de *NS* – por problemas técnicos não pudemos inserir o texto com a escrita mesmo de *NS*, no entanto, procuramos representar, o mais fielmente possível, a escrita dela.)

> "gube e trista ao trista C. com R. mãe comiço ata banço . 30 mês gruto , 6 mês . R. Eu sou mãe / Ontem mãe janeiro . mãe Ce. Tp. Elanzasina . 30 mês . Eu esta casa . C. R. pia . ta . com Ce. E o fona R. ou para ubud / Buscae N. deda pauzi / Colu estu quandu / . para sair"

O contexto de produção desta escrita assim se configura: *NS* e *MG* conversam com *HM* e ela propõe que escrevam o que lhes aconteceu após a afasia; portanto, pede que escrevam um texto diferente daquele que haviam escrito anteriormente, constituído por listas e por seus próprios nomes. Durante uns cinco minutos, *NS* permaneceu concentrada em sua folha, escrevendo, até que hesitou e pediu a atenção de *HM*. Conversaram sobre as dificuldades ocasionadas pelo AVC: dificuldades para falarem palavras que desejam, dificuldades para escrever, o quanto *NS* só chorava logo que ficou afásica, que não conseguia falar nada; *MG* concordou com *NS*, mas as duas também concordaram que já melhoraram bastante desde então, embora algumas coisas ainda sejam muito difíceis, principalmente ler e escrever. *HM* retoma com *NS* o que estava escrevendo, e é este o segmento descrito a seguir:

1. *NS*: Mas eu num consigo... Pode? *//apontando a folha e querendo saber se poderia mesmo escrever//*

2. *HM*: Pode... como você conseguir ... eu vou te ajudar... Tá bom?

3. *NS*: *//concorda e começa a escrever//*

4. *NS*: Num consigo... depois do derrame... *//NS dirige-se a MG e mostra o papel//*

5. *HM*: Deixa eu ver a *NS*... Pode ver, *NS*? O que você tá escrevendo... *//dirigindo-se a NS e olhando o papel em que ela escrevia//*

6. *NS*: Pode, num consigo *//pára de escrever//*

7. *HM*: Que que você escreveu aqui? *//aponta o papel onde NS escrevera//*

8. *NS*: *//texto escrito: ".gube . e . trista oa trista ."//* Eu ... "derrame... derrame... só chorava... só chorava" *//Lendo: faz tentativa de ler, mas fala o que queria ter escrito//*

9. *HM*: Tá aqui "triste, triste"... *//Aponta essas palavras no papel//*

No segmento citado, pode-se observar que diante da pergunta de *HM* a *NS* sobre o que escrevera é que se dá a retomada do texto (linha 7): nesse momento, *NS* parece não ler as palavras que escrevera, mas sim fazer uma retomada de sua intenção de escrita. É interessante observar que apesar dos erros de grafia e de pontuação cometidos, que corresponderiam aos aspectos formais de sua atividade lingüística, é possível recuperar-se a intenção, o significado de parte do texto pela escrita: "trista ao trista" (linha 8). Confirmamos essa intenção por meio de sua oralidade, na qual identificamos uma paragrafia semântico-lexical: ela escreveu "trista" ("triste") no lugar de "chorava". Diante disso, *HM* solicita que *NS* se volte ao texto e compare o que está escrito com aquilo que falara, mas ela não consegue fazê-lo e dá continuidade à sua "leitura".

Observamos que *NS*, desde o começo, coloca *HM* no papel de uma interlocutora-colaboradora de seu texto, ao solicitar-lhe autorização para escrever (linha 1). Isso se mostrou uma constante em todo o processo. Sobre esse fato, retomamos a idéia de Fairclough (2001) a respeito da possibilidade de a escrita colocar o escrevente em uma posição de poder, e questionamos se também não poderíamos entender que a maneira como *NS* coloca *HM* nessa interlocução, como alguém a quem deve solicitar autorização, não está relacionada ao fato de identificá-la como mais letrada do que ela, ou, ainda, como a não-portadora de uma doença de linguagem. Parece-nos que ela atribui a *HM* uma posição de saber, de poder, nessa atividade conjunta, além, é claro, de uma relação de confiança e compartilhamento que se estabeleceu entre nós.

O texto prossegue, como se vê a seguir, e reconhecemos nomes familiares. A não ser por uma semelhança de letras e tamanho de palavras, o sentido e a leitura só são possíveis por meio do discurso oral. *NS*, ao ser questionada sobre sua escrita, é capaz, mesmo com dúvidas, de reconhecer o "erro", embora não saiba explicar sua ocorrência. A oralidade do interlocutor é marcada por perguntas que demarcam que a ação de *NS* deve ser confrontada com aquilo que se espera dela: a escrita. Por sua vez, a oralidade de *NS* é a fala, um discurso oral, sobre sua intenção de escrita: o conteúdo a ser expresso tem de ser garantido e, se a escrita não dá conta disso, ela precisa fazê-lo por meio da oralidade.

10. *NS*: *//trecho de sua escrita ao qual se refere a fala*: "**C. com R. . mãe comiço . ata Bamço**"// É ... "a C. e a R.... "mãe... cê quer comida? .... Só chorava ... mãe ... você quer, você quer tomar banho?..." *//ela fala o que gostaria de ter escrito e pensa que talvez esteja – age como se estivesse lendo//*

11. *HM*: Mas tá escrito isso?

12. *NS*: Não... É! Eu penso... num sei... *//olhar interrogativo: não sabe se concorda ou não//*

13. *HM*: O que que você acha que tá escrito?... Você tá lendo o que tá escrito?

14. *NS*: Eu es/... ahã...*//tom de concordância//*

15. *HM*: Que que você tá lendo aqui? *//aponta texto//*

16. *NS*: *//texto que lê*: "**C. com R. . mãe**"// "ma/...ca/..." peraí... "A R. e a C. ... mãe..."

17. *HM*: "mãe" *//lendo com* NS*//*

18. *NS*: *//trecho lido*: "**mãe comiço. ata**"// "mãe... você quer comida" ... Eu só chorava... só chorava...

19. *HM*: Tá escrito aqui, "só chorava"? Mas...

20. *NS*: É.

21. *HM*: Mas nessa palavrinha aqui tá escrito "só chorava"? *//aponta a palavra no papel//*

22. *NS*: Ah! Num sei...

23. *HM*: Que que você acha que tá escrito aqui?

24. *NS*: Não sei.

25. *HM*: Não consegue ler, *NS*?

26. *NS*: Não consigo...

27. HM: Tá ... E aqui... //*aponta palavra no papel*//

28. *NS*: //*palavra apontada por* HM *e lida por* NS*:* "**bam-ço**"// "Mãe, vá tomar ... vai..." //*lendo*//

29. *NS*: Chama? //*apontando palavra e questionando* HM. *Tenta ler, mas como não consegue (lembrar-se do que havia escrito?), pede ajuda a* HM//

30. *HM*: Banho.

31. *NS*: Banho //*tom de concordância*//

32. *HM*: E esse "30" aqui... que que é isso? //*aponta o papel*//

33. *NS*: //*escrita:* "**30 mês**"// É... como chama?

34. *HM*: "30 mês"... Tá escrito "30 mês"? //*lendo o texto de* NS//

35. *NS*: É ... deixa eu ver... num falo.//*palavra escrita, que* HM *aponta e questiona* NS*:* "**gruto**"//

36. *HM*: "grito" //*procurando interpretar a escrita de* NS *a partir de sua fala*//

37. *NS*: Então... é...//*ri, reconhecendo seu erro*//

38. *HM*: É isso?

39. *NS*: É... num/...não... "um mês... um mês... fala" //*retomando sua intenção de escrita*//

40. *HM*: Tá::... demorou um mês pra voltar a falar?

41. *NS*: É ... deixa eu ver... "um ano .. um, dois, três, quatro, cinco. Seis... seis... seis mês..."//*conta nos dedos, referindo-se ao número que escrevera:* "6 mês"//

42. *HM*: "Seis meses"...que que aconteceu? *//lendo e apontando texto//*

43. *NS*: 6 mês...chorando...

44. *HM*: É isso?

45. *NS*: *//texto escrito a que se refere a leitura de* NS: *"Rb. Eu sou³ mãe"//* Só chorava... depois, o Rb.: "Sô! Eu quero ir na mãe" *//fala como se estivesse lendo//*

46. *HM*: Que que o Rb. falou?

47. *NS*: Não... eu falei...

48. *HM*: Você falou "Rb."...

49. *NS*: *//texto escrito*: "Eu sou mãe"*//* "Rb. eu quero a mãe"

50. *HM*: "Eu sou a mãe"?

51. *NS*: Não... Eu quero ir na mãe... na minha mãe.

52. HM: Ah ... Você queria a sua mãe... queria ir pra casa da sua mãe...

53. *NS*: Isso... Rb... "tá bom"

54. *HM*: Tá certo... então vamos lá... a gente vai depois reformular e eu vou fazer uma coisa... a gente vai... eu vou mostrar como que você tá escrevendo e como que a gente pode reformular, para que isso tudo que você disse esteja realmente escrito e qualquer um possa ler ... porque eu... você num tá lendo tudo isso tá?

55. *NS*: É... eu penso, né?!

56. *HM*: Fala de novo pra mim o que que você escreveu aí... que eu vou escrever.

---

3. Embora esteja escrito "sou", em encontros posteriores *HM* percebe que o /so/ que *NS* fala refere-se a uma forma carinhosa por que ela trata seu marido, e não a uma forma verbal. A escrita, nesse caso, foi direcionada pela intervenção de *HM*, o que pode levar à modificação do sentido pretendido por *NS* em sua escrita.

Na interlocução com *NS*, *HM* retoma todo o texto dela e escreve em folha separada aquilo que *NS* disse que escrevera. O texto pronto foi apresentado a *NS* para que comparasse a sua escrita e tentasse perceber as diferenças. O objetivo com esse procedimento foi verificar se *NS* leria um texto com uma escrita mais ortográfica, mais padrão (convencional), ou não, o que não aconteceu.

Sobre esses dados de *NS*, podemos afirmar que mesmo sem uma avaliação formal de sua escrita obtivemos muitos dados que nos indicaram os caminhos a ser percorridos com ela. É o fato de termos proposto a escrita de um texto de significado real, inserido numa prática cotidiana, como uma forma de registro de fatos de sua vida, que lhe propiciou maiores e melhores condições de refletir sobre a atividade com a linguagem escrita: seja com questões ortográficas, seja em relação à própria organização textual. Vale dizer que essa atividade ocupou várias sessões, que o texto final foi depois digitado, reescrito e que a evolução observada no desempenho de *NS* com a escrita foi significativa.

Alguns comentários sobre os dados

Os dados de *NS* são especialmente expressivos em relação ao significado do poder cultural que se estabelece a partir das relações sociais e do posicionamento social que cada sujeito ocupa nos processos de interação. Ela atribui à terapeuta um papel de relevância e de poder na relação que se estabelece durante a produção de um texto escrito. Tal papel é claramente definido pela sua história de vida (aspectos socioeconômicos e, principalmente, culturais – o letramento), que se explicita na interação entre ambas.

EF, mais letrado que *NS* e ocupante de uma posição social diferente de *NS* e mais próxima à da terapeuta, também apresenta uma relação em que atribui a essa última um poder, mesmo que diferente daquele atribuído por *NS*. Nesse caso, observamos a relação de poder estabelecida pela "doença", ou pela condição de afásico que ele mesmo se atribui.

Os episódios apresentados para nossa discussão tiveram por objetivo ressaltar a importância de se levar em conta as práticas sociais na terapia com os afásicos. Além disso, esperamos que esses episódios tenham sido relevantes para apontar uma proposta terapêutica em que privilegiamos as atividades significativas com a linguagem escrita desenvolvida em situação dialógica.

Considerações finais

Os estudos sobre escrita e afasia ainda podem ser considerados restritos. Na literatura encontramos a descrição dos problemas de escrita em taxonomias, como paralexia e paragrafia, alexia, agrafia ou mesmo dislexia, muitas vezes correlacionando as alterações da oralidade com as alterações da escrita. A introdução dos estudos da lingüística e, mais especificamente, do letramento, contribui para um avanço teórico-metodológico no trabalho fonoaudiológico. Antes disso, as afasias eram estudadas essencialmente pela área médica. Isso teve como implicação estudos que trataram o tema de forma fragmentada, pois grande parte das pesquisas foi desenvolvida na área de neuropsicologia cognitiva, que tem como pressuposto geral uma visão modular e organicista da linguagem e da cognição.

De outro modo, procuramos discutir neste trabalho uma aproximação da lingüística e dos estudos do letramento. Afastamo-nos da descrição de sintomas em termos de "erros" em direção a uma compreensão dos processos de escrita nos quais levamos em conta também aspectos pragmáticos, enunciativos e discursivos.

É por isso que ressaltamos que a questão não é, de forma alguma, (re)alfabetizar os afásicos, como algumas linhas teóricas propõem, mas considerar que a linguagem escrita tem seu caráter sociocultural e envolve muitos outros aspectos além dos terapêuticos.

Para empreender uma discussão a respeito do significado da escrita é importante entendê-la como fenômeno sociocultural. Nesse sentido, questões sobre o significado de deixar de escrever e de ler, para o afásico, e as implicações disso em suas práticas sociais mostram-se relevantes, considerando-se que o significado da escrita para cada um está diretamente relacionado com os aspectos culturais de cada sociedade. A institucionalização desse saber também não foge à regra.

Para Gnerre (1994), a dicotomia básica entre povos que têm e povos que não têm um sistema de escrita foi a única contraposição conceitual que o pensamento europeu produziu com relação à escrita, quando não eram conhecidas na Europa alternativas ao sistema de escrita do tipo alfabético. Assim, as pessoas cultas e de escrita alfabética estavam no topo da pirâmide. A classificação do que significava a capacidade de ler e de escrever também mudou ao longo do tempo. Segundo Gnerre, já houve um tempo em que a capacidade de assinar o nome era tida como satisfatória para considerar uma pessoa alfabetizada (essa "classificação" ainda ocorre nos dias de hoje em algumas culturas). Em anos posteriores, a possibilidade de copiar era suficiente para que um sujeito fosse considerado alfabetizado.

O que vemos é que, ao longo do tempo, o conceito do que seja ser alfabetizado tem mudado. A escrita pode ser, então, entendida como um processo, como um efeito da sociedade, resultado de novas normas estabelecidas socialmente. A compreensão do que é considerado escrita também é socialmente dada (livros, revistas, jornais, documentos oficiais), e essas questões devem ser consideradas no trabalho terapêutico com os afásicos (Santana, 2004).

É por isso que não se pode tomar a escrita como algo individual. Entender esse processo é entender que a escrita e a leitura não podem ser analisadas apenas como características particulares dos sujeitos afásicos, com suas dificuldades específicas, mas precisam ser inseridas dentro de um âmbito social maior, que acaba por definir o interesse do sujeito pela "volta ao mundo das letras".

Referências bibliográficas

ABAURRE, M. B. M. *et al. Cenas da aquisição da escrita*: o sujeito e o trabalho com o texto. Campinas; São Paulo: Mercado de Letras; Associação de Leitura do Brasil – ALB, 1997. (Col. Leituras do Brasil)

_____. (orgs.). *Estilo e gênero na aquisição da escrita*. Campinas: Komedi, 2003. (Col. Alle)

BAKHTIN, M. *Marxismo e filosofia da linguagem*. São Paulo: Hucitec, 1981.

_____. *Estética da criação verbal*. 3. ed. São Paulo: Martins Fontes, 2000.

CHACON, L. *Ritmo da escrita*: uma organização heterogênea da linguagem. São Paulo: Martins Fontes, 1998.

CORRÊA, M. L. G. Letramento e heterogeneidade da escrita no ensino do português. In: SIGNORINI, I. *Investigando a relação oral/escrito e as teorias do letramento*. Campinas: Mercado de Letras, 2001.

_____. *O modo heterogêneo de constituição da escrita*. São Paulo: Martins Fontes, 2004.

COUDRY, M. I. H. O que é o dado em neurolingüística? In: CASTRO, M. F. P. (org.). *O método e o dado no estudo da linguagem*. Campinas: Editora da Unicamp, 1996.

FAIRCLOUGH, N. *Discurso e mudança social*. Trad. Izabel Magalhães. Brasília: Editora UnB, 2001.

GNERRE, M. *Linguagem, escrita e poder*. São Paulo: Martins Fontes, 1994.

MACEDO, H. O. *O processo de refacção textual escrita na linguagem escrita de sujeitos afásicos*. Campinas: s. n., 2005. Tese (Doutorado) – Instituto de Estudos da Linguagem, Universidade Estadual de Campinas.

MACEDO, H. O.; SANTANA, A. P. O. O processo de leitura nas afasias. In: 13º CONGRESSO DE LEITURA DO BRASIL. Campinas: Videolar Ind. Brás. *Anais do 13º Cole*. Sob licença da ALB, 2001.

_____. Centro de convivência de afásicos: práticas discursivas, processos de significação e propriedades interativas – a linguagem escrita de afásicos. In: 50º SEMINÁRIO DE ESTUDOS LINGÜÍSTICOS DO ESTADO DE SÃO PAULO – GEL, 2002. São Paulo. *Anais do 50º GEL*, 2002.

MARCUSCHI, L. A. *Da fala para a escrita*: atividades de retextualização. 4. ed. São Paulo: Cortez, 2003.

MORATO, E. M. *Um estudo da confabulação no contexto neuropsicológico*: o discurso à deriva ou as sem-razões do sentido. Campinas, 1995a. Tese (Doutorado em Lingüística) – Instituto de Estudos da Linguagem, Universidade Estadual de Campinas.

_____. Significação e neurolingüística. *Temas em Neuropsicologia e Neurolingüística*, v. 4, p. 26-31, 1995b.

_____. *Linguagem e cognição*: as reflexões de L. S. Vygotsky sobre a ação reguladora da linguagem. São Paulo: Plexus, 1996a.

_____. Processos de significação e pesquisa neurolingüística. *Cadernos de Estudos Lingüísticos*, Campinas, v. 32, p. 25-35, 1996b.

_____. *Afasia e heterogeneidade discursiva*. Investigando a linguagem. Florianópolis: Mulheres, 1999.

_____. As afasias entre o normal e o patológico: da questão (neuro)lingüística à questão social. In: LOPES DA SILVA, F.; MOURA, H. M. de M. (orgs.). *O direito à fala*: a questão do preconceito lingüístico. Florianópolis: Insular, 2000.

_____ (org.). *Sobre as afasias e os afásicos*: subsídios teóricos e práticos elaborados pelo Centro de Convivência de Afásicos. Campinas: Editora da Unicamp, 2003.

NOVAES-PINTO, R. C. Agramatismo e processamento normal da linguagem. *Cadernos de Estudos Lingüísticos*, Campinas, v. 32, p. 75-88, 1997.

OLSON, D. R. A escrita como atividade metalingüística. In: OLSON, D. R. e TORRANCE, N. *Cultura, escrita e oralidade*. São Paulo: Ática, 1995, Coleção Múltiplas Escritas (edição original: 1991).

ONG, W. *Oralidade e cultura escrita*. Campinas: Papirus, 1998 (edição original: 1982).

RIBEIRO, V. *Alfabetismo e atitudes*. Campinas: Papirus, 1999.

ROJO, R. Letramento escolar, oralidade e escrita em sala de aula: diferentes modalidades ou gêneros do discurso? In: SIGNORINI, I. *Investigando a relação oral/escrito e as teorias do letramento*. Campinas: Mercado de Letras, 2001.

SANTANA, A. P. *Escrita e afasia*. São Paulo: Plexus, 2002.

_____. *Reflexões neurolingüísticas sobre a surdez*. Campinas, 2004. Tese (Doutorado) – Instituto de Estudos da Linguagem, Universidade Estadual de Campinas.

SANTANA, A. P.; MACEDO, H. O. O afásico e a linguagem escrita: algumas reflexões. In: DAUDEN, A. T. B. de C.; MORI-DE ANGELIS, C. C. (orgs.). *Linguagem escrita*: tendências e reflexões sobre o trabalho fonoaudiológico. São Paulo: Pancast, 2004.

SCHNEUWLY, B. *et al. Gêneros orais e escritos na escola*. Campinas: Mercado de Letras, 2004.

SIGNORINI, I. Construindo com a escrita "outras cenas de fala". In: _____. *Investigando a relação oral/escrito e as teorias do letramento*. Campinas: Mercado de Letras, 2001.

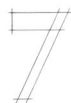

Atividades simbólicas
e o desenvolvimento inicial
da escrita da criança surda bilíngüe

Claudia Campos Machado Araújo
Cristina Broglia Feitosa de Lacerda

Língua de sinais, linguagem e surdez

A língua de sinais, que existe há tempos imemoriais, possibilita a aquisição da linguagem de forma tranqüila para o surdo, pois lhe fornece um sentido de pertinência a um grupo social. Essa é a língua natural dos surdos, produto da necessidade social de se comunicarem, e, de acordo com estudos lingüísticos, pode ser adquirida de maneira espontânea. Sem dúvida, por ser visogestual, a língua de sinais beneficia o surdo, possibilitando sua inserção na sociedade, uma vez que lhe permitirá conhecer-se e saber de seus direitos e deveres, compreender e respeitar as regras sociais. Não se envergonhará de usar a fala, se assim puder, ou a escrita, ou de pedir um intérprete, de maneira que não tentará compensar ou esconder a sua condição de surdo, e crescerá, assim, como um cidadão consciente. Os países escandinavos são exemplo na criação de políticas de aceitação das línguas de sinais, e há muito derrubaram o mito de que essas impedem o desenvolvimento da fala. Há mais de duas décadas, eles procuram trabalhar com os surdos em uma perspectiva bilíngüe, na qual a língua de sinais é valorizada e a língua usada pela comunidade ouvinte, majoritária, também é apresentada/possibilitada aos surdos.

É importante ressaltar, todavia, que nem todas as crianças surdas desenvolvem a oralidade. Harisson *et al.* (2003) são unânimes em afirmar que a falta de oralidade não implicará ausência de linguagem, nem impossibilitará a aquisição da leitura e da escrita. Essas profissionais esclarecem a importância da orientação aos familiares de surdos, quanto a poderem utilizar-se da oralidade e da língua de sinais como forma de alcançar o desenvolvimento pleno, uma vez que o contato precoce com essa língua é essencial para a constituição do intelecto da criança. A língua de sinais é um sistema lingüístico altamente estruturado e tão complexo quanto as línguas faladas, organizando-se neurologicamente nas mesmas áreas cerebrais das línguas orais. Escutar os pais e trabalhar com suas resistências diante da língua de sinais e também a aceitação da surdez é fundamental, independentemente de o filho vir a falar bem ou mal.

A linguagem, em geral, emerge estruturada e organizada por uma língua. A língua oral-auditiva ou espaçovisual proporciona a comunicação e favorece a organização do pensamento. Nas sociedades ouvintes é freqüente que a linguagem se atualize por meio de uma linguagem oral, cuja representação oral-auditiva corresponde às letras, sílabas, palavras e textos escritos. Desse modo, nas comunidades surdas, a linguagem será alçada pela língua de sinais, que possui estruturas próprias e utiliza-se do canal espaçovisual. Assim, na tentativa de uma política de atendimento aos surdos, é fundamental estabelecer a centralidade do uso da língua de sinais nas escolas, nas creches, de forma que favoreça o seu uso pleno, tornando-se preocupação central de todos os profissionais que interagem diretamente com esses sujeitos. As diferenças lingüística e ágrafa devem ser compreendidas como uma possibilidade de maior enriquecimento no âmbito das relações interpessoais. De acordo com Silva (1998) e Lodi (2004), trata-se, assim, de resguardar um direito central à cidadania.

O ensino da língua portuguesa, segundo os Parâmetros Curriculares Nacionais, deve voltar-se para a função social da leitura como requisito básico para que o indivíduo ingresse no mundo letrado e possa construir seu processo de cidadania. Considerando-se que a leitura é uma das condições essenciais para que o indivíduo possa compreender o mundo, os outros, suas próprias experiências e a necessidade de inserir-se no mundo da escrita, torna-se imperativo desenvolver a capacidade da leitura indo além da simples decodificação de palavras (Martins, 2005).

Como, porém, tornar viável essa realidade em sujeitos que apresentam diferenças lingüísticas, usuários de uma língua cuja materialidade é visual-gestual (distinta do português auditivo-oral) e ágrafa (diferente das práticas escriturais do português) no aprendizado do português escrito, segunda língua para os surdos?

Fundamentado na Teoria Histórico-Cultural e apoiado nas pesquisas de autores como Lacerda (1995), Silva (1998), Lacerda & Mantelatto (2000) e Lodi (2000 e 2004), este estudo pretende discutir e explorar a relação e inter-relação das atividades simbólicas (gestos, dramatização, o desenho/grafismo infantil, jogos e brincadeiras, literatura – contar e recontar estórias –, escrita) que podem favorecer o desenvolvimento da linguagem, com ênfase no trabalho de leitura e escrita da criança surda, usuária da Língua Brasileira de Sinais (Libras) e da língua portuguesa, no espaço terapêutico fonoaudiológico.

O simbólico: lugar de representação do mundo

A atividade mental da criança se constitui pela relação com a palavra. É por essa relação que ela conhece sua cultura e tem consciência de seu mundo significativo e categorial. A linguagem apresenta-se à criança na intersubjetividade, em relações partilhadas com outras crianças e com adultos do seu meio sociocultural. Sendo a forma psicológica principal de comunicação social e constituidora da consciência humana, a linguagem está também atrelada ao processo gráfico. Vygotsky (1998, p. 142) afirma que a linguagem escrita é um sistema particular de símbolos, cujo domínio prenuncia um ponto crítico em todo o desenvolvimento cultural da criança, por meio de um longo processo de desenvolvimento de funções comportamentais complexas (percepção, memória e solução de problemas) e da compreensão de toda a história do desenvolvimento – movimento progressivo – dos signos na criança. Nesse processo histórico e unificado de desenvolvimento, o gesto é o signo visual inicial que contém a futura escrita da criança: "os gestos são a escrita no ar, e os signos escritos são, freqüentemente, simples gestos que foram fixados".

Existem outros dois domínios das esferas de atividade em que os gestos estão ligados à origem dos signos escritos:

o desenho e o jogo infantil. Freqüentemente, as crianças usam a dramatização, demonstrando por gestos o que gostariam de mostrar nos desenhos, isto é, os primeiros rabiscos constituem somente um suplemento à representação gestual. Posteriormente, ao desenhar conceitos complexos ou abstratos, novamente as crianças indicam as qualidades que conhecem do objeto, e o lápis meramente fixa o gesto indicativo.

Os primeiros desenhos surgem como resultado de gestos manuais (gestos de mãos adequadamente equipadas com lápis); e o gesto constitui a primeira representação do significado. É somente mais tarde que, independentemente, a representação gráfica começa a designar algum objeto. A natureza dessa relação é que aos rabiscos já feitos no papel dá-se um nome apropriado (Vygotsky, 1998, p. 146).

Considerando-se que o gesto é a "possibilidade de participar das ações, como expressão da vontade, companheiro da palavra, modo de se fazer entender" (Padilha, 2000, p. 215), essa fase do desenvolvimento do grafismo coincide com todo o aparato motor geral infantil e que governa a natureza e o estilo dos seus primeiros desenhos.

Posteriormente, a partir do que é significado socialmente por adultos ou pares que interagem com ela, a criança começa a dar origem a formas de grafismo, e os gestos cumprem uma função de substituição, ou seja, os simples sinais indicativos, traços e rabiscos passam à representação pictográfica, que começa a designar simbolicamente algum objeto.

De acordo com Ferreira (1998), a partir do momento que o desenho é figurativo e pode ser interpretado como representação da realidade, referindo-se a elementos ausentes do espaço e do tempo presentes, ele se torna signo: o que caracteriza o signo é o fato de ele ser interpretável. É a interpretação que transforma uma figuração em signo. Se a figuração simboliza, ou seja, se traz implicados significados e sentidos, essa possibilidade está imprescindivelmente articulada à palavra: a figuração no desenho é dotada de significado, que é refletido pela linguagem. Pela palavra, a criança se apropria de um sistema de significações que está pronto e elaborado historicamente. O significado faz parte da palavra, e esta pertence ao domínio da atividade mental e da linguagem. Na vida psíquica, a significação tem papel importante, pois a realidade se apresenta ao homem pelos significados, pelos conceitos da linguagem. Dessa forma, no processo gráfico, os significados das figurações do desenho da criança são culturais e produtos das suas experiências com os objetos reais, mediados pelo sinal, pela palavra e pela interação com o outro.

Como linguagem gráfica, também do desenho decorre a linguagem escrita. Encontra-se em Vygotsky (1998, p. 127) que: "o desenho é uma linguagem gráfica que surge tendo por base a linguagem verbal", e pode ser considerado "um estágio preliminar no desenvolvimento da linguagem escrita". No desenvolvimento desse simbolismo, a criança percebe que pode desenhar não só objetos, mas também palavras. O autor considera que o desenvolvimento da linguagem escrita na criança está nesse deslocamento. Essa transição deve ser propiciada à criança de maneira natural, organizada e adequada ao seu desenvolvimento, principalmente à criança surda, que estará ingressando no aprendizado da escrita de uma outra língua.

Dessa maneira, afirma Lacerda (1995), o desenho constitui o que Vygotsky chama de representação de primeira ordem: um símbolo que denota objetos ou ações e que pode evoluir para a segunda ordem, em que a criança cria sinais e escreve representativamente sua fala. Compreendido dessa forma, o desenho é, em um primeiro momento, o canal/elo entre a linguagem escrita e aquilo que ela pretende representar, e, portanto, é pelo próprio desenho que se dá a internalização de aspectos da aprendizagem da escrita. O desenho serve como substrato para a linguagem escrita, que mais tarde ganha autonomia, como um sistema simbólico de primeira ordem, autônomo, podendo operar por si mesmo. Vygotsky *et al.* (1988) afirmam, apoiados em seus experimentos, que a fase pictográfica do desenvolvimento da escrita baseia-se na rica experiência dos desenhos infantis. Inicialmente o desenho é brincadeira, um processo autocontido de representação; em seguida, o ato completo pode ser usado como estratagema: o desenho se transforma, passando de simples representação para um meio, e o intelecto adquire um instrumento novo e poderoso na forma da primeira escrita diferenciada.

Esse mesmo autor observa, por meio de experimentos desenvolvidos por Luria (1988) – pesquisador responsável por recriar experimentalmente o processo de simbolização na escrita de modo que possa estudá-lo de forma sistemática –, que crianças colocadas diante da tarefa de representar graficamente frases mais ou menos complexas revelam a passagem de desenhos a formas mais próximas da escrita. As crianças vão da escrita pictográfica para uma escrita ideográfica, criando marcas simbólicas. Ou seja, seus estudos revelaram que a criança, antes de adquirir a escrita, passa por um longo processo que vai do uso de rabiscos não-figurativos (garatujas), utiliza-se posteriormente de imagens e figuras diferenciadas, para então chegar aos signos.

Em suas reflexões, Luria também constatou que, na fase inicial, a relação da criança com a escrita se dá pela mera imitação do adulto, não havendo ainda compreensão de seu significado. Somente quando o símbolo passa a ser interpretável e funcional nos seus registros é que ocorre o aprendizado das letras e o domínio da escrita. Mas o ato de escrever não significa necessariamente que o processo de escrita tenha sido compreendido. A habilidade de escrever precede sua compreensão. Torna-se necessário à criança tentar, criar, construir e reconstruir hipóteses para se apropriar e usar significativamente a escrita como sistema simbólico.

De acordo com Vygotsky (1998, p. 147), a função simbólica dos jogos e brincadeiras infantis está na utilização de alguns objetos como brinquedos e na possibilidade de executar, com eles, gestos representativos que comunicam e indicam seus significados. O estabelecimento da escrita com objetos permite que, por meio de gestos figurativos, a criança leia com facilidade uma história de notação simbólica: "A representação simbólica no brinquedo é, essencialmente, uma forma particular de linguagem num estágio precoce, atividade essa que leva, diretamente, à linguagem escrita".

Já a literatura infantil – contar e recontar histórias – favorece de maneira significativa a construção da narrativa, sendo essa uma atividade bem comum nas relações adultos-crianças ouvintes. Os atos de leitura e de reflexão sobre o que foi lido, a possibilidade de análise e exploração do livro, a consideração dos aspectos relativos à interlocução (troca de papéis) podem contribuir para o enriquecimento lingüístico e sócio-histórico-cultural das crianças, e para sua constituição como futuros leitores-escritores. De acordo com Wertsch (1991), artefatos culturais, atitudes e signos estão presentes nesses contextos, e a apropriação deles para usos individuais, ao mesmo tempo que liga o indivíduo à estrutura institucional, social e histórica de sua existência, indica uma significativa e qualitativa transição para o universo intramental. A apropriação de ações socialmente mediadas leva a criança a acessar as funções mentais. Nesse sentido, a mediação semiótica é condutora para a transformação do mundo.

Dentro da pesquisa de Vygotsky *et al.* (1988), os autores concluem que o brinquedo de faz-de-conta, o desenho e a escrita devem ser vistos como momentos diferentes de um processo essencialmente unificado – mesmo considerando as descontinuidades e os saltos de um tipo de atividade para outro – de desenvolvimento da linguagem escrita. Afirmam, ainda, que a leitura e a escrita devem ser algo de que a criança precise, uma tarefa necessária e relevante para a vida, como uma forma nova e complexa de linguagem que ocorre em um momento natural no seu desenvolvimento.

Vygotsky (1996) aponta as bases para a compreensão do simbólico: os signos são os mediadores das relações entre os homens; o uso de signos marca o ser social dos indivíduos; a linguagem é o signo por excelência e principal mediador necessariamente simbólico entre o mundo cultural e o biológico. O caráter semiótico do desenvolvimento humano refere-se à atividade específica da linguagem, que providencia os instrumentos auxiliares para a solução dos problemas, direciona a vontade, planeja a ação, controla e regula o comportamento. As ações humanas, mais do que condicionadas por estímulos externos, são mediadas por signos. As práticas culturais são práticas discursivas e a verdadeira essência do comportamento humano complexo é a atividade simbólica com função organizadora específica que penetra o uso dos instrumentos e faz nascer novos modos de ser (Padilha, 2000, p. 216).

Assim, falar de desenvolvimento do processo de simbolização implica falar de desenvolvimento do processo de operação com signos. Explicando esse processo, Vygotsky (1998, p. 51) diz que: "a criança não deduz, de forma súbita e irrevogável, a relação entre o signo e o método de usá-lo". A atividade de utilização de signos surge em um processo de desenvolvimento de operações em que ocorrem transformações qualitativas. As operações com signos tornam-se complexas no curso do desenvolvimento da criança, no qual os sistemas psicológicos de transição estão entre o biologicamente dado e o culturalmente adquirido: "Interpretar e produzir signos – eis o processo de simbolização" (Padilha, 2000, p. 216).

No mundo histórico-cultural, menciona Castoriadis (1975), tudo está indissociavelmente ligado ao simbólico, embora não seja tudo sempre e diretamente símbolo. O simbólico encontra-se, em formas e graus diferentes, em todas as instituições sociais, particularmente na linguagem. Elas não se reduzem ao simbólico, mas são impensáveis fora dele. Ora, a ordem simbólica é uma produção do imaginário social da sociedade. Simbólico e imaginário constituem registros diferentes do mundo humano, mas estão intrinsecamente imbricados um no outro. O simbólico só existe a partir do imaginário, e esse só se objetiva no e pelo simbólico. A ordem simbólica impõe suas leis ao imaginário, mas não consegue neutralizar seu poder de produção. Isso explica a complexidade da realidade social e cultural da sociedade e suas múltiplas expressões. A ordem simbólica é constituinte do homem como indivíduo social.

A capacidade de produção imaginária que caracteriza o ser humano permite-lhe a construção de um universo simbólico que define a especificidade de sua natureza. A entrada nesse universo, pela sua apropriação pelos mecanismos de internalização e pela produção cultural, representa, para o recém-nascido, a razão de sua existência. A visão histórico-cultural do psiquismo embasa, assim, as perspectivas de uma psicologia concreta que explica a complexidade da vida humana, ao mesmo tempo que revela o papel da vida social e cultural.

A emergência da atividade simbólica constitui, tanto na história da espécie quanto na história pessoal de cada indivíduo, o ponto de passagem do plano natural para o plano cultural, planos que na filogênese aparecem separados, mas na ontogênese coincidem e se interpenetram (Vygotsky, 1997).

Em uma abordagem que considera o homem como ser biológico e social, como membro da espécie humana e sujeito participante de um processo histórico, Vygotsky ressalta a constituição do sujeito sociocultural. Quando afirma que é no plano das relações entre os sujeitos e no contexto das interações e significações sociais que as ações adquirem sentido, organizando a atividade mental, Vygotsky aponta o papel fundamental da linguagem no desenvolvimento psicológico, ressaltando o caráter de mediação e a dimensão simbólica que perpassa todo o processo de elaboração do funcionamento interno. Nesse processo de apropriação e elaboração da cultura, a linguagem e o sujeito emergem em uma relação de mútua constituição. Visto dessa maneira, o funcionamento mental não resulta de uma apropriação direta e passiva das formas sociais de ação, não se constitui como uma cópia do meio ambiente e também não se caracteriza como uma estrutura mental preexistente, inata, que se atualiza com o de-senvolvimento. A atividade mental configura-se como um mo-do de funcionamento que se cria pelo deslocamento da fonte de regulação para o sujeito (Leontiev, 1981).

Pino (2000) considera que a linguagem é totalmente permeada pela dimensão simbólica, sígnica e significativa da experiência humana. Por ser um dos primeiros sistemas de sig-nos que a criança utiliza, a linguagem é vista como elemento essencial de mediação na construção e no desenvolvimento de outras atividades representativas, portanto, simbólicas. Expli-citando a importância da linguagem nesse processo, como já citado, são considerados como suas esferas de atividade o gesto, a dramatização, o desenho, a literatura infantil e a escri-ta. A relação e inter-relação dessas atividades simbólicas serão centrais nas análises que se farão no decorrer deste trabalho.

Em fonoaudiologia, entretanto, a partir da perspectiva histórico-cultural, são escassas as referências sobre o circuito e o funcionamento das esferas simbólicas, sobre suas rela-ções, inter-relações e as possibilidades de sua interferência no desenvolvimento da linguagem e do sujeito surdo em seus aspectos constitutivos. E ainda, ao se pensar na apropriação da escrita da língua portuguesa, tendo como base lingüística a Língua Brasileira de Sinais (Libras), Lodi (2004) afirma que, no caso de surdos bilíngües, pouco se tem discutido a respeito de uma prática de leitura compreensiva e dialógica, centrada nos conhecimentos construídos no decorrer das práticas sociais cotidianas desse grupo social minoritário.

Considerando o espaço terapêutico fonoaudiológico como um lugar adequado para se desenvolver um trabalho que considere as questões citadas, parte-se também da premis-sa de quão importante pode ser para os sujeitos que procuram esse atendimento o diálogo entre a língua de sinais e a língua portuguesa, bem como a construção de conhecimentos partilhados pela emergência dos eventos discursivos construídos.

A forma como esses processos participam do desenvolvimento e constituição tanto do paciente surdo quanto de sua linguagem – como sujeito bilíngüe –, a consideração das esferas simbólicas da linguagem nas representações e significações, a concepção de linguagem como constitutiva do sujeito e sobre processos dialógicos que regem a interação como matriz de significação constituem-se o arcabouço teórico que embasa este trabalho.

Sujeitos surdos e o espaço terapêutico

Os sujeitos da pesquisa foram duas crianças surdas, aqui denominadas *J* e *LC*, ambas do sexo masculino, faixa etária de nove e dez anos, respectivamente, com diagnóstico audiológico de surdez profunda bilateral e queixa de atraso do desenvolvimento de linguagem.[1] Freqüentavam a mesma sala de 2ª série do ensino fundamental e estavam interessados pela escrita. Usuários tardios da Libras e filhos de pais ouvintes, estavam se apropriando da Libras ao mesmo tempo que eram solicitados a aprender o português, na modalidade escrita. Trata-se de uma língua da qual não eram usuários. Práticas de letramento comuns ao ambiente familiar eram pouco

---

1. Este estudo insere-se no Projeto de Pesquisa *"O papel do instrutor surdo no ensino de língua de sinais para a comunidade surda e familiares da clínica-escola de fonoaudiologia da Unimep"* – CEP/Unimep: 15/02, Conep: 196/96 – desenvolvido pelas pesquisadoras Profa. Dra. Cristina Broglia Feitosa de Lacerda, Profa. Dra. Sueli A Caporali e Profa. Dra. Ana Cláudia Lodi.

acessíveis a eles, já que suas famílias tinham domínio precá-
rio da língua de sinais. Por sua constituição como sujeitos
surdos e usuários da Libras, a escrita era algo novo e distante.

O atendimento terapêutico visava ao desenvolvimento
de linguagem. Foi conduzido em Libras e teve o objetivo de
facilitar a aquisição da linguagem escrita e a valorização de sua
função social, a partir do trabalho com as esferas simbólicas –
gesto, dramatização, jogos, contar e recontar histórias –, pri-
vilegiando o desenho. Para tal, em todas as sessões terapêuticas estavam presentes materiais como papel, cartolina, lápis de
cor, lápis grafite, giz de cera, caneta hidrocor, tinta e pincel.
Desenhar, folhear livros ilustrados, conhecer, contar e recontar histórias infantis, trabalhar com textos que pudessem ser
amplamente apreendidos e que fizessem sentido, procurar e
discutir significados, assistir a vídeos e utilizar jogos no com-
putador referentes às histórias, dramatizar, gestualizar e brincar foram as atividades sígnicas prioritárias do trabalho com a
linguagem no contexto terapêutico, para então se chegar ao
texto escrito do português, língua cuja modalidade precisava
ser significada simbolicamente para poder ser compreendida.

No espaço clínico também era oferecida a oportunidade para expansão do conhecimento em Libras, a partir de
oficinas de Libras conduzidas por um educador surdo adulto e fluente em Libras, cujo objetivo era ampliar os conhecimentos dos interlocutores nessa língua, consolidando-a.

Os dados foram coletados[2] ao longo de um ano de trabalho terapêutico, organizados em relatórios das 27 sessões

---

2. Pesquisa desenvolvida na Clínica-Escola de Fonoaudiologia da Universidade Metodista de Piracicaba, Unimep, Setor de Surdez, supervisionado pela
Profa. Dra. Ana Cláudia Balieiro Lodi.

semanais registradas, cada uma de sessenta minutos. Além disso, foram feitas trinta horas de filmagens transcritas.

Sentidos e significações favorecendo a emergência do interesse pela escrita

As observações feitas fortalecem o argumento da importância da língua de sinais no trabalho terapêutico fonoaudiológico, bem como da presença do instrutor surdo bilíngüe, para que as possibilidades do desenvolvimento lingüístico e cognitivo sejam alcançadas e contemplem os aspectos biopsicossociais das crianças que participam desse atendimento. Para discutir a importância da diversidade de níveis de desenvolvimento e de experiência para a apropriação do conhecimento historicamente produzido, fez-se, nesse espaço terapêutico, uma proposta em que se considera o contexto social em que a linguagem se insere, e, nesse sentido, as disposições para se adquirir e se desenvolver linguagem não foram entendidas como individuais, mas sim como papéis sociais desenvolvidos pela terapeuta, instrutora de sinais e pelas crianças atendidas.

Na terapia fonoaudiológica foram criadas situações reais de trocas e de partilha sociolingüística, já que gestos, palavras, sinais e todo aparato comunicativo foram significados nas atividades propostas. Além disso, a experiência com atividades imaginativas de outros – terapeuta, instrutora de sinais, autores, personagens e crianças – envolvidos no brincar, no desenhar, no pintar, no contar e recontar histórias, presentes nas atividades, levou-os a elaborar suas próprias experiências de criatividade, atenção, memória e observação.

Assim, serão apresentados episódios que pretendem revelar aspectos da inter-relação das atividades simbólicas, e os modos como essa inter-relação incidiu sobre tentativas de produção e apropriação da linguagem escrita pelos surdos.

Episódio 1

Contexto

Em uma sessão com revista sobre veículos, tesoura, cola, cartolina, lápis grafite, caneta hidrocor, lego, posto de gasolina de brinquedo e carrinhos, uma das crianças, *LC,* se levantou da cadeira e começou a encenar, por meio de gestos, que estava dirigindo uma moto (pernas flexionadas, mãos como se estivessem segurando o guidão e imitação do som da moto). A outra criança, *J,* estava recortando algumas figuras de carros, mas sua atenção se voltou para o amigo, quando esse simulou um acidente, caindo no chão e desmaiando. *J* e a terapeuta correram até ele e fizeram de conta que chamaram a ambulância. *LC* então acordou, começou a mancar e a segurar sua cabeça, sugerindo ferimentos nessas partes do corpo. Em seguida, dirigiu-se à lousa e escreveu *moto* e *carro*. *J* seguiu-o, mas não escreveu, e sim desenhou um caminhão. Voltaram a se sentar e colaram as figuras de carros e motos, já recortadas, em uma cartolina, individualmente.

Assim que terminou, *J* começou a montar carrinhos com as peças de "lego", brincando e colocando-os no posto de gasolina. *LC* preferiu continuar a atividade com a cartolina, e dessa vez escreveu *motos* e *carros* junto aos recortes de gravuras. *J,* então, incentivado por *LC* e motivado com sua montagem e produção, elogiada pela terapeuta, escreveu também a palavra *carro* na sua cartolina.

Nota-se, aqui, que a linguagem, com seu potencial de representar tanto objetos e ações quanto as condições nas quais objetos e ações se inter-relacionam, cria a possibilidade de planejamento conjunto, de ações imaginárias e de conhecimento que acontecem sempre entre pessoas, revelando o caráter de partilha das atividades sociais. O imaginário é trazido como forma de interpretar o real. É pelo jogo dramático que *LC* e *J* dialogam, se aproximam e constroem uma produção conjunta na lousa. É a partir dela que os conhecimentos anteriores de *LC* sobre a escrita se mostram pertinentes e são apresentados, provocando em *J* interesse e também uma produção escrita.

Mesmo aquelas atividades executadas individualmente, como a encenação de *LC* ou o brincar sozinho de *J*, demonstram que os processos de produções de desenho e escrita são frutos da vivência social, evidenciando que os interesses de cada criança explorados na terapia transformam-se em idéias para expandir o conhecimento do outro.

Episódio 2

Contexto

No espaço terapêutico fonoaudiológico, o desenvolvimento da linguagem propicia novas oportunidades de aprendizagem e de crescimento pela criação da zona de desenvolvimento proximal, isto é, em todas as sessões, as crianças puderam desenvolver, nas atividades individuais e/ou conjuntas, a compreensão de suas dificuldades, inicialmente com o auxílio da terapeuta e da instrutora de sinais, e, posteriormente, de modo independente, possibilitando saltos qualitativos em seu desenvolvimento.

Para tanto, e dentro da temática da história "Rei Leão", no trabalho clínico-terapêutico, foram continuamente explorados filmes de vídeo, livros de história, livros de atividades, CDs-ROM de jogos, miniaturas dos personagens principais, lince, jogo da memória e desenho, para se chegar ao texto escrito, forma de representação do português, rejeitada inicialmente pelas crianças dadas as suas dificuldades de aprendizagem e compreensão. Mas, no final do processo terapêutico registrado, observou-se uma mudança positiva diante das atividades de leitura e escrita.

Em um primeiro momento, a terapeuta e as crianças, cada uma com um livro do "Rei Leão", passavam o dedo em cada linha do texto escrito, procurando, por meio da leitura, identificar palavras e nomes conhecidos. As crianças começaram a fazer marcações no livro: *LC* sublinhou uma frase e o nome dos personagens. Foi possível construir uma atitude de leitor com habilidade de decodificar símbolos escritos aliada à capacidade de integrar informações, e de captar significados em um texto portador de sentidos, sentidos esses já conhecidos e trabalhados, e que puderam, por isso, ser buscados na associação de figuras/ilustrações e texto escrito.

Por sua vez, *J*, inicialmente, sublinhou uma palavra que começava com letra maiúscula e no início do texto, buscando apontar o nome de um dos personagens. Ele destacou a palavra *Machucado* para designar *Mufasa*, apoiado nos conhecimentos que tinha sobre a escrita e sobre a história trabalhada. Ele mostrou ter compreendido alguns aspectos da escrita formal (talvez conhecimentos trazidos da vivência escolar: letra maiúscula é usada em nomes próprios), pôde apresentar isso e, quando lhe foi explicado o significado da palavra por ele sublinhada, questionando-o se essa palavra assemelhava-se ao nome do personagem ilustrado, e sempre relacionando figura/nome escrito, ele recomeçou na sessão seguinte a apagar o primeiro nome sublinhado e a marcar adequadamente, e com maior facilidade, os nomes que mostrava conhecer, ressignificando-os. A partir dos debates propostos no espaço terapêutico foi possível construir significados e refletir sobre o que foi lido, monitorar a compreensão e modificar previsões iniciais sobre o sentido da palavra, tirando conclusões e entendendo o conteúdo do texto.

Em outro momento, as crianças começaram a escrever no papel o que haviam sublinhado no livro. Considerando que as crianças sempre apresentaram uma grande resistência à leitura e escrita de textos, tampando sempre a escrita de parte de alguma história como que para fugir dela, ressalta-se a importância da produção e da leitura apoiada nos desenhos/ilustrações, interessantes e significativos para elas. A exposição constante e motivadora dessas imagens visuais propiciou o início dos processos de aprendizagem da escrita, tornando-se instrumentos facilitadores na compreensão do texto lido, no reconhecimento de nomes, palavras e frases, e no aumento do vocabulário dessas crianças que buscavam ser bilíngües.

Enquanto escreviam palavras que conheciam e faziam sentido, *LC* trocou uma letra do nome de um personagem – Na*t*a –, o que foi imediatamente percebido por *J*, que chamou sua atenção para o fato, e mostrou no livro a grafia correta: Na*l*a. Abre-se a possibilidade de registro, querer escrever o que se sabe e conhece. A atitude de *LC* e de *J* indica que para eles não serve qualquer escrita, há um padrão que precisa ser respeitado e o livro pode servir como referência para averiguar modos-padrão da produção escrita do português, apontando para um conhecimento social relevante sobre a escrita. Esse dado denota a importância, para as crianças surdas, de interagirem com o conteúdo de histórias, de entrarem em contato com elas por múltiplas vias simbólicas visando à construção de sentidos, sobre a história (conteúdos) e sobre modos possíveis de representá-la (escrita).

Esse momento de observação no trabalho do amigo concomitante à escrita do texto demonstrou o desenvolvimento e aprendizagem de *J*, que estava atento e interessado no processo da leitura e escrita. Esse fato revela que a dupla instaurou possibilidades que fizeram que a dificuldade de um sujeito pudesse ter sua re-significação pelo outro sujeito da dupla.

Na terapia fonoaudiológica o desenvolvimento é considerado um processo contínuo que envolve movimentos cíclicos, individuais e coletivos. As descobertas, os conflitos e tensões da dupla (*LC* emburrou momentaneamente por ter sido corrigido) puderam ser administrados e traduzidos em possibilidades consideradas promissoras, produtivas e indicadoras do desenvolvimento sócio-lingüístico-comunicativo.

Para *J* e *LC* a escrita era inicialmente considerada algo inacessível: não era a representação da língua falada e não tinha correspondência direta com a língua de sinais. Levar as crianças a conhecer e se apropriar desse objeto – temática do "Rei Leão" –, estabelecer sentido/significado, identificar o texto pelo livro, pelo filme, pela Libras, pela dramatização, pela imagem, pelo jogo, pode se configurar como caminho adequado e possível para o acesso à escrita, como também um modo simbólico de representação. Ao final de 27 sessões, as crianças buscavam significados na escrita, começaram a ler

procurando sentido, não apenas como copistas ou com palavras decoradas, que se reduzissem à mera reprodução, mas
como algo que favorecia sua inserção social e apropriação
cultural em uma sociedade letrada.

Considerações finais

As análises evidenciaram o uso das atividades simbólicas como instrumento clínico eficaz e propulsor do desenvolvimento da linguagem de crianças surdas. Apontaram
também para sua capacidade de promover a construção de
conhecimentos e enriquecimento das práticas sociais. O processo terapêutico fonoaudiológico, que aborda e explora a
imersão da criança surda no universo simbólico, permite a relação, a inter-relação e a reflexão sobre signos, favorece a articulação entre língua e recursos expressivos, propiciando o
seu desenvolvimento pleno como ser comunicante.

Conclui-se que as práticas culturais e sociais são práticas discursivas, e a verdadeira essência do comportamento
humano complexo é a atividade simbólica da linguagem – gesto, dramatização, desenho, histórias, jogo, brincadeira, escrita – como função organizadora específica para lançar, explicar e expandir novas aquisições de conhecimento. Trabalhar,
então, com as esferas simbólicas da linguagem, aliadas ao uso
da língua de sinais e perpassadas pelos processos interacionais
e semióticos, com apoio focado na significação, pode assegurar às crianças surdas o aprendizado da leitura e escrita da língua portuguesa, que cumpre sua função social de fazer pensar, julgar e compreender o mundo das letras.

Referências bibliográficas

CASTORIADIS, C. *L'institution imaginaire de la société*. Paris: Seuil, 1975.

FERREIRA, S. *Imaginação e linguagem no desenho da criança*. Campinas: Papirus, 1998.

HARISSON, K. M. P. *et al.* Âmbito: atuação fonoaudiológica e língua de sinais. *Revista da Fonoaudiologia*, 2ª Região SP, n. 53, out./nov./dez. 2003.

LACERDA, C. B. F. de. *Inter-relação entre oralidade, desenho e escrita* – O processo de construção do conhecimento. Taubaté: Cabral, 1995.

LACERDA, C. B. F. de; MANTELATTO, S. A. C. As diferentes concepções de linguagem na prática fonoaudiológica. In: LACERDA, C. B. F. de *et al.* (org.). *Surdez e abordagem bilíngüe*. São Paulo: Plexus, 2000.

LEONTIEV, A. N. The problem of activity in psychology. In: WERTSCH, J. V. (ed.). *The Concept of Activity in Soviet Psychology*. Armonk, New York: M. E. Sharpe, 1981.

LODI, A. C. B. Educação bilíngüe para surdos. In: LACERDA, C. B. F. de *et al.* (org.). *Surdez e abordagem bilíngüe*. São Paulo: Plexus, 2000.

_____. *Oficinas de leitura com surdos*: processos interacionais e lingüísticos. 2004. (Inédito)

LURIA, A. R. O desenvolvimento da escrita na criança. In: VYGOTSKY, L. S.; LURIA, A. R.; LEONTIEV, A. N. *Linguagem, desenvolvimento e aprendizagem*. São Paulo: Ícone, 1988.

_____. *Desenvolvimento cognitivo*: seus fundamentos sociais e culturais. São Paulo: Ícone, 1990.

MARTINS, V. A função social da leitura. In: *Psicopedagogia on line*. 2005. Disponível em <www.psicopedadagogia.com.br/opinião>.

PADILHA, A. M. L. Práticas educativas: perspectivas que se abrem para a educação especial. *Educação & Sociedade*, ano XXI, v. 71, julho 2000.

PINO, A. O social e o cultural na obra de Vigotski. *Educação & Sociedade*, ano XXI, v. 71, p. 45-78, julho 2000.

SILVA, D. N. H. *Como brincam as crianças surdas.* Campinas, 1998. Dissertação (Mestrado) – Faculdade de Educação. Universidade Estadual de Campinas.

VYGOTSKY, L. S. *Pensamento e linguagem.* São Paulo: Martins Fontes, 1991.

_____. O método instrumental em psicologia. In: _____. *Teoria e método em psicologia.* São Paulo: Martins Fontes, 1996.

_____. The History of the Development of Higher Mental Functions. In: _____. *The collected works.* New York: Plenum Press, 1997. v. 4.

_____. *A formação social da mente.* São Paulo: Martins Fontes, 1998.

_____. *A construção do pensamento e da linguagem.* São Paulo: Martins Fontes, 2002.

VYGOTSKY, L. S. *et al. Linguagem, desenvolvimento e aprendizagem.* São Paulo: Ícone, 1988.

WERTSCH, J. V. *Voices of mind*: a sociocultural approach to mental action. Cambridge, MA: Harvard University Press, 1991.

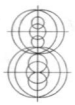

Leitura em segunda língua: um estudo com surdos adultos

Ana Claudia Balieiro Lodi

Introdução

Ao longo das últimas duas décadas, a comunidade de surdos tem reivindicado o direito a uma educação bilíngüe que considere e utilize a língua brasileira de sinais (Libras) nos espaços escolares, base lingüística para que possa se apropriar da linguagem escrita da língua portuguesa. No entanto, as questões educacionais que envolvem essa parcela da população não podem ser reduzidas, unicamente, à diferença lingüística, como tem sido feito no decorrer da história educacional dessa população. Elas devem se inscrever em uma discussão maior, relativa às políticas educacionais como um todo, especialmente no que se refere à desigual distribuição dos bens culturais e à diversidade nos tipos e níveis de letramento.

No que se refere à desigual distribuição dos bens culturais, deve-se considerar que, desde o período de colonização da América Latina, a linguagem escrita tem se constituído como uma marca de poder, como a linha divisória entre as classes sociais e, portanto, como o instrumento de perpetuação das elites (Rama, 1996). A imposição cultural e ideológica realizada por seu intermédio tem se caracterizado por uma educação que busca o "apagamento" das diferenças, a homogeneização lingüística que desvaloriza, por não considerar, a diversidade de linguagens em circulação em nosso cotidiano. Ou seja, pela escrita, impõe-se uma norma – culta, gramatical, desvinculada e destacada da realidade social da maioria da nossa população –, impossibilitando, dessa forma, que essa tenha acesso aos instrumentos culturais escritos.

No que diz respeito às diferenças nos tipos e níveis de letramento, esses processos só podem ser discutidos se houver um deslocamento da concepção de escrita que tem sido tradicionalmente assumida. Na década de 1990, com os estudos realizados a partir de uma perspectiva sócio-histórica, houve uma transformação nos modos de se compreender a linguagem escrita: essa, que anteriormente era tratada como uma modalidade de representação da linguagem oral, passa a ser concebida em relação direta com os valores socioculturais. As linguagens escrita e oral são, então, consideradas como pertencentes a um contínuo, não polarizado, de desenvolvimento, estabelecendo relações múltiplas e dialéticas em uma mesma atividade/prática social.

Diversos trabalhos foram desenvolvidos (Dauden, 1994; Rojo, 1998, 1999 e 2001; Mayrink-Sabinson, 1998, entre outros), nos quais é possível se observar que as práticas de letramento têm seu início muito antes de as crianças começarem uma aprendizagem formal (escolar) da escrita. Essas práticas são desenvolvidas com base em diferentes situações em que a escrita se constitui como parte fundamental na construção de sentidos (no discurso oral), nas relações estabelecidas nas diversas *agências de letramento* (família, igreja, escola, entre pares). Esses eventos influenciam o desenvolvimento das crianças, que passam a se relacionar de maneira privilegiada com a linguagem escrita, constituindo-se como sujeitos letrados (Rojo, 2001).

Essa forma de se conceber o letramento implica, assim, a necessidade de rever as questões que envolvem o ensino da leitura desde suas bases, numa transformação radical nas condições de acesso à linguagem escrita e, portanto, nas condições pelas quais se aprende a ler, a partir da consideração dos usos sociais da linguagem e da diversidade e pluralidade sociocultural que a constitui.

Partindo desses pressupostos, foi desenvolvido um estudo com um grupo de surdos adultos com o objetivo de compreender as práticas de leitura desenvolvidas por esses sujeitos quando na relação com textos escritos em português a partir de interações discursivas em Libras.

Para o desenvolvimento deste trabalho, assumiu-se como paradigma a teoria enunciativa de Bakhtin, e, portanto, a leitura foi compreendida como um processo de compreensão ativa, no qual os múltiplos sentidos em circulação no texto são constituídos com base em uma relação dialógica estabelecida entre autor e leitor, entre leitor e texto, e entre os múltiplos enunciados, as múltiplas vozes e linguagens sociais que ecoam no texto. Um momento de constituição do texto, um processo de interação verbal, na medida em que nela se desencadeia o processo de significação.

A linguagem e sua natureza dialógica: a construção de sentidos na leitura

O discurso, para Bakhtin (1997, p. 181), é concebido como *a língua em sua integridade concreta e viva* que, ao materializar-se nas enunciações, se constitui como o verdadeiro campo da vida da língua. Sua natureza é *dialógica*, ou seja, fazem-se nele presentes diversos estilos de linguagem, dialetos sociais e territoriais que convivem e dialogam, nem sempre de maneira harmônica, nos processos de interação verbal.

As relações *dialógicas*, embora pertencentes ao campo do discurso, são tidas, para Bakhtin (1997), como extralingüísticas, existindo, apenas, se materializadas no discurso, se personificadas na linguagem, se tornadas enunciados, convertendo-se em diferentes posições de distintos sujeitos expressas na linguagem. Melhor dizendo, as relações dialógicas só existem ao serem enunciadas, ao ganharem um autor, criador de um dado enunciado, cuja posição social (ideológica) é por elas expressa. Segundo Brait (1997, p. 98), *dialogismo* é, assim, o *elemento que instaura a constitutiva natureza interdiscursiva da linguagem.*

Desse modo, o enunciado nunca é único e monológico, pois só existe na cadeia da comunicação verbal e, como um todo, é delimitado e constituído por outros enunciados. Todo enunciado tem um começo e um fim, mas ele nunca está isolado da cadeia discursiva que compõe a interação verbal: antes do início de um enunciado há os enunciados dos outros e, após o seu final, os enunciados-resposta dos outros; constitui-se, assim, na esfera do já-dito, ao mesmo tempo que se orienta para o ainda não-dito do discurso-resposta. Fruto da interação verbal, a enunciação tem na palavra o território comum ao locutor e ao interlocutor, e, assim, seus sentidos são determinados pelo contexto enunciativo particular.

Como a linguagem representa sempre um ponto de vista particular sobre o mundo, já que é saturada de ideologia, há, nesses vários discursos que se entrelaçam sobre um mesmo objeto, acentos sociais diversos, configurando, assim, o que Bakhtin (1998) chamou de *plurilingüismo* social. Como em cada época histórica da vida verbal e em cada camada social há uma linguagem, em cada momento coexistem linguagens de diversas épocas e de diversas acentuações sociais. Assim, a linguagem é *pluridiscursiva* em cada momento de sua existência, tanto no plano social quanto no histórico. Na mistura de duas linguagens sociais no interior de um mesmo enunciado há, assim, o encontro de duas consciências lingüísticas separadas por uma época, por uma diferença social ou por ambas.

O sentido do enunciado é, portanto, construído na interação verbal, atualizado no contato com outros sentidos, na relação entre interlocutores dialogicamente constituídos. Ele procede de dois sentidos que se encontram, existindo, apenas, se na relação de um com o outro, como um elo de uma cadeia de sentidos. Compreender um enunciado é, portanto, adotar uma atitude responsiva ativa, de constante elaboração, que ocorre desde o início do discurso; significa orientar-se em relação à enunciação de outrem encontrando seu lugar adequado no contexto correspondente.

Além disso, para Bakhtin (2000a), toda enunciação é elaborada segundo as condições da atividade, que determinam, por sua vez, formas específicas de enunciados – os *gêneros do discurso*. A riqueza e a variedade dos gêneros do discurso são infinitas, assim como é inesgotável a variedade de atividades humanas. Em cada esfera de atividade há um repertório de gêneros discursivos possíveis que, segundo os processos evolutivos vivos da língua, vão diferenciando-se e ampliando-se juntamente com a evolução da esfera.

As formas da língua, assim como os gêneros do discurso, são introduzidas em nossa experiência e consciência sem que sua correlação seja rompida; ambos organizam as diferentes atividades discursivas. Entretanto, em comparação com as formas lingüísticas, os gêneros discursivos mostram-se mais flexíveis, pois variam conforme as circunstâncias, a posição social e a relação entre os parceiros da enunciação. Assim, dependendo da especificidade do gênero, há a seleção das palavras a serem utilizadas no discurso; essas são tiradas de outros enunciados pela semelhança com o gênero em questão. Desse modo, ao realizarmos um discurso, fazemos circular palavras nossas e dos outros, em uma interação discursiva contínua.

Essa inter-relação discursiva é demarcada pela entonação no discurso oral, e no escrito é percebida pelo contexto que envolve o discurso do outro e pela situação transverbal que sugere a expressão apropriada. Portanto, um enunciado volta-se tanto para o objeto do discurso como para os outros discursos sobre o objeto, conferindo à fala e à escrita uma constituição dialógica. Desse modo, "não se pode falar de gêneros sem pensar na esfera de atividades em que eles se constituem e atuam, aí implicadas as condições de produção, de circulação e de recepção..." (Brait, 2000, p. 18).

Um outro ponto que merece ser assinalado refere-se à forma como o texto é concebido. Um texto nunca pode ser tomado isoladamente, desconsiderando-se a situação social que o engendra e os demais textos com que dialoga, pois ele nasce de uma situação extraverbal e com ela mantém uma conexão direta, constitutiva de sua significação. O contexto extraverbal do enunciado compreende três fatores: "1) o horizonte espacial comum dos interlocutores (a unidade do visível) [...]; 2) o conhecimento e a compreensão comum da situação por parte dos interlocutores; e 3) sua avaliação comum dessa situação" (Volochinov, 1976, p. 5).

Há, assim, uma complexa interdependência entre o texto e o contexto que o elabora e o envolve. Além disso, a relação entre os interlocutores do discurso não pode ser desconsiderada, pois todo texto permanece na fronteira de duas consciências, de dois sujeitos. Um enunciado sempre une, como co-participantes, os sujeitos da situação, que a conhecem e a avaliam. Dessa forma, um texto é constituído pela realização lingüística e por uma parte presumida, pelo não-dito.

Ler significa, então, entrar em diálogo com suas próprias palavras (internas) e com as palavras do(s) outro(s), construídas durante a história de cada um; é construir sentidos com base num processo responsivo ativo, numa relação dialógica estabelecida com o plurilingüismo social em circulação no texto. É, também, deparar com outra(s) cultura(s) constituída(s) e constitutiva(s) da(s) língua(s).

No caso dos surdos, está em jogo, ainda, nas atividades de leitura, uma relação interdiscursiva no interior de duas línguas – a língua portuguesa (que assume o *status* de língua estrangeira ou segunda língua) e a Libras.

Conforme discutiu Revuz (1998), mesmo inserida na cadeia interdiscursiva e tratada como signo, a palavra estrangeira promove no aprendiz a ilusão de que existe apenas um único ponto de vista sobre as coisas, o que leva a supor que seja possível uma tradução termo a termo. No entanto, ler uma segunda língua é defrontar-se com expressões, com palavras que carecem de sedimentação, pois trazem em si valores socioculturais diversos daqueles constitutivos da primeira língua. Para superar essa dificuldade, o aprendiz deve desenvolver o sentimento de estar diante de uma outra cultura, de uma comunidade lingüística que o está acolhendo como estrangeiro na língua e, portanto, experimentar um sentimento de deslocamento em relação à sua comunidade lingüística.

No caso dos surdos, essas questões sofrem de um agravamento, pois, historicamente, a Libras não tem sido reconhecida e, como conseqüência, acaba sendo "apagada" socialmente e descaracterizada nos processos de ensino-aprendizagem da língua portuguesa. Pode-se dizer que o processo de "apagamento" e de "descentralização" das línguas de sinais entrelaça-se e confunde-se com a própria história de língua. No Brasil, o plurilingüismo constitutivo da língua brasileira de sinais foi tomado, por muito tempo, como fator de desestabilização da língua e, conseqüentemente, houve a manutenção da hegemonia da língua portuguesa. As *forças centrípetas* de unificação lingüística e de centralização ideológico-cultural, nesse caso, tiveram sua ação em dois sentidos diferentes: na própria constituição da Libras e na relação estabelecida com o português. Tal foi a força desses movimentos que apenas no ano de 2002 essa língua foi oficialmente reconhecida (Lei 10.436/02).

Decorrem, assim, os seguintes questionamentos: como, a partir da interdiscursividade constitutiva da Libras, estabelecer uma relação com a interdiscursividade constitutiva da escrita em português? Como, dada a materialidade distinta das duas línguas, possibilitar o estabelecimento de relações dialógicas entre os surdos e a língua portuguesa escrita e, dessa forma, lidar com a língua a partir de sua heterogeneidade e polissemia?

O que se impõe nessas questões é uma problemática que envolve a própria concepção de discurso e, portanto, a necessidade de tomá-lo em sua dinâmica viva, constitutiva da linguagem e dos sujeitos. Nessa perspectiva foi desenvolvida uma pesquisa (Lodi, 2004), na qual se baseou este estudo.

Procedimentos da investigação

O trabalho de campo consistiu na realização de nove oficinas de leitura com um grupo de surdos adultos, considerando a situação bilíngüe que caracteriza esse grupo social como usuários da Libras e da língua portuguesa, nas diferentes situações cotidianas. Desse modo, toda interação discursiva estabelecida no grupo ocorreu em Libras; a língua portuguesa fez-se presente, apenas, nos aspectos verbais do texto.

As oficinas foram desenvolvidas na Clínica de Fonoaudiologia da Universidade Metodista de Piracicaba (Unimep), uma vez por semana, durante noventa minutos. Todos os encontros foram filmados e transcritos pela pesquisadora.[1] O grupo foi composto pela pesquisadora e por sete adultos surdos,[2] cuja idade variava entre 21 e 32 anos. Todos os sujei-

---

1. No decorrer do trabalho e nos episódios que serão apresentados, será feita referência à autora como pesquisadora.

2. Para efeito desta pesquisa, foram usados codinomes. Os sujeitos surdos que participaram das oficinas que serão discutidas neste texto foram: Adriana, Débora, Karen e Letícia. Nos episódios que serão apresentados a seguir, serão utilizadas as iniciais desses nomes.

tos surdos freqüentaram escolas regulares de ensino, apresentavam grau de escolaridade variado e relataram muitas dificuldades em ler e em escrever, razão pela qual alguns abandonaram seus estudos e, posteriormente, procuraram a Clínica de Fonoaudiologia da Unimep.

Considerando que a apropriação do português escrito por esses sujeitos deva ocorrer a partir de práticas discursivas que levem em conta o contexto enunciativo, o plurilingüismo e a heterogeneidade constitutiva da linguagem, buscou-se, no espaço das oficinas, a imersão do grupo em práticas de leitura que considerassem a linguagem escrita em sua dinâmica discursiva. A seleção dos textos foi feita pelo grupo e o material escolhido para leitura consistiu em: quatro textos de circulação impressa – um do gênero receita e três do gênero reportagem de revista – e um de circulação em meio digital – um texto do gênero artigo assinado.

Para a análise dos dados, procurou-se descrever e compreender a lógica interna, a dinâmica e as contradições dos processos envolvidos nos usos da(s) linguagem(ns) em Libras e em língua portuguesa, considerando-se os contextos socioculturais (e, portanto, históricos) dos participantes e os eventos intersubjetivos em jogo no espaço das oficinas.

Os princípios que nortearam a análise do *corpus* tiveram como base as três premissas descritas por Bakhtin & Volochinov (1999). Dessa forma, a análise partiu da situação social ou de enunciação para o gênero/enunciado/texto e, posteriormente, para as formas lingüísticas (Rojo, no prelo). Aproximou-se, também, da *análise microgenética* realizada nos estudos desenvolvidos à luz de uma perspectiva vygotskyana, nos quais se enfatiza a necessidade de um estudo minucioso dos processos em foco, buscando compreender sua gênese social (e, portanto, socioideológica) e suas transformações no curso dos eventos observados (Góes, 2000).

O recorte que será apresentado neste trabalho refere-se à leitura de dois textos: uma receita[3] e um texto do gênero reportagem de revista.[4]

Oficinas bilíngües de leitura: apresentação e análise dos dados

Na leitura dos textos abordados no espaço das oficinas, observou-se que o grupo de surdos fez uso, basicamente, de dois tipos de práticas letradas: uma voltada aos aspectos verbais-textuais, que enfatizou os itens lexicais; e outra que tomou como base os conhecimentos construídos pelos sujeitos no decorrer de suas práticas sociais cotidianas. Por intermédio dessa segunda prática, os sujeitos surdos puderam trazer suas histórias para dialogar com os textos e com o grupo, e foi sobre elas que diferentes sentidos puderam ser construídos durante as leituras.

O texto do gênero receita diferenciou-se de forma considerável dos demais, mostrando-se um "instrumento" facilitador para a prática de leitura. Essa maior facilidade observada pode ser compreendida como decorrente da proximidade de seus aspectos verbais com aqueles dos gêneros discursivos primários; portanto, por ser um gênero da esfera do cotidia-

---

3. Bolo com creme de leite. *Revista Nova*, n. 8, agosto de 1998.
4. "O mundo aos pés de Júlia". *Revista Claudia*, n. 5, ano 40, maio de 2001.

no, permitiu o estabelecimento de um diálogo do texto como a história dos sujeitos. Além disso, possibilitou o reconhecimento de algumas práticas vivenciadas pelos surdos que apontaram para a existência, nesse grupo, de formas organizacionais sociais muito próximas daquelas descritas em sociedades orais sem escrita, cujas aprendizagem e apropriação dos conhecimentos caracterizam-se, principalmente, por práticas sociais "orais".[5]

Segundo Lahire (1993), as formações sociais orais implicam uma vida incorporada, na qual os saberes são imanentes às situações de uso particulares. Assim, toda aprendizagem se dá pelo fazer e pelo ver-fazer. A linguagem em questão é aquela *da* e *na* prática, em vez daquela *sobre* a prática, característica das formações sociais escriturais. Os sujeitos são postos, dessa forma, nas práticas do fazer e do dizer, e nesse fluxo é que ocorre sua aprendizagem.

A familiaridade com o gênero receita possibilitou que as práticas sociais "orais", as atividades de linguagem cotidianas, fossem mediadoras para a compreensão responsiva do texto, num contínuo de construção de sentidos que envolveu tanto o "oral" como o escrito. A compreensão ativa da leitura tornou-se possível, assim, pela relação (inter)discursiva construída com base na prática e, portanto, na relação dos sujeitos na linguagem, num resgate da história de cada um. Assim, a linguagem escrita da língua portuguesa pôde ser

---

5. O conceito *práticas sociais orais* foi usado para caracterizar aquelas interações que prescindem da escrita. Quando em referência ao grupo de surdos, como as interações foram construídas em Libras, o termo oral foi grafado entre aspas; quando essas práticas fizeram referência a organizações sociais não especificadas, esse mesmo termo foi utilizado sem aspas.

(re)significada a partir dos aspectos socioculturais e lingüísticos constitutivos dos sujeitos.

Observou-se, porém, que os sujeitos surdos, em alguns momentos, tenderam a tratar a linguagem escrita de maneira dissociada e distanciada de suas vivências, buscando construir sentidos à sua leitura a partir das formas lingüísticas isoladas e tidas como possuidoras de significação única.

Lahire (2002), ao discutir essa prática de leitura, apontou que o distanciamento da linguagem de seus diversos contextos sociais faz que o sujeito que estava *na* linguagem tenha que deparar com ela *diante de si*, devendo, portanto, observá-la, dividi-la e classificá-la; além disso, leva o sujeito a conscientizar-se da linguagem apenas em sua materialidade, buscando as leis específicas de seu funcionamento, as regras que regem sua estruturação interna. Assim, pode-se dizer que essa prática de leitura incide sobre a "língua" e não sobre a "linguagem".

Essa forma particular de relação com a linguagem no gênero receita pode ser observada no *Episódio 1*, quando na leitura de "clara" na lista dos ingredientes, em oposição à leitura de "claras em neve" presente no modo de fazer (*Episódio 2*).

Observa-se, nesse episódio, que Débora, ao ler o enunciado "3 claras de ovos", atribui a ele o sentido de claras em neve, tomando como base sua vivência, a prática de cozinhar construída em seu cotidiano. Essa leitura foi, nesse momento, complementada pela pesquisadora com a atribuição do adjetivo "branca" a claras, demonstrando, com sua enunciação, compartilhar com Débora da mesma avaliação da situação e, conseqüentemente, do tema.

Episódio 1[6]

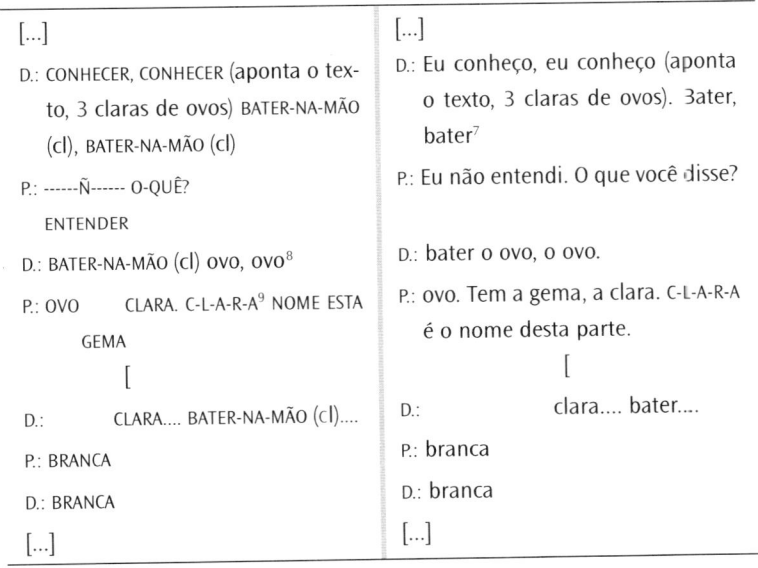

[...]	[...]
D.: CONHECER, CONHECER (aponta o texto, 3 claras de ovos) BATER-NA-MÃO (cl), BATER-NA-MÃO (cl)	D.: Eu conheço, eu conheço (aponta o texto, 3 claras de ovos). Bater, bater[7]
P.: ------Ñ------ O-QUÊ? ENTENDER	P.: Eu não entendi. O que você disse?
D.: BATER-NA-MÃO (cl) OVO, OVO[8]	D.: bater o ovo, o ovo.
P.: OVO CLARA. C-L-A-R-A[9] NOME ESTA GEMA	P.: ovo. Tem a gema, a clara. C-L-A-R-A é o nome desta parte.
[	[
D.: CLARA.... BATER-NA-MÃO (cl)....	D.: clara.... bater....
P.: BRANCA	P.: branca
D.: BRANCA	D.: branca
[...]	[...]

Posteriormente, no entanto, durante a leitura do modo de fazer, ao deparar com o nome "claras em neve", Débora realiza a seguinte leitura:

---

6. Como todo processo discursivo, nos espaços das oficinas, ocorreu em Libras, os episódios foram apresentados e analisados respeitando-se as especificidades enunciativas nessa língua. No entanto, a fim de garantir a compreensão de leitores que desconhecem essa língua, os episódios serão apresentados nas duas línguas. Na coluna da esquerda constam os enunciados em Libras e na da direita, a tradução dos mesmos para o português.

7. Em Libras, essa enunciação pode ser compreendida também como claras em neve.

8. Compreende-se essa dupla sinalização de "ovo" como um processo discursivo de sinonímia em Libras, utilizado por Débora como forma de assegurar a compreensão da pesquisadora, na medida em que ela refere não haver entendido sua enunciação anterior – BATER-NA-MÃO (cl).

9. Notação que indica uso do alfabeto digital.

Episódio 2

[...]	[...]
D.: CONHECER NEVE, PARECER CHUVA NEVE	D.: Eu conheço neve, neve parece chuva
P.: MAS DAR-SENTIDO NEVE BOLO? Pro$_{2(A)}$ ACHAR O-QUÊ?	P.: mas dá sentido neve no bolo? O que você acha, A.?
D.: DESCULPAR (rindo)	D.: desculpa (rindo)
P.: DESCULPAR PRECISAR NÃO. Pro$_1$ ENTENDER COISAS PORTUGUÊS DIFÍCIL. Pro$_{1P}$ TRABALHAR, PRO$_{2P}$ ENTENDER. Pro$_{2P}$ LER C-L-A-R-A-S#E-M#N-V-E[10]. TUDO. Pro$_{2P}$ CONHECER?	P.: não é preciso se desculpar. Eu entendo que há coisas no português que são difíceis. Nós vamos trabalhar e vocês irão entender. Vocês leram C-L-A-R-A-S#E-M#N-E-V-E. Tudo. Vocês conhecem?
D.: CONHECER? (olhando para A.)	D.: você conhece? (olhando para A.)
A.: (balança a cabeça negativamente)	A.: (balança a cabeça negativamente)
P.: NEVE BRANCA	P.: neve branca
[	[
D.: CONHECER NEVE	D.: eu conheço neve
A.: BRANCA	A.: branca
P.: FRIA NEVE	P.: neve fria
A.: CONHECER	A.: eu conheço
D.: NOME N-E-V-E NOME, FRIA NEVE	D.: o nome é N-E-V-E, ela é fria
A.: CONHECER	A.: eu conheço

(continua)

---

10. Nesse momento, a pesquisadora fez uso da datilologia, a fim de não atribuir significação à expressão de forma antecipada e, assim, "suspendeu" a (re)atualização dos sentidos para que esse movimento fosse realizado no e pelo grupo.

(continuação)

P.: Pro$_{2P}$ ACHAR DAR-SENTIDO NEVE N-E-V-E BOLO?	P.: vocês acham que dá sentido colocar NEVE N-E-V-E no bolo?
D.: (balança a cabeça afirmativamente)	D.: (balança a cabeça afirmativamente)
P.: DAR-SENTIDO?	P.: dá-sentido?
D.: SABER NEVE	D.: eu sei o que é neve
P.: CÉU NEVE COLOCAR (cl) BOLO?	P.: a neve, do céu, se coloca no bolo?
D.: NÃO! (ri) DIFERENTE. PENSAR N-E-V-E NOME, PENSAR NOME	D.: não! (ri) é diferente. Eu pensei no nome, pensei no nome
[...]	[...]
P.: NEVE BOLO COLOCAR (cl) PODER?	P.: Pode colocar neve no bolo?
D.: NÃO. BATER-NA-MÃO (cl) (aponta a palavra clara no texto)	D.: não. Bate na mão (aponta a palavra clara no texto)
[...]	[...]

O primeiro ponto que merece ser discutido remonta à discussão realizada anteriormente sobre a leitura que tem como base a prática cotidiana dos sujeitos: Débora não demonstrou dúvidas na atribuição do sentido de claras em neve ao ler o ingrediente claras. Seu saber fazer, seu conhecimento sobre a prática de cozinhar, determinou uma leitura precisa e adequada ao contexto. O fato de não precisar depender da receita escrita quando na realização de bolos e doces em sua casa (por ser uma aprendizagem construída na relação com o fazer), possivelmente, fez que ela nunca houvesse deparado ou notado a expressão (em língua portuguesa) claras em neve. Para ela, a presença de tal ingrediente no contexto de uma receita de bolo deveria ser lida como claras batidas e, portanto, em neve.

O conflito é, então, estabelecido em decorrência do fato de a pesquisadora, ouvinte e usuária de práticas sociais escritas variadas, desconsiderar a primeira leitura de Débora e, portanto, de não a ter trazido para dialogar com a nova leitura realizada. O embate que se observa pode ser compreendido, em grande parte, como conseqüência da diferença sociocultural e lingüística em jogo no grupo participante das oficinas (entre os surdos e entre eles e a pesquisadora). Ou seja, para a pesquisadora era necessário um movimento de reatualização dos sentidos entre os "ingredientes" e o "modo de fazer"; no entanto, para Débora, o tema do discurso era o mesmo e, portanto, seu sentido já havia sido construído.

Além disso, verifica-se um outro aspecto pouco discutido na educação de surdos: "claras em neve" constitui uma metáfora em língua portuguesa, mas não em Libras. Melhor dizendo, em português, "claras em neve" é uma metáfora estrutural, isto é, pode ser compreendida entre aqueles casos "nos quais um conceito é estruturado metaforicamente em termos de outro" (Lakoff & Johnson, 2002, p. 59), mas em Libras corresponde à ação de bater as claras. Dessa forma, mesmo sendo uma metáfora contexto dependente, ou seja, usam-se claras em neve apenas quando se realizam práticas de leitura de receitas, a leitura realizada por Débora e Adriana considerou cada palavra isoladamente e a elas foi atribuído sentido literal.

Em termos bakhtinianos, no entanto, pode-se dizer que a compreensão da metáfora é dependente do conhecimento que os sujeitos possuem da linguagem em seu uso, ou seja, do conhecimento das diversas linguagens em circulação nas diferentes esferas de atividades sociais. Além disso, a leitura das expressões metafóricas requer que seus sentidos sejam construídos na relação que os sujeitos estabelecem com o texto em um determinado contexto de produção e, portanto, sua significação, na maioria das vezes, não pode ser determinada *a priori*, desvinculada do tema do discurso.

Entende-se assim a dificuldade enfrentada por Débora e Adriana para a compreensão da metáfora "claras em neve", já que fazem pouco (ou nenhum) uso de materiais escritos para o desenvolvimento de suas práticas de cozinhar e, portanto, não compartilham das linguagens em circulação nesse gênero discursivo em língua portuguesa.

Outro momento que demonstra esse processo diz respeito à leitura de frações na indicação da quantidade dos ingredientes. Observou-se, quando na leitura de "1/3 de xícara de chá de açúcar", a seguinte ocorrência:

Episódio 3

[...]	[...]
D.: CONHECER	D.: eu conheço
P.: É O-QUÊ?	P.: e o que é?
D.: 1 OU 3 CHÁ (mímica de colocar uma xícara de açúcar na vasilha)	D.: uma ou três xícaras de chá (mímica de colocar uma xícara de açúcar na vasilha)
A.: 1?	A.: uma?
D.: (olha para P. com expressão de dúvida)	D.: (olha para P. com expressão de dúvida)
[...]	[...]
P.: pro$_{2(A)}$ ACHAR É O-QUÊ?	P.: o que você acha que é, A.?
A.: 1/3 COLOCAR (cl) AÇÚCAR, IGUAL 1, 2, 3 (mímica de colocar três xícaras de açúcar na vasilha). --Ñ--? NÃO	A.: um barra três igual a colocar uma, duas, três xícaras de açúcar (mímica de colocar três xícaras de açúcar na vasilha). não é?
[...]	[...]

Embora o conhecimento sobre frações fosse esperado no caso de Adriana e Débora, já que ambas estavam cursando as séries finais do Ensino Médio, não são recentes os trabalhos que delatam as dificuldades enfrentadas pelos surdos em seu processo de escolarização. Entretanto, diante da prática cotidiana de Débora na cozinha, seria possível supor que pelo menos ela soubesse fazer uso de tal notação.

Sua vivência, no entanto, logo é trazida para dialogar com o texto e com a pesquisadora conforme essa começa a explicar a leitura da fração (realizando o desenho de uma xícara dividida em três). Apenas uma rápida explanação foi suficiente para que os sujeitos compreendessem e passassem a fazer uso desse conhecimento nos demais ingredientes assim quantificados, aproveitando a oportunidade para ensinar à pesquisadora como essa referência é feita em Libras. Percebe-se, assim, que a linguagem matemática dissociada da prática social de cozinhar possuía pouca (ou nenhuma) significação para os sujeitos, mas ganhou sentido ao ser significada a partir dos conhecimentos construídos na e pela prática.

Pode-se dizer, desse modo, que, embora o uso de receitas seja, para esse grupo, uma prática social que prescinde da escrita, esse gênero, em sua forma escrita, não é desconhecido, pois os sujeitos souberam reconhecer e fazer uso de seus aspectos composicionais na manutenção do tema da leitura. No entanto, o mesmo não pode ser dito em relação à leitura dos textos do gênero reportagem de revista. Observou-se maior dificuldade no estabelecimento de um diálogo entre os sujeitos e esses textos, estando a compreensão na dependência de fatores como conhecimento sobre os temas e sobre os aspectos formais da enunciação.

O texto que será discutido neste trabalho é uma reportagem sobre a atriz Júlia Roberts, descrevendo a chegada da atriz ao *set* de filmagens de um novo filme após ter recebido o Oscar de melhor atriz. No primeiro contato com o material, foi possível observar uma aproximação do grupo com o texto, que logo começou a lê-lo pelas fotos e legendas. Todos conheciam Júlia Roberts de filmes vistos na televisão e em vídeo, e por esse motivo sentiam-se próximos da atriz. Pelo fato de conhecerem a atriz, os sujeitos mantiveram-se interessados, discutiram aspectos de sua vida particular, questionaram a terminologia empregada e a realidade de uma equipe cinematográfica, solicitando, continuamente, junto à pesquisadora, a explicação dos sentidos que circulavam no texto quando nele eram encontradas particularidades de um *set* de filmagem. A maior dificuldade encontrada pelo grupo, no caso dessa reportagem, foi com relação aos aspectos lingüísticos, pois as autoras utilizaram uma linguagem própria da esfera cinematográfica, constituída por termos e expressões em língua inglesa.

O episódio a seguir demonstra, no entanto, que apesar da dificuldade apresentada pelos sujeitos, todos buscaram, de certa forma, dialogar com o texto durante a atividade de leitura.

Episódio 4

[...]	[...]
D.: ESTE ANO J-U-L-I-A. (aponta uma palavra no texto) HOMEM GANHAR GANHAR HOMEM NOME HOMEM	D.: este é o ano de J-U-L-I-A. (aponta uma palavra no texto) o homem ganhou, ganhou o homem, é o nome de um homem
A.: (olha para D. com estranheza)	A.: (olha para D. com estranheza)
D.: HOMEM$_{2(A)}$ VER$_P$, $_{2(A)}$VER$_P$	D.: é um homem, pergunta para P., pergunta para P.
A.: NÃO-SABER, NÃO-SABER	A.: eu não sei, eu não sei
[...]	[...]

Pode-se notar que Débora, ao deparar com uma determinada palavra do texto, atribui a ela a significação de "nome de homem". Embora Adriana tenha se mostrado surpresa, deu prosseguimento à leitura. No entanto, quando na discussão sobre o que haviam compreendido, percebeu-se que, na verdade, a leitura de Débora trazia um novo tema para ser negociado: possivelmente motivada pela discussão até então realizada sobre televisão, cinema e artistas famosos (de sua esfera de conhecimento), Débora fez referência a Oscar, jogador de basquete, referência essa não compartilhada pelo grupo. Esse fato só foi esclarecido após longa discussão.

Episódio 5

[...]	[...]
A.: FILME CONSEGUIR GANHAR O-S-C-A-R	A.: o filme, conseguiu ganhar o O-S-C-A-R
[...]	[...]
D.: O-S-C-A-R	D.: O-S-C-A-R
P.: CONHECER?	P.: você conhece?
D.: --------Ñ-------- NÃO CONHECER	D.: não conheço
P.: PRO$_{2(A)}$ CONHECER?	P.: você conhece, A.?
A.: IGUAL ESTÁTUA GANHAR (mímica de erguer a estátua)	A.: igual a ganhar a estátua (mímica de erguer a estátua)
P.: (balança a cabeça afirmativamente)	P.: (balança a cabeça afirmativamente)
D.: (repete a mímica de erguer a estátua)	D.: (repete a mímica de erguer a estátua)
[	[
A.: VER TELEVISÃO	A.: eu vi na televisão
[...]	[...]
D.: HOMEM ALTO...	D.: homem alto...
A.: VER TELEVISÃO	A.: vi na televisão

(continua)

(continuação)

D.: ALTO...	D.: alto...
P.: FILME. PESSOAS ESCOLHER MELHOR. ESTÁTUA GANHAR (mímica de erguer a estátua)	P.: filme. as pessoas escolhem o melhor e ele ganha a estátua (mímica de erguer a estátua)
A.: VER JÁ	A.: eu já vi
P.: ESTÁTUA NOME O-S-C-A-R	P.: o nome da estátua é O-S-C-A-R
D.: BASQUETE... ALTO...	D.: joga basquete... é alto...
A.: IGUAL, HOMEM OUTRO. MELHOR FILME ESTÁTUA GANHAR. IGUAL. PENSAR$_{3(0)}$ BASQUETE	A.: igual, mas o homem é outra coisa. o melhor filme ganha a estátua. igual. ela pensou no basquete
P.: NOME IGUAL!...	P.: o nome é igual!
[...]	[...]

Débora, ao reconhecer o nome de Oscar, manteve-se presa a essa significação, resistindo em modificá-la. No entanto, é preciso considerar também que o tema que Débora trouxe para dialogar com o grupo estava relacionado à cadeia enunciativa estabelecida em torno das discussões sobre a esfera artística. Ou seja, a leitura por ela realizada – de ordem visual – mantinha certa relação com a temática em foco no grupo, pois a rede interdiscursiva em desenvolvimento dava, de algum modo, sustentação à sua hipótese de leitura (relação estabelecida por Adriana e pela pesquisadora entre o Oscar e a televisão e o levantar da estatueta, lido, possivelmente, por Débora, como o levantar de uma taça ao final de um campeonato), fato esse que corroborava para que ela não alterasse sua leitura, mantendo-se imóvel quanto à possibilidade de sentidos em jogo nessa discussão.

Apegou-se, então, à significação atribuída inicialmente, e ali permaneceu "em segurança", sem arriscar-se num plano interdiscursivo pouco conhecido por ela. Entretanto, Débora busca, continuamente, reforçar e confirmar o sentido por ela atribuído a Oscar apresentando, para isso, com insistência, uma característica do jogador: ser um homem alto. No entanto, suas enunciações ecoam no grupo e retornam a ela sem causar réplicas. Ganham, assim, um caráter monológico.

Assistiu-se, assim, a um movimento de Débora que buscou não apenas o estabelecimento de uma relação dialógica com o grupo, como também observou-se sua apreciação da situação, na medida em que percebeu que suas enunciações não eram inseridas no elo da cadeia interdiscursiva estabelecida nas discussões. Dessa forma, Débora modificou sua enunciação e apontou o tema de seu discurso, explicitando estar fazendo referência ao jogador de basquete. Apenas nesse momento o grupo percebeu o conflito em jogo.

Os processos enunciativos observados refletem, assim, o embate temático determinado pela polissemia e pela heterogeneidade constitutivas da linguagem, e remetem às discussões realizadas por Bakhtin & Volochinov (1999, p. 94) concernentes à problemática do tema, da significação e da apreciação valorativa presentes em toda e qualquer enunciação, mas, fundamentalmente, à questão da mobilidade específica da forma lingüística:

> o elemento que torna a forma lingüística um signo não é sua identidade como sinal, mas sua mobilidade específica; da mesma forma que aquilo que constitui a descodificação da forma lingüística não é o reconhecimento do sinal, mas a compreensão da palavra no seu sentido particular, isto é, a apreensão da orientação que é conferida à palavra por um contexto e uma situação precisos, uma orientação no sentido da evolução e não do imobilismo.

Conforme recorda Dias (1997), Bakhtin & Volochinov (1999) compreendem a mobilidade específica da forma lingüística considerando, sempre, uma situação histórica precisa. Além disso, segundo Dias (1997, p. 110-11), os autores, ao fazerem referência ao contexto e à situação, consideram que não se deve atribuir à palavra um sentido relacionado com uma situação particular ou com uma *porção da realidade*, mas sim,

> Trata-se, antes, de conceber a palavra na relação com fatos de discurso, isto é, na relação com o interdiscurso, que comparece como espaço de memória na enunciação (da palavra). Assim, o centro organizador da enunciação estaria, não no meio social que envolve o indivíduo, mas no fato do indivíduo ocupar uma posição de sujeito em relação aos fatos de discurso.

Considerando a leitura realizada por Débora como passível de sentido, a pesquisadora aproveitou para levantar no grupo uma discussão sobre a importância de se considerar o contexto na construção de sentidos na leitura. Essa discussão visava levar o grupo a compreender que "as possibilidades e as perspectivas que estão latentes na palavra, na verdade são infinitas" (Bakhtin, 2000b, p. 348). Compreensão pressupõe construção de sentidos, e, para isso, esses devem ser continuamente confrontados nas relações estabelecidas entre os enunciados, num movimento contínuo de convergência de sentidos que se completam e se fundem a partir da multiplicidade de linguagens e de vozes que no texto circulam.

Nas palavras de Bakhtin (2000c, p. 382):

> A pessoa aproxima-se da obra com uma visão do mundo já formada, a partir de um dado ponto de vista. Esta situação

em certa medida determina o juízo sobre a obra, mas nem por isso permanece inalterada: ela é submetida à ação da obra que sempre introduz algo novo [...] Compreender não deve excluir a possibilidade de uma modificação, ou até de uma renúncia, do ponto de vista pessoal. O ato de compreensão supõe um combate cujo móbil consiste numa modificação e num enriquecimento recíprocos.

No caso da leitura dos surdos, por ela ocorrer numa língua estrangeira (L_2), a atualização e reatualização dos sentidos em sua relação com o todo textual deve partir dos conhecimentos construídos em e pela Libras, e, portanto, essa construção pressupõe, ao mesmo tempo e num movimento ambíguo, distanciamento das formas da língua portuguesa e aproximação dos sentidos em circulação nessa língua. E pela primeira vez, nessa mesma oficina, esse movimento pôde ser observado:

Episódio 6

[...]	[...]
P.: Pro$_{2p}$ ENTENDER O-QUÊ?	P.: o que vocês entenderam?
L.: MAIS-OU-MENOS	L.: mais ou menos
[	[
K.: (balança a cabeça negativamente) VER... 3 DIAS DEPOIS (aponta a palavra faturar) PRO$_1$ -------Ñ------- CONHECER	K.: (balança a cabeça negativamente) olha... 3 dias depois (aponta a palavra faturar) eu não conheço
P.: DIAS 3 DEPOIS DO-QUÊ?	P.: 3 dias depois do quê?
[...]	[...]

(continua)

(continuação)

P.: DIAS 3 DEPOIS F-A-T-U-R-A-R OSCAR. Pro$_{2(K)}$ FALAR$_1$ CONHECER NÃO. Pro$_{2P}$ (L.,A.,G.) ENTENDER O-QUÊ? [...] NÃO-TER PROBLEMA Pro$_{2P}$ CONHECER NÃO. Pro$_1$ QUERER Pro$_{2P}$ PENSAR, ENTENDER TER O-QUE AQUI (aponta o texto). DIAS 3 DE-POIS ACONTECER O-QUE J-U-L-I-A?	P.: 3 dias depois F-A-T-U-R-A-R oscar. K. me disse que não conhece. o que vocês (L.,A.,G.) entenderam? [...] não tem problema vocês não co-nhecerem. eu quero que vocês pensem, entendam o que tem aqui (aponta o texto). 3 dias de-pois o que aconteceu com J-J-L-I-A?
K.: OSCAR GANHAR	K.: ganhou o oscar
A.: MELHOR. OSCAR GANHAR	A.: foi a melhor. ganhou o oscar
[...]	[...]

Ao serem iniciadas as discussões, Karen, primeiro, apon-tou para a palavra "faturar" e disse não conhecer o verbo (utilizado, nesse texto, em sentido metafórico); no entanto, num trabalho sobre os sentidos do texto realizado coletiva-mente, o grupo chegou à compreensão textual sem haver a necessidade de uma intervenção mais direta da pesquisado-ra. Dessa forma, observou-se um movimento que permitiu que o sentido da enunciação fosse construído a partir do contato e do encontro com os outros sentidos que o prece-diam e o sucediam.

Houve, assim, o encontro de dois textos: daquele que está concluído (a reportagem em seu veículo de circulação) com aquele que começou a ser elaborado pelos sujeitos co-mo reação ao primeiro; fez-se presente, dessa forma, a se-gunda consciência a que se referiu Bakhtin (2000b, p. 333), ou seja, "a consciência de quem toma conhecimento dele" (do primeiro texto) e busca (re)construí-lo. Como um texto não é acabado, mas um objeto para ser contemplado e assimilado passivamente, essa segunda consciência é responsável pela produção de um novo texto, pela determinação de um acontecimento novo, irreproduzível, na vida do texto (Bakhtin, 2000b).

Nesse sentido, os sujeitos surdos assumiram-se como leitores; colocaram em diálogo as diferentes linguagens constitutivas das duas línguas presentes nas oficinas, e a Libras não precisou ser submetida ao português e transformou-se, no e pelo grupo, em linguagem, lugar de significação e construção de sentidos. Nesse processo de criação (coletiva) de enunciados, houve a possibilidade de o grupo posicionar-se como sujeitos que falam em Libras, como "depositário coletivo" da língua (Bakhtin, 2000b, p. 347).

Essas ocorrências apontaram, assim, para um movimento dos sujeitos quanto a outras formas de leitura, demonstrando uma aproximação do texto que visou à construção de sentidos na L_1. Estabeleceu-se, assim, uma ampla cadeia de enunciados que pôs em relação os enunciados em circulação nessa oficina, a história dos sujeitos e os textos (da revista e o construído por eles), num contínuo interdiscursivo determinante de sentidos.

Considerações finais

A forma pela qual as oficinas de leitura desenvolvidas para este estudo foram constituídas, ou seja, como um espaço bilíngüe, possibilitou que novas práticas de leitura fossem desenvolvidas pelo grupo de surdos, pois, por intermédio da Libras, os sujeitos puderam compartilhar conhecimentos, trocar informações sobre o(s) tema(s), mas, principalmente, levou-os à reflexão e à compreensão dos diversos discursos presentes no texto e em circulação no grupo. Com isso, os sujeitos surdos desenvolveram uma leitura dialógica dos textos que pôs em jogo os conhecimentos e as vivências de cada um e os temas enfocados na leitura, estabelecendo, dessa forma, uma corrente contínua de enunciados que se relacionavam e se entrelaçavam.

Ao ser utilizada como *locus* de construção de sentidos para as leituras e como meio pelo qual os sujeitos surdos puderam interagir, discursivamente, com os textos, com suas histórias e com o conjunto das oficinas, a Libras possibilitou que os sujeitos surdos viessem a reconhecer-se como leitores. Esse fato vem corroborar as discussões realizadas a respeito da importância e da necessidade de desenvolvimento de uma educação bilíngüe para surdos, na qual essa língua assume papel fundamental.

Torna-se importante assinalar, ainda, a necessidade de desenvolvimento, junto a esses sujeitos, de práticas de leitura que permitam torná-los usuários de práticas sociais escritas em seu cotidiano, considerando os diversos gêneros discursivos; mas, principalmente, que os leve ao desenvolvimento de uma prática de letramento, na qual o texto venha a ser compreendido em sua totalidade, considerando-se tanto seu contexto de produção como sua esfera de circulação social.

Referências bibliográficas

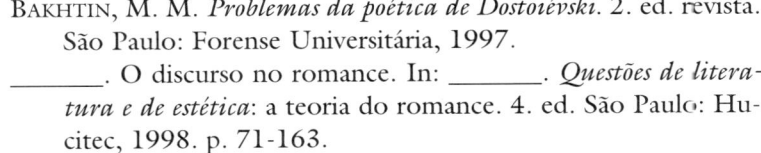

BAKHTIN, M. M. *Problemas da poética de Dostoiévski*. 2. ed. revista. São Paulo: Forense Universitária, 1997.

_____. O discurso no romance. In: _____. *Questões de literatura e de estética*: a teoria do romance. 4. ed. São Paulo: Hucitec, 1998. p. 71-163.

_____. Os gêneros do discurso. In: _____. *Estética da criação verbal*. 3. ed. São Paulo: Martins Fontes, 2000a. p. 277-326.

_____. O problema do texto. In: _____. *Estética da criação verbal*. 3. ed. São Paulo: Martins Fontes, 2000b. p. 327-58.

_____. Apontamentos. In: _____. *Estética da criação verbal*. 3. ed. São Paulo: Martins Fontes, 2000c. p. 369-97.

BAKHTIN, M. M.; VOLOCHINOV, V. N. *Marxismo e filosofia da linguagem*. 9. ed. São Paulo: Hucitec, 1999.

BRAIT, B. Bakhtin e a natureza constitutivamente dialógica da linguagem. In: _____. (org.). *Bakhtin, dialogismo e a construção do sentido*. Campinas: Editora da Unicamp, 1997. p. 91-104.

_____. PCNs, gêneros e ensino de língua: faces discursivas da textualidade. In: ROJO, R. H. R. (org.). *A prática de linguagem em sala de aula*: praticando os PCNs. São Paulo; Campinas: Educ; Mercado de Letras, 2000. p. 13-23.

BRASIL. Lei 10.436. Dispõe sobre a Língua Brasileira de Sinais – Libras e dá outras providências. Publicada no *Diário Oficial da União* em 24.4.2003.

DAUDEN, A. T. B. de C. *A criança e o outro na construção da linguagem escrita*. São Paulo: Pancast, 1994.

DIAS, L. F. Significação e forma lingüística na visão de Bakhtin. In: BRAIT, B. (org.). *Bakhtin, dialogismo e a construção do sentido*. Campinas: Editora da Unicamp, 1997. p. 105-13.

GÓES, M. C. R. de. A abordagem microgenética na matriz histórico-cultural: uma perspectiva para o estudo da constituição da subjetividade. *Caderno Cedes*, Campinas, n. 50, p. 9-25, 2000.

LAHIRE, B. *Culture écrite et inégalités scolaires*: sociologie de l' "échec scolaire" à l'école primaire. Lyon: Presses Universitaires de Lyon, 1993.

_____. *Homem plural*: os determinantes da ação. Petrópolis: Vozes, 2002.

LAKOFF, G.; JOHNSON, M. *Metáforas da vida cotidiana*. Campinas; São Paulo: Mercado de Letras; Educ, 2002.

LODI, A. C. B. *A leitura como espaço discursivo de construção de sentidos*: oficinas com surdos. São Paulo, 2004, 282p. Tese (Doutorado em Lingüística Aplicada e Estudos da Linguagem) – LAEL, Pontifícia Universidade Católica.

MAYRINK-SABINSON, M. L. T. Reflexões sobre o processo de aquisição da escrita. In: ROJO, R. (org.). *Alfabetização e letramento*: perspectivas lingüísticas. Campinas: Mercado de Letras, 1998. p. 87-120.

RAMA, A. *The Lettered City*. North Carolina: Duke University Press, 1996.

REVUZ, C. A língua estrangeira entre o desejo de um outro lugar e o risco do exílio. In: SIGNORINI, I. (org.). *Língua(gem) e identidade*: elementos para uma discussão no campo aplicado. Campinas; São Paulo: Mercado de Letras; Fapesp, 1998. p. 213-30.

ROJO, R. O letramento na ontogênese: uma perspectiva socioconstrutivista. In: _____. (org.). *Alfabetização e letramento*: perspectivas lingüísticas. Campinas: Mercado de Letras, 1998. p. 121-71.

_____. Concepções não-valorizadas de escrita: A escrita como "um outro modo de falar". In: KLEIMAN, A. (org.). *Os significados do letramento*: uma nova perspectiva sobre a prática social da escrita. 1ª reimpressão. Campinas: Mercado de Letras, 1999. p. 65-89.

_____. Letramento escolar, oralidade e escrita em sala de aula: diferentes modalidades ou gêneros do discurso? In: SIGNORINI, I. (org.). *Investigando a relação oral/escrito e as teorias do letramento*. Campinas: Mercado de Letras, 2001. p. 51-74.

_____. Gêneros do discurso e gêneros textuais: questões teóricas e aplicadas. In: MEURER, J. L. (org.). *Gêneros textuais/discursivos em diferentes perspectivas*. UFSC/GT de LA da ANPOLL (no prelo).

VOLOCHINOV, V. N. Discurso na vida e discurso na arte (sobre poética sociológica). In: _____. *Freudism*. Nova York, Academic Press, 1976. (Tradução de circulação restrita de Carlos A. Faraco e Cristóvão Tezza. Mimeogr.)

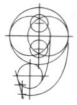

A insistência do singular: práticas de leitura e produção da subjetividade na formação de profissionais de saúde

Lucila Maria Pastorello

Introdução

Este texto trata de ensaiar uma discussão a respeito de práticas discursivas na humanização dos serviços de saúde, a partir de experiências vividas na formação de profissionais. Mais especificamente, pretendo iniciar uma reflexão a respeito da prática da leitura como elemento de produção da subjetividade na formação de profissionais da área de saúde. O que se problematiza aqui é como interferir na formação dos chamados "profissionais da saúde", de modo que valorize sua formação humanística, envolvendo atividades práticas. Apresento uma breve introdução ao tema, procurando pontuar possibilidades investigativas.

Há alguns anos encontrei-me em situação peculiar: fui convidada para ser uma das responsáveis por uma disciplina prática envolvendo alunos de graduação em fonoaudiologia, em um serviço de pediatria de um hospital. Minha experiência por oito anos em um grande hospital de São Paulo, o Hospital das Clínicas da Faculdade de Medicina da Universidade de São Paulo (HCFMUSP), me colocava nessa situação.

Senti a oportunidade de fazer algo que sempre me interessou: tratar de oferecer melhores condições às crianças que, por algum motivo, sofrem, e ao mesmo tempo insistir na formação "humana" do chamado "profissional de saúde". Comecei a buscar informação sobre fonoaudiólogos que trabalhassem em pediatria e que fizessem algo que tratasse da criança e não da doença. Encontrei profissionais interessados em modificar as relações e as práticas discursivas especialmente na atenção materno-infantil e na atenção ao idoso; outros fonoaudiólogos tratavam de criar práticas de acompanhamento do desenvolvimento de linguagem na atenção ambulatorial à criança.

Foi então que me encontrei com os Programas de Humanização dos serviços de saúde, distribuídos entre ONGs, grupo de voluntários e o Ministério da Saúde, com o Programa Nacional de Humanização da Assistência Hospitalar (PNHAH). Conheci, em 2002, o programa "Biblioteca Viva em Hospitais", uma parceria Abrinq, Ministério da Saúde e Citibank. Foi aí, então, que se deu o contágio.

Atuando como voluntária no Hospital São Paulo, levando histórias infantis às crianças da enfermaria, pronto-socorro e UTI, percebi o que, agora, me parece a mais natural das idéias: é preciso oferecer oportunidades de saúde às crianças que estão doentes. E oferecer saúde não passa apenas por tratar a doença (medicamentos, exames, explorações, intervenção técnica). Não me refiro à assistência psíquica, tão necessária e a duras penas conquistada por profissionais da área de saúde mental. Falo sim de insistir na criança em sua possibilidade de ser além da doença, apesar da dor. Falar e deixar falar, do brincar, das palavras em jogo, da vida.

A seguir, apresento, de forma breve, algumas reflexões acerca de práticas de humanização dos serviços de saúde e a formação do profissional da área. Meu foco aqui é a fonoaudiologia, mas acredito que todos que trabalham com criança em condição de fragilidade ou na formação de profissionais da área da saúde possam se interessar.

A formação dos "profissionais de saúde"

Até algum tempo atrás, os serviços de saúde não contavam com tantos profissionais diferentes. O desenvolvimento científico-tecnológico da medicina e a necessidade de oferecer atenção universal à saúde estão relacionados à multiplicação de especialidades médicas e ao aparecimento dos profissionais "não-médicos", além dos tradicionais enfermeiros.

Surgiram então o fisioterapeuta, o terapeuta ocupacional, o fonoaudiólogo, o nutricionista, o biomédico. Em meu tempo de graduação, éramos chamados de "paramédicos". Atualmente somos os "Profissionais da Saúde". Muitas vezes, o psicólogo é inserido nesse rol de profissionais, mas sua inserção na saúde é mais antiga e particular.

Os cursos de fonoaudiologia surgiram margeando saúde e educação, tradicionalmente voltados a formar profissionais que se preocupassem com a normatização da fala e da escrita. Imaginava-se uma *pedagogia da boa fala*, apoiando a prática nos conceitos da clínica médica. Muitos cursos estiveram ligados a uma faculdade de medicina, que formava médicos e "não-médicos". Assim, todo aparato semiológico, meto-dológico e clínico dos cursos de fonoaudiologia estava profun-damente comprometido com a Ordem Médica, nos termos de Clavreul (1983). Oliveira (2003, p. 69) chama a atenção para os efeitos que produz a atividade inserida na ordem médica: "Não há dúvidas de que o organismo padece e de que as doenças devem ser tratadas. Mas também é certo que cada vez mais o discurso médico produz um corpo fragmentado e um sujeito amortecido em relação à sua singularidade".

Com o desenvolvimento, crescimento e popularização das atividades, os "profissionais da área de saúde" (uso essa expressão por não encontrar outra adequado) passaram a ad-quirir características singulares e, aos poucos, foram sendo formados por profissionais de sua área, e não apenas médicos, psicólogos, educadores etc. Embora seja importante con-viver com a interdisciplinaridade, o fato de fonoaudiólogos formarem fonoaudiólogos, por exemplo, permite que se fale hoje sobre o método fonoaudiológico e sobre o discurso da fonoaudiologia.

Desde as primeira turmas, os cursos de fonaoudiologia têm passado por importantes reformas curriculares, procu-rando adequar a formação do aluno às necessidades práticas do mercado de trabalho, ao desenvolvimento técnico-cientí-fico da área e à realidade político-administrativa em que está inserido o curso. Essas reformas constantes e importantes acontecem graças a intenso processo reflexivo da comunidade docente e discente.

Questionamentos têm sido feitos acerca dos processos clínicos, diagnósticos, nosológicos e terapêuticos. E algo de particular (e, de meu ponto de vista, bastante rico) acontece na fonoaudiologia: o contato constante entre as disciplinas ditas "Humanas" (Filosofia, Lingüística, Antropologia etc.) e as disciplinas ditas "Biológicas" (Anatomia, Fisiologia, Patologia etc.). Esse confronto produz diferentes efeitos: choques, denegação, algumas vezes diálogo e interpelação.

Assim, na busca de identidade e métodos próprios, o fonoaudiólogo passa a refletir os conceitos de saúde/doença visitando os textos de Canguilhem (1982), aproximando-se especialmente dos textos de base psicanalítica, em que os questionamentos clínicos e clínico-terapêuticos são tradicionais.

O roçar (ou atrito) entre diferentes pensamentos e linhas teóricas pode produzir bons frutos ou algo híbrido, não palatável. Estar em contato significa poder contaminar e ser contaminado. Reconheço em minha formação esse movimento: de manhã lia Basaglia, à tarde, aula de Bioquímica.

Em que pese todo o esforço dos docentes e dos profissionais fonoaudiólogos em construir conhecimentos próprios, é possível ainda observar o fascínio que a ilusão do "poder do branco" exerce sobre os alunos de graduação, fato que merece discussão mais aprofundada. Quero observar que parte da medicina está buscando formas alternativas de atendimento, entre elas a *chamada humanização dos serviços de saúde.*

A assistência na saúde tem se movimentado para tentar um afastamento de práticas e técnicas que não consideram a relação com o doente, mas apenas com a doença, como veremos adiante. No entanto, a formação do profissional de saúde ainda não tem sido questionada. Parece-me que a preocupação com uma valorização de aspectos da subjetividade na formação dos profissionais da área de saúde deva ser natural. Assim penso ser interessante promover a qualidade da formação profissional, que discuta a tecnologia científica, sem deixar de questionar como a técnica se dinamiza na relação com o outro.

Projetos e práticas de humanização na saúde

Os processos de humanização dos serviços de saúde têm se destacado entre as práticas de transformação assistencial no Brasil. Ocupando cada vez mais espaço na mídia, nos hospitais, entre as organizações não-governamentais (ONG) e em ações governamentais, a humanização, embora difícil de ser definida, é facilmente percebida como eficaz na modificação do ambiente e das relações envolvidas nos processos de atenção à saúde.

A humanização trata de ativar a singularidade nas práticas de atenção à saúde. Não se trata de fazer resistência às técnicas e à tecnologia na saúde, mas sim da insistência da valorização do sujeito, de sua história, daquilo que lhe faz singular, mesmo em face da globalização diagnóstica e terapêutica, muitas vezes confortável às instituições, aos profissionais e aos familiares. Humanizar vai muito além de pintar paredes, redecorar ambientes ou adquirir materiais.

Os movimento de humanização da saúde não têm data de nascimento, mas algumas práticas de grupos específicos como os "Doutores da Alegria", a associação "Viva e Deixe Viver", o "Projeto Carmim" iniciaram sua atividades na década de 1990, trazendo para o Brasil idéias de transformação do ambiente hospitalar que circulavam em países como os Estados Unidos, a França e a Itália. Esses grupos foram criados por iniciativas individuais que logo contaminaram (e continuam contaminando) grupos de profissionais e voluntários.

Ao mesmo tempo, grandes e importantes hospitais particulares (ao menos em São Paulo) procuram transformar o ambiente físico, afastando-se do estereótipo *branco/azulejo/comida ruim*. É difícil precisar se existe uma motivação humanizante, mas, com certeza, a máxima da "busca da Qualidade Total" e da oferta de diferenciais (já que a saúde passou também a ser um bem de consumo) fez que muitos hospitais elegessem o jaleco em lugar do branco total, "*cattering*" especializado e uma decoração muito mais próxima de um hotel que de um hospital tradicional. Mas, e na rede pública, onde o "cliente/doente" não pode optar?

Em 1999, o Ministério da Saúde criou o Programa Nacional de Humanização Hospitalar. Esse programa foi criado a partir da identificação de um número significativo de queixas da população em relação à qualidade da atenção ao usuário do sistema de saúde. Segundo pesquisas realizadas pelo Ministério da Saúde,

> na avaliação do público a forma de atendimento, a capacidade demonstrada pelos profissionais da saúde para compreender suas demandas e suas expectativas são fatores que chegam a ser mais valorizados que a falta de médicos, a falta de espaço nos hospitais, a falta de medicamentos etc. (Brasil, 2001)

Em face dessa demanda da população, o Ministério da Saúde convidou profissionais da área de saúde mental para elaborar uma proposta de trabalho para humanizar os serviços hospitalares da rede pública, buscando empreender um processo de mudança na cultura de atendimento vigente nos hospitais.

O PNHAH propõe um conjunto de ações integradas que visam mudar substancialmente o padrão de assistência ao usuário nos hospitais públicos do Brasil, melhorando a qualidade e a eficácia dos serviços hoje prestados por estas instituições.

É seu objetivo fundamental aprimorar as relações entre profissional de saúde e usuário, dos profissionais entre si, e do hospital com a comunidade.

Ao valorizar a dimensão humana e subjetiva, presente em todo ato de assistência à saúde, o PNHAH aponta para uma re-qualificação dos hospitais públicos, que poderão tornar-se organizações mais modernas, dinâmicas e solidárias, em condições de atender às expectativas de seus gestores e da comunidade. (Brasil, 2001)

O PNHAH, como iniciativa do Ministério da Saúde, funcionou até junho de 2003. Com a mudança de governo, as iniciativas de humanização passaram a ser coordenadas pelo Instituto A Casa. Em 2004 foi criado o "Humaniza SUS", cujas diretrizes e iniciativas estão ainda se delineando.

Encontramos ainda outras propostas de ação que, partindo de ações individuais ou parcerias, movimentam e contribuem para o redimensionamento da atenção à saúde.

Uma das iniciativas do Programa é a parceria entre o Ministério da Saúde, o Citibank e a Fundação Abrinq, que lançaram o programa "Biblioteca Viva em Hospitais". A atividade envolve a mediação de leitura em ambiente hospitalar. A idéia é capacitar funcionários, profissionais e alunos da área de saúde, pessoal que já circula no hospital, a ler livros infantis para as crianças em diversos espaços do hospital: do PS até a UTI.

Desde 1999, a associação "Viva e Deixe Viver" trabalha a transformação da assistência hospitalar por meio das histórias infantis. Em 2004, contou com um grande número de voluntários, capacitados durante meses, por meio de encontros com psicoterapeutas, educadores e atores. A associação é bastante ativa e procura interlocução com as iniciativas governamentais; organiza, junto com os "Doutores da Alegria" e o "Projeto Carmim", os Congressos de Humanização Hospitalar, desde 2001.

Os "Doutores da Alegria" são os mais conhecidos e um dos primeiros grupos a trabalhar com Humanização, bem antes de o nome ser cunhado pelo Ministério da Saúde. O grupo fundado e composto somente por atores, com formação na técnica de *clown*, trabalha profissionalmente. Seguindo os passos dos "Doutores da Alegria", muitos outros grupos trabalham no mesmo sentido em diferentes regiões do Brasil, como é o caso dos "Doutores do Riso", em Campinas.

O "Projeto Carmim" trata de levar artes plásticas ao ambiente hospitalar. Partindo da iniciativa de um artista plástico que sentiu o peso da "desumanização hospitalar" na própria pele, o projeto envolve a ação de artistas plásticos e voluntários.

Em todas as iniciativas aqui mencionadas, encontramos depoimentos de pacientes, médicos e profissionais da saúde, comemorando os efeitos positivos desse tipo de intervenção: diminuição de infecção hospitalar, diminuição do tempo de internação, mais disposição para trabalhar e para se tratar. Mas, além de objetivar a Humanização dos hospitais, esses projetos têm algo mais em comum: o trabalho com a arte, seja literatura seja artes plásticas ou cênicas.

Por que a literatura?

Porém ainda é melhor
Sofrer em dó menor
Do que você sofrer calado
(CHICO BUARQUE DE HOLANDA)

Curiosamente, é a arte que se faz presente em muitas das iniciativas de humanização bem-sucedidas, pelo menos em ambiente hospitalar. Digo curiosamente já que o hospital contemporâneo tem sido visto como o lugar onde toda ciência toma corpo em benefício da vida: a cura, ou pelo menos reintegração do doente, é objetivo da instituição hospitalar. Retomando brevemente a história da instituição hospitalar, é possível verificar que esse lugar de cientificidade e racionalidade nem sempre ocupou a cena no hospital.

Tomo Foucault (1993; 2001) para entender o que se passou historicamente com a identidade da instituição hospitalar. Após passar por um período em que funcionava como casa de acolhimento dos doentes, pobres e marginalizados socialmente, o Hospital Geral, nos moldes em que foi criado na França, passa a ser visto, na Idade Média, como um importante instrumento de exclusão e repressão da diferença, e de manter a sociedade livre desses incômodos e perigosos elementos.

Ao mesmo tempo, a clínica médica passou também por transformações ao longo de sua história, de modo que a tônica dada inicialmente como atividade muito próxima da filosofia e da arte de curar vai sendo progressivamente substituída pelo método científico, excluindo a subjetividade.

Assim, é possível observar que, historicamente, a instituição hospitalar nasceu com uma perspectiva de cuidar daquele que está marginalizado pela doença, pela pobreza, pela loucura. Essa perspectiva de cuidar está relacionada a valores e conceitos morais que implicam solidariedade, tolerância, acolhimento e generosidade. Vale lembrar que muitas instituições hospitalares ainda hoje são ligadas à Igreja ou a associações religiosas. Cuidar, nesse sentido, implica a melhora do estado geral do indivíduo, e não necessariamente o fim da doença.

No período em que foi importante excluir e limitar, o hospital passou a ser uma instituição com uma função mais de controle social do que de assistência social. O cuidado com o indivíduo é menos importante e a re-inserção social praticamente não existe. O foco é isolar o doente, o louco, o marginal.

A partir das mudanças observadas na sociedade com a Revolução Francesa e com o desenvolvimento da medicina, o cenário do hospital foi sendo modificado. Se antes a figura central das instituições para os doentes era o cuidador e depois o vigia, a partir do século XIX passou a ser o médico. O hospital foi tomando um lugar para tratar as doenças. Os conhecimentos sobre o funcionamento das doenças e o estabelecimento da clínica médica com métodos próprios fizeram progressivamente que houvesse vida após o hospital.

Com o desenvolvimento tecnológico, especialmente no século XX, a medicina foi capaz de tratar cada vez melhor, prolongar a vida, dizimar doenças e até criar vida. Mas à custa de um afastamento importante do cuidado com o indivíduo, de uma higienização das relações pessoais e de uma cientificidade positivista na condução da cura. E é o que as pesquisas de opinião sobre atendimento na saúde vêm nos mostrando.

Tavares (2003, p. 3), a respeito do tema, comenta:

A cientificidade imprescindível da Medicina entra em consonância com o ideal social de um saber total sobre o objeto que possa responder a todas as angústias existenciais. E é assim que o médico, no imaginário social, se aproxima da figura de um deus – assim, com minúsculo, ou seja, plural e humano – capaz de nos garantir a vida eterna [...]
Outra conseqüência de tal enfoque é que a prática médica, assim colocada, não abre o espaço para a relação médico-paciente, o espaço é ocupado pela doença e pelo conhecimento.

Se o tratamento das doenças é responsabilidade da equipe médica, o cuidado com o sujeito passou a ser responsabilidade de todos os "profissionais da saúde". Em muitas instituições de saúde, especialmente aquelas ligadas a instituições religiosas, o que não é da ordem do tratamento biológico é assistido pela religiosidade. O que é possível observar, via de regra, em hospitais, é que os serviços de assistência social e psicológica (quando existem) são responsáveis pelo cuidado como o sujeito. De qualquer forma, em todo esse cuidado, a atenção é dada ao sujeito que está doente e aos desdobramentos que a doença implica.

Ao que parece, a idéia da humanização é justamente falar ao sujeito independentemente da doença: sem negá-la, no entanto. A arte aparece então como ativação das sensações, emoções e conteúdos que são vividos singularmente, sem necessidade de ser explorados, pensados, entendidos, explicados.

A presença da arte nos processos de humanização não deve se confundir com a "arte-terapia" ou "arte-educação".

Nessas duas atividades citadas, o foco é o desenvolvimento de conteúdos específicos, não a arte. Levar arte ao sujeito que se encontra em sofrimento físico, psíquico ou social é uma forma de oferecer vida, fornecer alternativas para elaborações criativas por parte do sujeito e não apenas uma "forma de expressão".

A esse respeito, Massetti (2003) lembra que a arte-terapia não se confunde com a arte. Em sua dissertação de mestrado, acompanhando o trabalho dos "Doutores da Alegria", a autora chama a atenção para a natureza artística do trabalho do grupo de palhaços e não terapêutica.

A psicanálise aborda, em certa medida, a questão da arte na dinamização de processos intra-subjetivos. Para Freud (1911), a produção artística está ligada a movimentos de sublimação de desejos e afetos a eles ligados, uma alternativa ao sintoma e uma forma peculiar de conciliar os princípios do prazer e da realidade.

Cottet (1989) comenta que a psicanálise (e especialmente Lacan), ao cindir o sujeito, dimensiona a existência subjetiva fora da (para além da) racionalidade (*existo onde não penso*), subvertendo o sujeito cartesiano (penso, logo existo).

Nesse sentido, a arte, para aquele que a contempla, pode funcionar como um ativador da subjetividade: provoca os sentidos, as emoções e os sentimentos que parecem estar disponíveis e escondidos ao mesmo tempo.

A esse respeito, lembro Fernando Pessoa (1916), desconstruindo a razão:

Pensar é limitar. Raciocinar é excluir. Há muito que é bom pensar, porque há muito que é bom limitar e excluir [...]

Substitui-te a ti próprio. Tu não és bastante para ti. Sê sempre imprevenido por ti próprio. Acontece-te perante ti próprio. Que as tuas sensações sejam meros acasos, aventuras que te acontecem.

Especificamente em relação à literatura, é possível observar laços com a psicanálise. Freud utilizou elementos de contos gregos de maneira que confira um lastro cultural a alguns aspectos das teorias sobre o funcionamento psíquico, como acontece na tragédia de Édipo. A psicanálise absorve elementos da literatura de diferentes maneiras: na *clínica* (nos relatos de tratamentos de pacientes em que a história clínica faz alusão aos contos de fada, ou histórias folclóricas, por terem uma influência na gênese dos sintomas, ou no desenvolvimento da cura); na *teoria,* que empresta os contos para ilustrar suas teses e na *interpretação psicanalítica dos contos,* como fez Bettelheim (1996), que faz operar conceitos analíticos para esclarecer o sentido de narrativas populares.

Goldemberg (1998), a respeito das relações entre literatura e psicanálise, lembra que o inconsciente se faz aparecer nas entrelinhas, mas é preciso antes de linhas. Tavares (1998, p. 105) usa essa lembrança para discutir mais especificamente as questões da criança e a literatura infantil, salientando que a escuta que as crianças fazem do texto lido, ou das histórias contadas, é particular e tem relações íntimas com o desenvolvimento da subjetividade:

> Ponto de enodamento de um significante que, pelo fato de achar-se sempre na mesma posição, adquire a consistência necessária para traçar uma borda no real. A criança precisa reencontrar essa borda repetidas e repetidas vezes até que,

dando por certa a sua posição, se arrisque a dar um passo adiante na cadeia significante.

O fascínio que provocam nas crianças certas historinhas reside em que elas colocam em cena, através do imaginário, significantes numa posição tal que lhes permitem articular algum saber sobre o que é a vida, a morte o amor... Um saber da mesma natureza que o que rege a vida dos adultos. Ou seja, ordenar com uma forma discursiva o que não pode ser transmitido na definição da verdade.

É também pela arte que sentimos a presença do outro, que nos oferece uma obra que nos chama a ver, ouvir, sentir, interpretar, mais uma vez criar sentidos. Paulino (2003, p. 14) chama atenção para a necessária instauração da alteridade no discurso literário:

> Assim, no plural, o termo "sentidos" revela-nos outro aspecto da existência do texto literário enquanto texto artístico: não há como nele negar o caráter polifônico do discurso, e não foi por acaso que Bakhtin escolheu a literatura para fundamentar sua teoria dialógica da enunciação. O outro está presente, portanto, de forma assumida no discurso literário, e mais presente que em outros discursos.

Do sarau ao hospital:
práticas de leitura e interação social

> Qual seria a minha cabeça de leitura? Não tenho órgão para essa função: leio com os olhos, leio com a minha cabeça, mas também leio com o que tenho no ventre. Todo o meu corpo participa na leitura.
>
> (ROLAND BARTHES, 1987, P. 191)

Barthes (1987) entende que a palavra *leitura* não remete a um conceito, mas a um conjunto de práticas difusas. Para ele, ler é ao mesmo tempo uma técnica, uma prática social, uma forma de gestualidade, uma sabedoria, um método e uma atividade voluntária.

Revendo a história da leitura, Chartier (1996) discute as práticas de leitura. Para o autor, a leitura silenciosa, que se opõe à leitura oral, foi uma conquista de intimidade com o livro. Embora represente historicamente uma movimentação do leitor em direção à autonomia da leitura, as práticas de leitura oral resistem ao tempo, por representarem não apenas uma modalidade de codificação, mas uma figura de leitura, recoberta de atividade social e cultural.

A leitura oral foi por muito tempo, e ainda é, associada a tradições religiosas, com efeitos ritualísticos. Não apenas quem lê é determinado pelas sociedades religiosas, mas também como, em que situação, para quem. Nas práticas educativas, a leitura oral representa um importante instrumento de acesso ao conteúdo dos livros e, muitas vezes, instauração de dogmas e preceitos.

De maneira menos controladora, a prática de leitura oral é muitas vezes associada a eventos sociais e culturais, nas reuniões familiares, nos encontros científicos, comunitários e artísticos, em que os saraus dão o exemplo.

O relato de Jacob Penteado (apud Meyer, 1996) sobre as rotinas de lazer dos imigrantes italianos em São Paulo, no início do século XX, ilustra bem essa figura de leitura. Reuniam-se na casa dos Gattai, durante as tardes, italianos e filhos, para ouvirem histórias contadas por Angelina Gattai. Tão famosa ficou como contadora (ledora) de histórias, que chegou a negociar atividade na família: enquanto as outras mulheres da casa ocupavam-se da cozinha e da casa, a senhora Gattai lia para elas, estabelecendo uma função produtiva, quase profissional da leitura compartilhada.

É fácil perceber que a leitura, ao ser oralizada e compartilhada, assume uma dimensão social e interpessoal importante; provoca efeitos, faz acontecimento, faz texto. Mas é possível pensar também a leitura silenciosa como uma prática de produção de um novo texto, a partir da interpretação do leitor. Compagnon (1999) discute a questão do papel do leitor na criação do texto-lido, identificando caminhos possíveis: por um lado, é possível conceber um papel limitado da interpretação do leitor, já que o texto em si carrega marcas e indícios que conduzem o leitor na geração do sentido; por outro, é possível pensar, como faz Iser (1999), que o sentido é um efeito experimentado pelo leitor e não um objeto definido; assim o objeto literário autêntico é a própria interação do texto com o leitor.

Também Orlandi (1996, p. 186) considera a leitura como prática, como prática discursiva. Para a autora, a leitura se atualiza na enunciação, no momento em que se lê, e, portanto, trata-se de produção discursiva: "A leitura é o momento crítico da constituição do texto, é o momento privilegiado da interação, aquele em que os interlocutores se identificam como interlocutores, e ao se constituírem como tais, desencadeiam o processo de significação do texto".

A leitura assim pensada cria um espaço-tempo único, em que jogam o autor, o livro, aquele que lê, e eventualmente quem o escuta. As condições de produção da leitura são determinantes na formação do sentido e do significado que se desenha ao longo da atividade. Dessa forma, é possível enxergar a leitura em sua dimensão social, em um movimento de captura, que faz acontecimento e cria histórias: do sarau ao hospital.

Uma experiência na universidade

Retomo aqui a idéia anunciada no início do texto, de relatar uma experiência envolvendo a formação de profissionais de saúde e a Humanização.

Desde o segundo semestre de 2002, é oferecido um estágio prático na área de fonoaudiologia hospitalar aos alunos de graduação do curso de Fonoaudiologia da Universidade Metodista de São Paulo (Umesp). Nessa disciplina, o aluno pode escolher duas áreas para desenvolver sua prática entre a atenção materno-infantil (em berçário normal e UTI neonatal), triagem auditiva neonatal, intervenção em doenças de cabeça e pescoço (voz e disfagia) e humanização (no setor de pediatria). As atividades são desenvolvidas em hospitais que mantêm parceria com o curso de Fonoaudiologia.

O trabalho com Humanização, pelo qual sou responsável, estabelece-se a partir da mediação de livros infantis. São envolvidos os alunos dos terceiro e quarto anos do curso de graduação que, após um período de discussão e capacitação, atuam como mediadores de histórias infantis nos leitos do setor de pediatria hospitalar do Hospital e Maternidade Neomater (São Bernardo do Campo) sempre supervisionados.

A idéia de mediação, cujo aporte teórico remete às teorias sociocontruivistas de Vygotsky, e posteriormente Bruner, é tomada aqui, em parte, nas bases em que são desenvolvidas as atividades de "Biblioteca Viva em Hospitais", mas mantém algumas particularidades, como o foco na formação profissional e não na instituição hospitalar e a valorização da leitura como prática discursiva.

O *mediador de histórias* não se equivale ao *contador de histórias*. Esse último tem liberdade para dar às histórias o colorido que quiser, usando ou não o livro, portador do texto. Já o mediador faz a ponte entre o texto (imagético e verbal) e a criança.

Em nosso trabalho, o mediador deve respeitar aquilo que o texto traz, usando a voz e a fala como recursos expressivos, mas sem marcar uma dramaticidade que comprometa a liberdade interpretativa da criança.

O propósito é também oferecer à criança a possibilidade de passear por diferentes *gêneros do discurso* (nos termos de Bakhtin, 2000), de modo que as várias formas de "palavrear" sejam colocadas em ação. Desse modo não trabalhamos apenas com as narrativas fantásticas, os contos de fadas ou as fábulas, figuras tradicionais da prática de leitura infantil, mas com livros de qualidade que podem narrar (em diversos mundos discursivos), relatar, informar, divertir.

É importante ressaltar que a leitura aqui é vista como prática discursiva (Orlandi, 1996) e, portanto, produz novo texto, marcado pela singularidade das condições em que é produzida: quem lê, para quem, em que situação, em que desenrolar temporal e espacial etc. As marcas da singularidade se espalham por toda a atividade de mediação: a escolha dos livros previamente realizada pelo mediador, a escolha que a criança faz, a voz e a fala que dão corpo ao texto escrito, os olhares e ouvidos da criança que participa da leitura. Cada mediação é única e quanto mais única, melhor.

Na mediação de leitura empresta-se o corpo ao texto, dando peso, temperatura, tempo e intensidade às palavras.

Empresta-se também o corpo ao outro, tocando as orelhas e os olhos, instaurando um tempo suspenso da realidade, que cria a possibilidade de ser além da doença. A idéia não é fazer a criança esquecer da doença, mas lembrar-se da vida.

As respostas das equipes de enfermagem e médica têm sido muito positivas. Os pacientes apresentam as mais diferentes reações: imaginam-nos vendedores de livro ou avaliadores do estado geral da criança, de sua "esperteza". As crianças às vezes acham que atrás do livro pode haver uma injeção.

No início das atividades, os alunos apresentam-se desconfiados, questionando a proposta, muito "próximo ao branco". É comum buscarem a doença: "O que tem aquela criança?" "O que significa esta sigla?". As dúvidas giram em torno de *diagnósticos, terapêutica e prognóstico*. Como não lhes ofereço as respostas e faço outras perguntas incomuns à *técnica*, os alunos vão aos poucos descristalizando o olhar e se deixando envolver pela proposta.

Então aparece o medo. Medo natural de todo início de prática. Medo do julgamento do professor; medo do livro compartilhado (já que a leitura, para o estudante, parece ser um objeto quase íntimo, não compartilhável). Medo especialmente do contágio, da contaminação que a relação com as crianças doentes pode significar. Nem tanto do contágio biológico, mas de serem invadidos pela dor, pelo sofrimento da criança. Medo de não suportar a dor do outro. Esse medo provoca uma ansiedade importante, que pode ser vista no modo com que os alunos se preocupam em agradar a criança, em receber aprovação dos pais, na ilusão de conseguirem tampar a dor, não participando dela. Mas a criança hospitalizada sofre e quer compartilhar a dor. E muitas vezes não é receptiva. Ela chora, geme, se esconde. E deve ser respeitada. Os alunos aprendem a ouvir "nãos", a ver rostos fechados; aprendem que "dizer não" é uma escolha e ter sua escolha respeitada é algo raro em um hospital.

Aos poucos, os alunos vão percebendo que, assim como desenvolvemos um sistema biológico capaz de lidar com agressões de microrganismos, contamos também com recursos subjetivos que nos permitem sobreviver às adversidades experimentadas nas relações interpessoais.

Percebendo que sobrevivem à dor da criança e da família, os alunos passam a perceber também sua própria subjetividade: suas preferências, as diferenças individuais que emergem nas supervisões do grupo e nas mediações; enfim, os alunos começam a se dar conta de que o trabalho envolve o resgate da singularidade da criança e do profissional da saúde. Nesse ponto, o aluno começa a perceber seu próprio corpo, a voz, as posições que adota no momento da mediação. Passa a se preocupar e cuidar do corpo e do estar no momento da mediação, conhecendo e respeitando pouco a pouco seus próprios limites.

Com o grupo mais relaxado aparece a descoberta do livro. Os alunos sentem liberdade e vontade de se envolver com o livro, com sua interpretação, assinando uma leitura. Não raro, passam muito tempo lendo e relendo vários livros, rindo e fazendo caretas sozinhos, capturados pelo texto.

Durante o estágio, começa a aparecer o prazer em ler para o outro. As atividades fluem mais tranqüilamente. O grupo se envolve e passa a perceber a criança e a dor de forma distinta. Os relatos, a seguir, ilustram a mudança:

No início não imaginei o quanto uma história infantil pode envolver um adulto, não esperava que no momento da media-

ção eu e todos os presentes pudéssemos quase entrar no livro e viver aquela história. (aluna do 3º ano do curso de Fonoaudiologia)

Chegávamos no quarto com alguns livros e não raros foram os dias em que líamos todos os que levávamos e a criança ainda queria mais. Tivemos momentos em que a leitura foi interrompida por desejo de disputa entre duas meninas que aguardavam para serem submetidas à cirurgia; estavam tão entusiasmadas em adivinhar qual seria a figura que se escondia por trás das pistas fornecidas pelo autor do livro, que começaram a disputar quem adivinhava mais. Minha maior surpresa foi me certificar de que é possível fazer mediação para crianças a partir de 8 meses de idade. Achava que um bebê que estivesse adoentado não conseguiria se motivar para uma história e verifiquei que estava enganada. Algumas vezes mediei para bebês e em todas elas o resultado foi melhor que o esperado. Por fim, já aguardava os bebês. (aluna do 3º ano do curso de Fonoaudiologia)

Para Barthes (1987, p. 194-95), o desejo de ler e o prazer da leitura são conquistas do leitor, e comenta:

Desde a Antigüidade, da voz alta a voz baixa e à extinção da voz, foi uma espécie de desencarnação da leitura que se operou, uma redução da parte do corpo, uma ocultação do acto da leitura, do gesto: imóvel, silenciosa, solitária, já não tem existência carnal, é espiritual... Tal é o modelo cristão de leitura, sem fruição, uma leitura que não passa pelo corpo; do livro ao espírito, pela transparência do olhar, uma leitura limpa, sem contacto...

Para uma libertação do mito cristão da leitura, seria necessário começar por passar o texto pela "garganta", como fazia Flaubert, fazê-lo ressoar ecoar na cabeça. Continuar uma leitura do significante, a da fruição.

Em nossas atividades lemos para as crianças de oito meses a quinze, dezesseis anos. Oferecemos diversos tipos de livros: histórias, narrativas fantásticas, contos (de fada ou não), livros de jogos e adivinhas. Livros originariamente pensados (ou recomendados) para crianças pequenas, médias e grandes. Oferecemos tudo a todos, e muitas vezes nos surpreendemos com criança maiores escolhendo os livros mais simples, mais "infantis". E a surpresa sempre nos mostra como podemos nos enganar.

Ricardo Azevedo (2003) nos fala do perigo que a divisão de pessoas em faixas etárias representa: trata-se de um procedimento histórico, cultural e ideológico. Para o autor, o livro infantil fala aos leitores, de diferentes formas, e não a uma ou outra idade. A experiência de estar em contato com a literatura infantil, para ele, é determinante na formação de leitores:

A nosso ver, textos didáticos são essenciais para a formação das pessoas, têm seu sentido e seu lugar, mas não formam leitores. É preciso que, concomitantemente, haja acesso à literatura de ficção, ao discurso poético, à leitura prazerosa e emotiva. É necessário que alguém chore, sonhe, dê risada, fique emocionado, fique identificado, comungue, enfim, com o texto, para que ocorra a formação do leitor. (Azevedo, 2003, p. 79)

Há mais em jogo nessa atividade do que a compreensão daquilo que é lido: as crianças acolhem a leitura e o mediador como os bebês acolhem a fala da mãe: encantados pelo ritmo e deslizamentos melódicos da voz, seduzidos pela atenção devotada.

O laço entre a criança e o mediador, que é possível por meio da leitura, me faz considerar que não apenas o adulto faz a ponte entre o livro e a criança, mas o livro, ou melhor, a leitura faz a ponte entre a criança e o adulto. E essa idéia sustenta e movimenta meu trabalho na formação do aluno na área de saúde.

Referências bibliográficas

AZEVEDO, R. A didatização e a precária divisão de pessoas em faixas etárias: dois fatores no processo de (não) formação de leitores. In: PAIVA, *et al.* (orgs.). *Literatura e letramento:* espaços, suportes e interfaces, o jogo do livro infantil. Belo Horizonte: Autêntica, 2003.

BAKHTIN, M. *Estética da criação verbal.* 3. ed. São Paulo: Martins Fontes, 2000.

BARTHES, R. Leitura. In: *Enciclopédia Einaudi.* Lisboa: Imprensa Nacional, Casa da Moeda, 1987. v. 11.

BERBERIAN, A. P. *Fonoaudiologia e educação.* São Paulo: Plexus, 1995.

BETTELHEIM, B. *Psicanálise dos contos de fadas.* 18. ed. Rio de Janeiro: Paz e Terra, 1996.

BRASIL, Ministério da Saúde. *Manual do PNHAH.* 2001. Disponível em <www.humaniza.org.br>.

BRUNER, J. *Realidade mental, mundos possíveis.* Porto Alegre: Artes Médicas, s. d.

CANGUILHEM, G. *O normal e o patológico.* Rio de Janeiro: Forense, 1982.

CHARTIER, R. Do livro à leitura. In: _____. *Práticas de leitura.* São Paulo: Estação Liberdade, 1996.

CLAVREUL J. *A ordem médica.* Poder e impotência do discurso médico. São Paulo: Brasiliense, 1983.

COMPAGNON, A. *O demônio da teoria*: literatura e senso comum. Belo Horizonte: Editora UFMG, 1999.

COTTET, S. Penso onde não sou, sou onde não penso. In: MILLER, G. (org.). *Lacan.* Rio de Janeiro: Jorge Zahar, 1989.

FOUCAULT, M. *A história da loucura.* São Paulo: Perspectiva, 1993.

_____. *O nascimento da clínica.* 5. ed. Rio de Janeiro: Forense Universitária, 2001.

FREUD, S. O ego e o id (1923). In: _____. *Edição eletrônica brasileira das obras psicológicas completas.* Rio de Janeiro: Imago, 1969-80. v. XIX.

GOLDEMBERG, R. A psicanálise por demais aplicada. *Psicanálise e Literatura,* Porto Alegre, ano VIII, n. 15, nov. 1998.

ISER, W. *O ato da leitura.* São Paulo: 34, 1999. v. 2.

MASSETTI, M. *As boas misturas.* São Paulo: Palas Athena, 2003.

MEYER, M. *Folhetim.* São Paulo: Companhia das Letras, 1996.

NOGUEIRA-MARTINS, M. C. F. *Humanização das relações assistenciais*: a formação do profissional de saúde. São Paulo: Casa do Psicólogo, 2001.

OLIVEIRA, B. S. A. O silêncio da singularidade (Algumas considerações a respeito da subjetividade à ordem médica). In: TAVARES, S. *Fonoaudiologia hospitalar.* São Paulo: Lovise, 2003.

ORLANDI, E. *A linguagem e seu funcionamento.* Campinas: Pontes, 1996.

PAULINO, G. Livros, críticos, leitores: trânsitos de uma ética. In: PAIVA. *et al.* (orgs.). *Literatura e letramento*: espaços, suportes e interfaces, o jogo do livro infantil. Belo Horizonte: Autêntica, 2003.

PESSOA, F. *Páginas íntimas e de auto-interpretação.* Lisboa: Ática, 1916.

TAVARES, E. E. Algumas considerações preliminares sobre a humanização e medicina, 2003. Disponível em <www.humaniza.org.br>.

_____. No reino dos pequeninos. *Psicanálise e Literatura,* Porto Alegre, ano VIII, n. 15, nov. 1998.

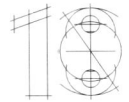

Oficinas de linguagem e letramento infantil: uma proposta de ação na saúde coletiva

Patrícia Prado Calheta

Introdução

O trabalho fonoaudiológico na saúde coletiva é foco de constantes estudos que buscam problematizar e dimensionar o conjunto efetivo de ações para viabilizar o acesso da população à saúde (conforme destaca Mendes, 1997), baseado na consideração pela natureza, objetivos e especificidades de formação e atualização profissionais.

Não pretendo aqui realizar uma discussão sobre as questões que circunscrevem o universo da atuação fonoaudiológica nesse contexto, mas parto da premissa de que qualquer atividade realizada em um equipamento de saúde não pode ser descolada de tais reflexões. Em outras palavras, falo de um lugar que pressupõe a valorização pela ação crítico-reflexiva guiada pelo conhecimento da realidade e necessidades dos usuários e pelas demandas de serviços.

Apresentarei ao leitor uma proposta de trabalho em "oficinas de linguagem", realizada em um Centro de Saúde do ABC paulista desde 1996.[1] Vale ressaltar que estão envolvidas, como público integrante majoritário, crianças de diferentes faixas etárias que comparecem à instituição por, principalmente, encaminhamentos médico e escolar.

A temática das "oficinas de linguagem" apresentou-se historicamente na fonoaudiologia não apenas como alternativa de formulação de procedimentos práticos nos equipamentos de saúde, mas sobretudo como possibilidade de organização da atuação fonoaudiológica em escolas, após a realização da triagem ou mesmo da observação em sala de aula.

Nas Unidades Básicas de Saúde (UBS), o fonoaudiólogo tomava como base para a formulação de oficinas a constante preocupação numérica, ou seja, a busca por recursos que garantissem a diminuição das listas de espera para atendimento clínico. Assim, constatava-se uma prática na qual a dimensão quantitativa era tomada como critério primordial. Tal aspecto conferido ao trabalho nas oficinas de linguagem favorecia, como principal desdobramento, o mero agrupamento de crianças com dificuldades e idades similares.

Em relação ao trabalho fonoaudiológico em escolas, tal proposta, intitulada "grupo de reforço" ou "grupo de estimulação", configurava-se como espaço para o desenvolvimento de atividades que priorizavam a eliminação de alte-

---

1. Ressalto que farei menção ao trabalho realizado em tal instituição desde o tempo em que fui funcionária da prefeitura de São Caetano do Sul, somado à vivência atual como docente da Universidade Metodista de São Paulo, em supervisão das atividades vinculadas ao "Estágio Supervisionado em Saúde Coletiva" com a participação de discentes quartoanistas do curso de graduação em Fonoaudiologia.

rações articulatórias e gráficas. Conforme já destacado por Calheta (2005, p. 16), verificava-se um cenário de reedição de práticas clínicas que contribuíam para a "manutenção do sintoma fonoaudiológico manifesto na escola, responsabilizando a criança pela constituição/aparecimento de sua 'doença'".

Distante da dimensão quantitativa pautada pelo agrupamento por sintomas manifestos pelas crianças em suas distintas faixas etárias (como na UBS) e do caráter essencialmente terapêutico centrado na doença (como na escola), pretendo aqui ilustrar ao leitor o fruto de um processo de significação acerca da natureza e singularidades do trabalho fonoaudiológico nas oficinas de linguagem.

Assim, entendo que o objetivo deste texto seja o de revelar uma proposta pautada pela constituição da oficina como um espaço para a otimização das condições de uso das linguagens oral e escrita, de forma que acene para a busca de um fazer propulsor do desenvolvimento e do conhecimento para todos os sujeitos envolvidos no trabalho: crianças, pais e fonoaudiólogos.

A seguir, serão mencionadas características funcionais da unidade de saúde na qual as discentes do curso de Fonoaudiologia atualmente desenvolvem as ações, a fim de tornar possível o melhor entendimento acerca da constituição dos grupos para as oficinas.

A organização dos serviços prestados pelo setor de Fonoaudiologia da referida unidade prevê a seguinte ordenação de ações:

1. Acolhimento à população – contempla a entrada do usuário no setor, sendo realizada com a participação da profes-

sora-supervisora, as estagiárias da universidade e as fonoaudiólogas do município. Nessa oportunidade, um conjunto
previamente agendado de pessoas comparece ao local indi-
cado, quando de sua inscrição na recepção da Unidade,
para um breve relato oral envolvendo as queixas e demandas de seus filhos em relação à fonoaudiologia. Tais dados
são registrados tanto pela fonoaudióloga da Unidade quanto por uma aluna integrante da proposta. Na seqüência, as
crianças, acompanhadas por seus pais ou responsáveis, são
convidadas a aguardar na sala de espera para a discussão dos
casos e posterior delimitação de encaminhamentos. Destaco que, de acordo com os critérios estabelecidos pelo programa de ações do setor de Fonoaudiologia do município,
as fontes de encaminhamentos são internas ou externas.[2]

2. Encaminhamentos – o encaminhamento interno ocorre
na condição de a criança requerer uma investigação mais
consistente, para além das observações e registro escrito
até então obtidos e ainda na condição de ser necessária
um avaliação de outro profissional do mesmo equipamento de saúde, ou pela possibilidade e disponibilidade da
criança em participar da proposta de oficina promovida
pelo estágio da universidade. A referência externa é acio-
nada em casos cujo relato e observações parecem anunciar
a pertinência de uma intervenção terapêutica multiprofis-

---

2. Reafirmo que a proposta ora destacada refere-se ao trabalho fonoaudiológico nas oficinas de linguagem e que não será contemplada aqui nenhuma discussão acerca das normas determinadas pelo setor de Fonoaudiologia do
município no planejamento das ações.

sional ou ainda por critérios do setor, tais como a demanda por tratamentos específicos, como os de sujeitos com comprometimentos neurológicos atrelados a quadros afásicos.

Ainda sobre o encaminhamento interno para o trabalho nas oficinas de linguagem, os participantes do acolhimento são informados de que a ação é realizada exclusivamente por estagiárias, sob supervisão da professora presente no local do estágio, sendo enfocados o objetivo e as características (a seguir explicitadas). Somado a essa questão, ressalta-se que apenas as crianças que estudam no período da tarde poderão integrar tal proposta (principalmente no caso em que a criança já esteja cursando o ensino fundamental), visto que as atividades ocorrem no período da manhã.

3. Serviços fonoaudiológicos realizados com base nos encaminhamentos internos – após a finalização do trabalho semanal no acolhimento, a documentação de cada criança é organizada de acordo com os encaminhamentos sugeridos pelo grupo de trabalho. Dessa forma, nos casos em que foi acordada a avaliação diagnóstica, as crianças aguardarão na lista de espera uma vaga (de acordo com o horário contrário ao escolar) para a realização de tal ação, sob responsabilidade de uma das fonoaudiólogas da Unidade de saúde.[3]

---

3. Vale destacar que todas as fonoaudiólogas concursadas do município prestam serviços na mesma Unidade de saúde. Assim como no processo de avaliação diagnóstica, o trabalho clínico-terapêutico fonoaudiológico é exclusivamente realizado por esse grupo de profissionais.

Nos casos em que há necessidade de uma intervenção diagnóstica de outro profissional, a criança é orientada a procurar a recepção para agendamento do serviço solicitado, sendo também marcado o posterior retorno ao setor de Fonoaudiologia para nova discussão e seguimento. Finalmente, nas circunstâncias em que a família manifestar interesse pelas oficinas, os dados da criança serão discutidos em supervisão para melhor esclarecimento do grupo de discentes acerca do ingresso de mais um elemento nas oficinas em funcionamento ou da constituição de um novo grupo.

Assim contemplada a organização da atuação fonoaudiológica pautada pelo acolhimento à população, passarei a discorrer, especificamente, sobre o trabalho nas oficinas de linguagem realizado ao longo de minha vivência profissional.

Oficinas de linguagem: a busca de uma prática de natureza discursiva

As oficinas de linguagem oral e de linguagem escrita são concebidas como espaços privilegiados de interlocução que, embora não contemplem a instância terapêutica, produzem efeitos significativos na relação estabelecida entre o sujeito e a linguagem.

Dito de outra forma, as oficinas de linguagem promovem o encontro de histórias de desencontro com o falar, o ler e o escrever, de modo que as crianças são convidadas a participar de um processo de (re)inserção em práticas letradas orais e escritas, possibilitando o estabelecimento de parcerias discursivas absolutamente heterogêneas, do porto de vista do repertório lingüístico.

Isso significa dizer que a busca pela padronização segundo critérios etários, quantitativos ou mesmo guiados pela manifestação fonoaudiológica mais relevante (*aos olhos de quem?*) deve ser abolida, a fim de emergir um lugar marcado pela heterogeneidade, singularidade e promoção da saúde.

Como o leitor atento já deve ter constatado, uma proposta como essa não se configuraria sem a adoção de um conjunto articulado de noções que sustenta, acolhe, instiga e "dá o tom" a esse projeto. Com base no desafio de *provocar encontros entre histórias de desencontros*, distintas contribuições teóricas fazem-se presentes: princípios norteados pela concepção discursivo-enunciativa da linguagem (Bakhtin), pela perspectiva socioconstrutivista do desenvolvimento (Vygotsky), pelos estudos sobre o letramento infantil em sua dimensão social (Kleiman, 1995) e sua contribuição na constituição da fala letrada (Rojo, 1998), além de um conjunto de definições correlatas e inspiradas nas tendências teóricas anteriormente citadas, tais como a internalização do conhecimento e o trabalho na Zona Proximal de Desenvolvimento (Góes, 2001) e os gêneros discursivos e a situação de produção (Bronckart, 1999).

Para além da possibilidade de apresentar cada noção supracitada de modo particular e marcadamente teórico, farei a discussão das etapas de organização e desenvolvimento do projeto das oficinas de linguagem, convocando tais definições para a constituição de um raciocínio cujas implicações teórico-práticas estejam imbricadas, cúmplices do mesmo processo de construção do conhecimento.

As etapas de organização do trabalho

Entendo que a constituição do trabalho de oficinas deva ser dimensionada por algumas etapas que conduzirão o fonoaudiólogo a uma ação mais consistente. Assim, evidenciam-se como elementos fundamentais: a elaboração dos critérios para composição do grupo, a organização da demanda, o planejamento do primeiro encontro – o trabalho com pais e, finalmente, o desenvolvimento da proposta –, o trabalho com as crianças. Para melhor explicitação dos conteúdos pertinentes aos distintos momentos do trabalho, seguem informações essenciais sobre cada etapa.

Elaboração dos critérios para composição do grupo

Entendo que aspectos como o foco de atuação centrado na linguagem, a promoção de práticas discursivas orais e escritas com base nas histórias de letramento das crianças integrantes da proposta, a consideração pela heterogeneidade de conhecimentos supostamente internalizados pelas crianças (a partir do relato dos pais), a flexibilidade na organização e desenvolvimento da proposta com o intuito de favorecer a interlocução e discussão dos modos de participação do grupo, a faixa etária de cada elemento somada ao repertório lingüístico individual e o período de estudo escolar das crianças compõem o conjunto de indicadores fundamentais na configuração dos critérios pertinentes ao trabalho das oficinas.

Organização da demanda

Com a finalidade de formar grupos para as oficinas na saúde coletiva, penso que o fonoaudiólogo deva investir nos trabalhos de acolhimento à população (como o supracitado), de modo que propicie uma leitura mais eficaz das necessidades e particularidades dos sujeitos, contribuindo para o efetivo encaminhamento para tal ação.

Planejamento do primeiro encontro: o trabalho com pais

Como a proposta apresentada diz respeito apenas ao trabalho com crianças, considero que os pais/responsáveis deverão estar implicados para que tenhamos melhores condições de cumprimento de nossos objetivos. Assim, eles deverão ser chamados, em um primeiro momento, para a realização de entrevistas em grupo com o intuito de obtermos maior conhecimento a respeito das crianças que comporão a oficina. Salienta-se que, nessa oportunidade, também será assinado o contrato de trabalho e esclarecidas as dúvidas iniciais do grupo, sendo discutidos aspectos como: os objetivos e características das oficinas, a condição de encaminhamento para outra modalidade de trabalho, caso se faça necessária; o número máximo de faltas permitido no decorrer de um bimestre; a responsabilidade das estagiárias e da supervisora pelo projeto e a continuidade da proposta após encontro com os pais (previsto para dois meses após início da oficina).

Além desse momento pontual, os pais/responsáveis serão convidados a participar de um projeto complementar ao das oficinas intitulado "sala de espera". Esse projeto compreende a reflexão e discussão de temáticas consonantes às trabalhadas com as crianças, de forma que enfatize a contribuição e as atribuições da família como uma agência de letramento significativa na realização de eventos voltados à participação da criança. No caso das discentes de graduação, geralmente esse projeto ocorre em tempo concomitante ao da oficina e todo o grupo (geralmente composto por quatro alunas) é responsável pelo trabalho tanto com as crianças quanto com os pais. Ressalta-se que são formadas duplas para o desenvolvimento das ações e, prioritariamente no momento de supervisão, organizadas as próximas atividades de modo que garanta a coesão na atuação.

Desenvolvimento da proposta: o trabalho com crianças

Com base nos dados advindos dos relatos dos pais/ responsáveis no primeiro encontro da oficina, poderão ser planejadas as diretrizes das ações a serem devidamente dialogadas e reformuladas de acordo com a discussão no grupo. Vale ressaltar que o objetivo de maior relevância no momento de escuta aos pais/responsáveis reside na possibilidade de atrelarmos as informações acerca das histórias de letramento relatadas ao estudo dos gêneros discursivos de maior grau de conhecimento partilhado. Desse modo, poder-se-á desenvolver um trabalho focado, inicialmente, na seleção de alguns gêneros pertencentes ao universo de conhecimento das crianças, favorecendo a dinâmica de negociação entre os pares discursivos.

Salienta-se que, a partir do encontro com as crianças, as estagiárias desempenharão o papel de "provocar" o estabelecimento de relações discursivas entre os integrantes, de modo que compartilhem opiniões, auxiliem no estabelecimento de regras, apresentem alternativas de uso de diferentes recursos e estratégias para discussão do grupo entre outros. Em linhas gerais, a essência dos encontros está na condição de revelar as potencialidades discursivas das crianças, gerando um movimento de reflexão marcado pela *ousadia* (conforme destacado por Perrota *et al.*, 1995, p. 45). Às crianças será atribuída a condição de poder ousar, de buscar "aquilo que lhe é mais familiar, mais conhecido, mais possível de usar para dizer o que ora se lança a dizer [...]".

No trabalho com as crianças, diversas temáticas são abordadas, sempre partindo da condição de negociação e do uso de diferentes recursos, conforme destacado anteriormente. As dinâmicas de funcionamento estabelecidas pelos grupos individualmente seguem a orientação de cada proposta, a qual poderá permanecer por inúmeros encontros até que os integrantes resolvam avançar para outra atividade. Geralmente, as crianças participam das ações em duplas ou individualmente, sendo englobados aspectos referentes à elaboração das regras de um jogo a ser confeccionado pelo grupo, por exemplo, ou mesmo à discussão sobre uma leitura compartilhada ou produção textual, em relação à definição dos papéis de escriba e revisor.

A seguir, serão apresentados episódios de encontros com as crianças nas oficinas de linguagem, com o intuito de favorecer o entendimento acerca do trabalho desenvolvido.

Sobre os encontros com as crianças nas oficinas de linguagem

Após o cumprimento de todas as etapas anteriormente mencionadas, o primeiro encontro com as crianças contemplará (além dos aspectos já anunciados) a inicial apresentação de todos os componentes do grupo, sendo também enfocados o objetivo e as regras de funcionamento previstas no documento já assinado pelos pais/responsáveis, tais como número máximo de duas faltas ao longo dos dois meses de vigência do contrato e possibilidade de inserção de outras crianças no decorrer dos encontros.

Ainda nessa oportunidade, o grupo passará a desenvolver uma das atividades previamente escolhidas pelas estagiárias com base na proposta de gerar momentos de troca de informações e de constituição de parcerias discursivas. Majoritariamente, uma atividade lúdica é eleita (principalmente jogos organizados para dois ou mais participantes cuja escolha será feita pelo grupo) como recurso para a emergência da linguagem oral, conforme ilustrado pelo episódio[4] a seguir:

EPISÓDIO 1: oficina de linguagem oral, primeiro encontro com quatro crianças de faixa etária entre seis e oito anos. Discute-se sobre a atividade a ser realizada pelo grupo após a apresentação dos integrantes e das características do trabalho.

F1: *Então, nós escolhemos alguns jogos para brincarmos com vocês, olha* (mostrando os jogos "floresta encantada" e "imagem em ação júnior"). *Qual vocês vão querer?*
C1: *Na minha escola tem esse aqui, de desenhar* (apontando para o "imagem em ação júnior"). *Eu gosto desse.*
C2: *Eu não sei jogar nenhum.*

---

4. Para garantir o sigilo em relação à identificação dos participantes, farei uso da seguinte organização, válida para todos os episódios: para as estagiárias de fonoaudiologia, será utilizado F1, F2, de acordo com o número presente na sala, e para as crianças usarei C1, C2, seguindo a ordenação numérica, conforme a primeira fala de cada integrante da proposta.

F2: *Não tem problema. Nós vamos ler as regras e você* (interrompe C3)

C3: *Eu sei mais ou menos e vou te mostrar esse aqui.* (apontando para o "imagem em ação júnior")

C4: *Esse aqui é melhor. Eu quero esse aqui.* (mostrando o "floresta encantada")

F2: *Então espera um pouquinho. Você* (C1) *e você* (C3) *querem este e vocês duas, o que acham?*

F1: *Ela* (C4) *quer este aqui.* (apontando o jogo "floresta encantada")

F2: *Tá bom. E você, C2, quer este ou esse?* (mostrando os dois jogos)

C2: *Não sei.*

C4: *Eu já escolhi. Quero o da floresta. Pega esse também.*

F1: *Então vamos fazer assim: o que vocês acham de eu ler as regras dos dois jogos e aí vocês decidem o que todos vão jogar? Seria legal se vocês quatro jogassem o mesmo, fizessem a mesma coisa juntos.*

(as crianças concordam e F1 começa a leitura)

Como observado, as crianças discutem sobre a escolha da atividade (no caso, um jogo), apresentando distintas possibilidades em relação ao uso da linguagem oral. É essencial ressaltar que F1 e F2 apenas interferem para apresentar e resgatar o relato das crianças, sem determinar qual jogo seria utilizado. A estratégia de F1 centrada na condição de realização da leitura das regras para escolha do jogo pelo e para o grupo pareceu favorecer três questões: a) o entendimento de que a participação é coletiva e amplamente negociada; b) a idéia de que o adulto (nesta circunstância, a estagiária em fonoaudiologia) não desempenhará o papel de detentor exclusivo da decisão sobre qual o melhor jogo ou mesmo a forma ideal (única correta) de desenvolver a atividade e, finalmente; c) a apresentação do gênero como uma necessidade para a decisão do grupo, ou seja, a reflexão sobre o fato de que um gênero deverá ser lido se atrelado a um sentido claramente definido.

Esses três apontamentos tornam-se relevantes quando da análise dos modos de participação dos distintos integrantes nas oficinas. A condição de se estabelecer diversas parcerias entre crianças e adultos com diferentes níveis de desenvolvimento real parece ser amplamente favorável à internalização do conhecimento; quanto mais o grupo faz uso da flexibilidade na organização e atribuição de papéis no decorrer dos encontros, mais claramente verifica-se a apropriação do conhecimento. É desse modo que a oficina, por meio das relações interpessoais, otimiza a busca por um outro modo de ler, falar e escrever.

Ainda em uma oficina de linguagem oral, agora com três crianças de faixa etária entre três e cinco anos, é possível perceber as parcerias discursivas sendo estabelecidas e o modo como elas favorecem o desenvolvimento da linguagem, por meio da escuta do discurso do interlocutor.

> EPISÓDIO 2: oficina de linguagem oral, quinto encontro com três crianças de faixa etária entre três e cinco anos. O grupo está discutindo sobre os nomes dos animais integrantes de uma dramatização na fazenda (conforme escolha do grupo).

> C1: *Eu quelia se um gato pá fazê miau.* (Eu queria ser um gato para fazer miau.)

F1: *Bem, então nesta história lá na fazenda terá um gato que faz miau. Qual será o nome dele C1?*

C1: *Alídio.* (Alípio.)

C2: *Tá eado.* (Está errado.) *Alípio é o nome do cavalo, amigo do Júlio, da fazenda cocóicó.*

F1: *O que você acha C1? Você quer que o seu gato chame Alípio como o cavalo do cocóricó?*

C1: *Tá, gato Alípio.*

F2: *O gato Alípio vai ser o da C1. E o seu, qual vai ser C2?*

C2: *Eu queo a galinha Zazá.*

C3: *E eu qué uma galinha* (C2 interrompe)

C2: *Então vai se a Lilica.*

Nesse episódio, três considerações merecem destaque, a saber: 1) o trabalho com base na delimitação dos elementos integrantes da proposta; 2) os efeitos discursivos promovidos pela escuta dos discursos emergentes; e 3) a apropriação do conhecimento, quando da referência à fazenda Cocoricó.

Com relação ao trabalho de delimitação de elementos integrantes da proposta (1), destaco que na oficina todo gênero é inicialmente apresentado para o grupo pela discussão concernente ao conhecimento prévio individual que será partilhado e ampliado no decorrer da reflexão. Uma proposta, como a dramatização citada, apenas terá cumprido seu objetivo se ancorada na possibilidade de se instituir um evento de letramento, com base na escolha por um gênero específico. As crianças e a(s) fonoaudióloga(s) estabelecerão as características referentes ao enunciador, destinatário, objetivo, entre outras, formatando a produção oral de modo que garanta suas marcas macroestruturais.

No que diz respeito aos efeitos discursivos promovidos pela escuta (2), ressalto que, conforme ilustrado pelo episódio em destaque, todos os enunciados na oficina provocam (e são provocadores de) reflexão, ou seja, eles demandam leitura e suscitam/convocam efeitos de sentido em quem os escuta. Penso que a primordial função dos integrantes da oficina (função essa que, de início, é atribuída ao fonoaudiólogo) seja exatamente a incorporação desses enunciados, de modo que promova e desperte a escuta da criança para um outro "modo de falar", uma nova forma de dizer aquilo que se propõe a dizer. Esse é o constante movimento de uma oficina de linguagem: a promoção de relações interpessoais discursivas que proporcionará a constituição de um discurso sob efeito dos eventos de letramento e das vozes que os constituem, conduzindo a uma fala letrada.

O último aspecto a ser comentado com base no episódio supracitado refere-se à apropriação de informações (3). Parece-me possível afirmar que a discussão sobre a escolha dos animais de uma fazenda convocou a referência à fazenda Cocoricó (programa infantil televisivo). Em outros termos, essa referência promoveu um ressoar de vozes que fazem parte do repertório de conhecimento de algumas das crianças, revelando algo já internalizado (situado em um nível real do desenvolvimento).

A permanente escuta do grupo somada à condição de serem estabelecidas parcerias discursivas heterogêneas, do ponto de vista do conhecimento intrapessoal, permite e favorece a construção de dizeres significativos e marcados pelo trabalho na Zona Proximal de Desenvolvimento (ZPD). Tal questão também pode ser vislumbrada na análise do Episódio 3, a seguir:

EPISÓDIO 3: oficina de linguagem escrita, sétimo encontro com cinco crianças de faixa etária entre oito e dez anos. O grupo negocia a produção de uma lista de compras, um folheto publicitário com as ofertas do supermercado e a elaboração de uma folha de cheque para pagamento das compras. As crianças organizam-se em duplas, e uma delas ficou com a fonoaudióloga responsável pelo trabalho. Seguem os textos, antecedidos por um fragmento do diálogo estabelecido no início da atividade.

C1: *Eu e o C2 vamos fazer a lista.*

C3: *Nós* (C3 e C4) *vamu ficá com o folheto e você fono e o C5 com o cheque, tá?*

F: *Tudo bem, pra mim pode ser assim. Alguém quer mudar? Todo mundo lembra de como se escreve cada texto?*

C2: *Eu já sei que lista é assim ó* (deslizando com o lápis na folha em sentido vertical).

C1: *Um embaixo do outro.*

C3: *Eu lembro que a propaganda tem que mostrá o desenho e o preço.*

C4: *E o nome do mercado pra sabe onde comprá e o que tá mais barato.*

C1: *As ofertas da semana.*

F: *E o cheque? Alguém lembra como faz?*

C5: *Eu só sei que tem que assinar.*

C4: *E colocar o número em cima e* (C2 interrompe)

C2: *Tem que pôr o valor.*

C5: *O número e escrevê?*

C1: *É. O número em cima e escrevê embaixo o valor e assinar.*

F: *E a cidade, o dia, o mês e o ano que você fez a compra?*

C3: *Tem que pôr tudo isso aí. Vai fazendo que depois a gente olha.*

(as crianças começam a escrever o texto; uma inicia a atividade como escriba e essa função é ou não atribuída ao parceiro, dependendo da escolha feita por cada dupla)

TEXTO DE C1 E C2 – LISTA DE COMPRAS

vassora

nescau

papeu igienico

salgados

alfase

sucrilhos

leite

TEXTO DE C3 E C4 – FOLHETO DO SUPERMERCADO (DESENHOS EXCLUÍDOS)

SUPERMERCADO BARATÃO

VENHA CONFERI AS OFERTAS DA SEMANA!!!!

Arrois	*Sorverti chocolati*	*Cane do boi gordo*
R$ 10,00	*R$5,00*	*R$ 7,99*
Bolaxa Taquinas	*Leite de caixinha*	*Macarrão*
R$ 1,00	*R$ 2,00*	*R$ 4,00*

TEXTO DE C5 E F – CHEQUE

R$ _____

Pague _____

_____

A _____

BANCO DO BRASIL _____, _____ de _____ de _____

_____

Cabe ressaltar que a proposta de "montar um supermercado" surgiu a partir do interesse das crianças e inúmeros episódios de leitura e discussão acerca das características textuais foram realizados ao longo dos encontros, favorecendo a reflexão sobre cada elemento nos momentos de diálogo e da produção escrita.

Com base nessa proposta, as crianças trouxeram para a oficina recortes de jornal, folhetos que tinham em casa, informações sobre o cheque dadas pelos pais, observações na família sobre o porquê de se fazer uma lista, entre muitos outros questionamentos que no e pelo grupo foram devidamente discutidos. Assim, a leitura e a reflexão sobre como se revela cada macroestrutura textual foram amplamente realizadas, destacando *o quê?, para quê?, para quem?* e *como?* se escreve.

Do ponto de vista microestrutural, a leitura de diversos exemplares favoreceu a busca por estratégias partilhadas no grupo para melhor escolha e manejo das palavras no corpo do texto. Dessa forma, discutiu-se sobre termos que usualmente estavam presentes e ainda sobre a possibilidade de consultar a versão da palavra escrita presente no dicionário para saber como escrever, o que cada nova palavra queria dizer, ou mesmo para encontrar um termo similar ao inicialmente eleito para a produção.

Nesse sentido, faz-se também interessante destacar que todo o trabalho está pautado pela idéia de que as parcerias estabelecidas promoverão o foco na ZPD, ou seja, toda e qualquer ação será contemplada à luz do que se sabe com o outro e do que se sabe falar/escrever sozinho.

Como último aspecto a ser comentado sobre o episódio destaca-se, na fala final de C3: *"Tem que pôr tudo isso aí. Vai fazendo que depois a gente olha"*, a promoção de momentos intensos de discussão na *reescrita* das produções. Essa é uma questão reflexiva permanente, que recebe particular ênfase quando anunciada por uma criança. Em *"depois a gente olha"*, há a marca plural das ações nas oficinas e o compromisso com a descoberta de novas versões escritas por caminhos que se encontram pelo estabelecimento desse objetivo comum: reescrever para melhor dizer o que, definitivamente, se quer dizer.

Em todas as etapas das oficinas de linguagem há total envolvimento e participação por parte das crianças, sendo amplamente favorável a diversidade de escolhas no que tange à parceria discursiva estabelecida.

Diversos momentos da oficina ilustram a liberdade, a espontaneidade e o potencial de criação de cada criança pela busca por novos recursos e formas de melhor definir e de se apresentar como sujeito de suas produções.

Os episódios citados parecem ser exemplares dos modos de participação das crianças e de como o conhecimento vai sendo negociado pela contribuição de cada integrante da oficina, com sua possibilidade de interlocução e apropriação do conhecimento.

Creio que o lugar privilegiado do *"poder fazer de várias formas"* (e não do *"ter que fazer de uma única forma"*) identifica e particulariza a vivência nas oficinas de linguagem.

É desse lugar, centrado no caráter singular dos enunciados infantis e na dinâmica plural do funcionamento nas oficinas, que entendo ser possível promover a saúde, promover o encontro com o falar, o ler e o escrever.

Referências bibliográficas

BAKHTIN, M. *Marxismo e filosofia da linguagem*. São Paulo: Hucitec, 1988.

_____. *Estética da criação verbal*. São Paulo: Martins Fontes, 1997.

BRONCKART, J. L. *Atividade de linguagem, textos e discursos*: por um interacionismo sociodiscursivo. Trad. Anna Rachel Machado e Péricles Cunha. São Paulo: Educ, 1999.

CALHETA, P. P. Fonoaudiologia e educação: sentidos do trabalho de assessoria a escolas públicas. In: CÉSAR, C. P. A. H. R.; CALHETA, P. P. (orgs.). *Assessoria e fonoaudiologia*: perspectivas de ação. Rio de Janeiro: Revinter, 2005.

GÓES, M. C. R. de. A construção de conhecimentos e o conceito de zona de desenvolvimento proximal. In: MORTIMER, E. F.; SMOLKA, A L. B. (orgs.). *Linguagem, cultura e cognição*: reflexões para o ensino e a sala de aula. Belo Horizonte: Autêntica, 2001.

KLEIMAN, A. (org.). *Os significados do letramento*: uma nova perspectiva sobre a prática social da escrita. Campinas: Mercado de Letras, 1995.

MENDES, V. L. O acesso à saúde em fonoaudiologia. In: BEFI, D. (org.). *Fonoaudiologia na atenção primária à saúde*. São Paulo: Lovise, 1997.

PERROTA, C. *et al*. *Histórias de contar e de escrever*: a linguagem no cotidiano. São Paulo: Summus, 1995.

ROJO, R. H. R. (org.). *Alfabetização e letramento*. Campinas: Mercado de Letras, 1998.

VYGOTSKY, L. S. *A formação social da mente*. São Paulo: Martins Fontes, 1988.

_____. *Pensamento e linguagem*. São Paulo: Martins Fontes, 1991.

Linguagem, escrita, produção de sentidos e a criança surda: questões para a clínica fonoaudiológica

Maria Cecília Bonini Trenche
Clay Rienzo Balieiro

Introdução

Neste capítulo, apresentaremos uma reflexão teórica sobre o que consideramos ser uma das principais questões que crianças deficientes auditivas ou surdas apresentam para a clínica fonoaudiológica – a produção de sentidos na leitura e escrita de textos –, apostando nas conseqüências práticas que isso possa trazer.

Consideramos que o trabalho fonoaudiológico tem papel fundamental no processo de constituição da linguagem verbal, especialmente se fundamentado em abordagens discursivas da linguagem, por dar sustentação à participação ativa das crianças nos processos de linguagem e, conseqüentemente, socioculturais.

A prática clínica tem nos mostrado que as dificuldades da polissemia da linguagem verbal constituem o drama principal dessas crianças. A mobilidade semântica, capacidade de deslocar para novos contextos os enunciados anteriormente produzidos e apreender sentidos diferentes no contexto da enunciação, que é uma das principais características da atividade discursiva, está, na maior parte das vezes, afetada na linguagem das pessoas deficientes auditivas ou surdas, o que as leva a apreender apenas o sentido literal dos enunciados na leitura de textos.

Bergès & Balbo (1997) relacionam esse problema ao método usado para levar essas crianças a adquirir linguagem. Dizem eles: "a criança surda que aprende a dizer pela linguagem articulada sonoramente ou pela escrita enfrenta geralmente o problema da polissemia, sobretudo quando o método utilizado para tanto leva a criança a tomar a palavra pela coisa".

Crianças que aprendem a falar, ler e escrever desse modo – isto é, numa perspectiva que considera a linguagem fechada em si mesma, vista apenas como código, como se houvesse uma relação termo a termo entre pensamento, linguagem e realidade – correm o risco de ficar indiferentes à língua, alienando-se dos processos de produção de sentidos. Abordagens de exposição à língua, fixação ou memorização da relação significante/significado e de estruturas lingüísticas levam a confundir falar e escrever ou escutar e ler com gestos de (de)codificação de mensagens e sentidos considerados já acabados. Tanto a criança que ouve quanto a que não ouve podem significar, se estiverem inscritas numa história de formulação de dizeres; em outras palavras, se puderem exercitar a prática discursiva. Isso porque a relação entre as palavras e as coisas conforme filiação teórica que nos permite problematizar a questão da polissemia, cujos conceitos detalharemos em seguida, é uma relação discursiva; os sentidos das palavras e a objetividade nas interpretações são construídos historicamente.

Outra questão importante a ser levantada, no que diz respeito ao trabalho fonoaudiológico na e de linguagem com crianças deficientes auditivas ou surdas, é que metodologias planejadas a partir das dificuldades que, presumidamente, uma criança por não ouvir pode vir a apresentar geraram, por muitos anos, a idéia de que as condições ditas especiais para a constituição da linguagem seriam concretizadas em um trabalho voltado para aquilo em que pudesse vir a falhar em sua produção, canalizando desse modo a atenção para a codificação/decodificação, levavam a focalizar a construção de significados como aquisição de repertório lingüístico, realizada a partir de um processo de exposição e ensino da língua com ênfase na fixação e memorização da relação entre a palavra e o objeto e para os níveis morfossintático e semântico.

Essa compreensão levou a uma abordagem contemplativa da língua, e os resultados não foram os esperados, porque em grande parte as crianças trabalhadas dessa forma apresentam pouca experiência em produzir e compreender textos, tornando-se até bons decodificadores ou copistas, incorporando, no entanto, um perfil de leitores e escritores com pouca autonomia para produzir sentidos na modalidade escrita de linguagem.

Entendemos que a questão da polissemia não foi problematizada pelas abordagens de linguagem que predominaram por várias décadas no campo da educação e terapia fonoaudiológica de crianças deficientes auditivas em razão de concepções de linguagem que na verdade se apoiavam no aprendizado da língua. Não podemos exigir de um método aquilo a que ele não se propõe, porém consideramos que essa visão funcionou como uma barreira para a teorização de processos terapêuticos, já que, por sua natureza, esses processos se fundamentam na intersubjetividade, e não se limitam a um trabalho de incorporação de regras e normas convencionais do uso da língua.

Quando o trabalho de linguagem se encontra na dependência do aprender a ouvir e falar, ler e escrever, os processos de significação assumem caráter específico de aprendizagem formal. Ênfase exclusiva nas funções prejudicadas, ou seja, um trabalho centrado apenas na preocupação de fazer chegar informações, sonoras e/ou visuais, por exemplo, tem gerado metodologias de exposição à língua e preocupação centrada na recepção da linguagem sem um aprofundamento sobre os processos de linguagem, de significação e sentidos.

Embora seja condição primeira e necessária, a recepção da informação não é condição suficiente para a compreensão ou produção da linguagem. Atividade de natureza intersubjetiva, ela é objeto primordial da terapia fonoaudiológica com crianças deficientes auditivas ou surdas e implica um trabalho complexo que vai muito além da acessibilidade à língua. Com o trabalho fundamentado numa perspectiva discursiva, o que se faz não é ensinar a língua, a constituição de sentidos é conseqüência. Nas atividades de linguagem desenvolvidas nessa perspectiva – os jogos, as dramatizações, a leitura, a produção de textos, o diálogo –, instituem-se como instâncias estruturantes da linguagem – processos de significação e produção de sentidos. Desse modo, a terapia fonoaudiológica não se vincula ao problema, mas à sua solução.

Sobre práticas clínicas

Um breve olhar retrospectivo na história da clínica fonoaudiológica nos mostra a adesão acrítica a paradigmas centrados na doença ou nos desvios dela decorrentes, segundo
critérios de normalidade. Grande parte dos estudos sobre
linguagem de crianças deficientes auditivas ou surdas, no
passado, se dedicou a descrever as dificuldades de sistematização da língua, atendo-se a aspectos nos quais essas crianças
falhavam ou poderiam vir a falhar. Com um olhar voltado
para a busca de resultados que aproximassem seu desempenho de linguagem ao de ouvintes falantes, tais práticas se dis-
tanciaram dos sujeitos a quem se destinavam e conseqüentemente assumiram uma perspectiva de controle em termos
comportamental e lingüístico, distanciando-se de sua dimensão terapêutica.

Com o desenvolvimento dos estudos sobre a surdez
em uma perspectiva social, os trabalhos voltados para a linguagem oral foram fortemente criticados à guisa de defesa e
justificativa de abordagens que adotam a língua de sinais como objeto e objetivo de propostas educacionais e até mesmo
clínicas. Tais estudos, no entanto, tratam das questões de linguagem, a partir da defesa da supremacia da abordagem gestual sobre a oral, sob os argumentos de ser essa a linguagem
natural das pessoas surdas, levando em conta a facilidade de
captação sensorial.

O surgimento de novos paradigmas nas áreas da saúde
e das ciências humanas provocou mudanças importantes nas
condutas adotadas na clínica fonoaudiológica. Sem nos de-
termos no assunto, tendo em vista o objetivo deste capítulo,

destacamos dentre as principais mudanças: a) o sujeito como centro do processo terapêutico; b) a ressignificação da relação terapeuta-paciente como elemento fundamental desse processo; c) a busca de uma atenção mais integral ao sujeito, tendo em vista suas necessidades biopsicossociais; d) a ênfase no trabalho de linguagem sob a construção de processos de significação e usos sociais da linguagem; e) a valorização de condutas que procuram acentuar a autonomia do sujeito e não sua dependência no tocante aos mecanismos de interação e comunicação social; f) a afirmação de um campo clínico-terapêutico que fundamenta suas ações a partir do conceito de saúde.

É importante lembrar que as deficiências que uma criança possa vir a apresentar são "parte ou expressão de uma condição de saúde, mas não indicam necessariamente a presença de uma doença ou que o sujeito deva ser considerado doente" (CIF, 2003).

O foco no sujeito e em seu potencial tem importante conseqüência em relação ao objetivo e ao objeto da fonoaudiologia. O objetivo principal da intervenção fonoaudiológica é a promoção de cuidados e ações relacionadas às condições de produção da linguagem, oportunizando práticas de linguagem de natureza discursiva, enquanto o objeto é o sujeito e sua linguagem – nesse caso, a criança com deficiência auditiva ou surda, vista como um ser social inserido na cultura em que vive. Daí nossa compreensão de que o trabalho fonoaudiológico voltado para essas crianças atue com suas potencialidades – auditivas e visuais – para a captação da materialidade lingüística, mas acima de tudo, que esses aspectos não sejam vistos ou abordados em separado da linguagem, do sujeito e de sua história.

Em termos técnicos, a terapia fonoaudiológica fundamentada na prática da linguagem possibilita que o dizer permaneça alojado no discurso de quem o produz, sem escamotear distâncias e diferenças entre os interlocutores. Com isso, estamos nos referindo à posição de dependência objetiva da criança deficiente auditiva ou surda em relação ao adulto ouvinte. Toda criança se encontra em um mundo constituído por uma linguagem que ela substancialmente não domina. O adulto funciona na relação com a criança como um agente de saber, isto é, como aquele que dispõe de recursos verbais e que, por acreditar que a criança pode circular no mundo das palavras, a toma como interlocutor. No caso da criança que ouve, o adulto considera natural que tropece nas palavras, deslize nos sentidos, mas no caso da criança deficiente auditiva ou surda isso geralmente se configura como desvio. Decorrente disso, comumente se instaura um modo específico de lidar com a linguagem que direciona a atenção aos aspectos formais da língua.

Nesse funcionamento, em que fica comprometida a dissolução de equívocos por meio da própria prática discursiva, ocorrem, a nosso ver, três processos: a) inculca-se uma imagem de que a criança é incapaz de construir sentidos ou não pode por si só descobrir os efeitos de sentido, necessitando de correções e de modelos para estruturar sua linguagem; b) no contato com textos orais e escritos não se abrem espaços de significação a fim de que os sentidos se historicizem e a língua passe a fazer sentido, a memória do que se diz empobrece; c) a expectativa se restringe a que a criança surda aprenda o código lingüístico, bastando que reconheça o sentido dos enunciados que se apresentam como interpretação literal do real.

Em relação à escrita, isso, na maior parte das vezes, se repete porque, embora essa modalidade de linguagem seja mais facilmente captável, seus modos de significação se fundamentam em práticas discursivas das quais, geralmente, a criança esteve excluída. O cerceamento da produção de sentidos leva a indiferença comumente interpretada como dificuldade. Entendemos essa indiferença como resistência, como afirmação de identidade diante dos mecanismos de homogeneização dos usos das formas lingüísticas e da desqualificação de seu dizer, por não se enquadrar, de pronto, na ordem da norma lingüística. Entendemos que o enfrentamento desses problemas deve ser feito no discurso.

Convém observar que não se trata de considerar que a criança deficiente auditiva ou surda apresenta apenas uma diferença (cultural ou lingüística) em relação aos que ouvem, como também não se trata de considerá-la incapaz diante da língua. Há uma deficiência real que tem implicações concretas, além das demais implicações provocadas/alimentadas pelo imaginário social sobre suas capacidades.

O que se busca, portanto, num processo clínico fonoaudiológico, não é a normalização do sujeito, mas a constituição de espaços de participação ativa da criança na construção de conhecimentos e constituição de linguagem que se caracterizem por escapar aos limites impostos pelas diferentes instituições (família, escola principalmente) que podem se configurar como elementos cerceadores na produção do discurso.

A palavra do terapeuta e suas atitudes, quando voltadas para a abertura de sentidos, resultam, como mostraremos mais adiante, em maior circulação da criança na linguagem, gerando processos de significação. Quando a linguagem ainda não se materializa verbalmente, o trabalho fonoaudiológi-co deve ser encaminhado para trazer a criança de um estado em que ainda não é capaz de dizer para um em que essa possa dialogar com o outro. Quando a criança tem o que dizer, mas não domina os meios de como fazê-lo, o terapeuta deve colocar à disposição dela os recursos da língua, a significação para que possa produzir sentidos.

Antecipando a reflexão que desenvolveremos na seção seguinte, situamos a terapia de linguagem como um espaço de constituição de processos discursivos, com o cuidado de não cercear, censurar, e que garanta ao sujeito, no caso a criança deficiente auditiva ou surda, circular pelas diferentes formações discursivas que constituem o interdiscurso.

Escrita, textos e interdiscursividade – filiação teórica

> Todo discurso nasce em outro (sua matéria-prima) e aponta para outro (seu futuro discursivo).
>
> (ORLANDI, 1988)

Independentemente da língua em que a pessoa defi-ciente auditiva ou surda foi educada, a escrita se oferece co-mo um dispositivo que lhe permite falar do lugar de sujeito e superar o que nos parece o problema principal, que é aceder à polissemia da língua – compreender os textos e seus contex-tos, as partes e o todo, a unidade e a diversidade de sentidos que os enunciados carregam no momento da enunciação.

O quadro epistemológico ao qual nos filiamos para an-corar essa reflexão articula conhecimentos construídos a par-tir da experiência clínica no atendimento de crianças e jovens deficientes auditivos ou surdos com estudos desenvolvidos pela Análise do Discurso (AD) sobre práticas discursivas e produção de sentidos. A AD estuda a relação da linguagem com o contexto histórico-social, de acordo com as condições simbólicas (lingüísticas) e imaginárias (ideológicas) de produção. Esse modo como a AD concebe a linguagem contribuiu de forma decisiva para a ruptura com uma abordagem estática das questões da linguagem e tem fortalecido, na clínica, o uso de estratégias e técnicas que se ancoram no diálogo, na prática discursiva e a partir dela na relação sujeito/linguagem, caracterizando o processo de sua constituição como um processo histórico.

A partir dessa interlocução, pudemos compreender melhor aquilo que a prática clínica já mostrava, que o modo de constituição dos sujeitos, da linguagem e dos sentidos não se faz por meio da incorporação de itens lexicais e regras de estruturação de enunciados. Diz Orlandi (1998): "somos pegos pela linguagem, pelo discurso, pelo jogo da língua na história, pelos sentidos [...] o sujeito para fazer sentido entra em um certo discurso ou em discursos que constituem os processos discursivos, filiando-se à memória discursiva".

Nessa perspectiva, considera-se que o discurso se sustenta e é sustentado por aquilo que se inscreve como memória do dizer. Como seres de linguagem, reconstituímos simbolicamente os objetos com os quais nos relacionamos, cada ato de linguagem carrega como condição de produção de sentidos uma memória de sentidos constituída ao longo da história, que sustenta e estrutura essa produção. Daí a importância de se enfatizar na clínica fonoaudiológica os processos de significação nos quais linguagem e exterioridade se afetam mutuamente.

Segundo Orlandi (1998), a memória discursiva pode ser pensada em duas direções: uma constitutiva e outra institucionalizada. A constitutiva diz respeito ao interdiscurso ou saber discursivo, resultante do trabalho histórico de constituição de sentidos (o dizível, o repetível) – remete à existência de um corpo sócio-histórico de traços discursivos que responde pela regularização dos sentidos (a institucionalizada). Nessa direção, a linguagem é balizada pela formação discursiva que diz o que pode e deve ser dito por um sujeito, ou seja, o que é inerente àquela formação; encontramos aí o que é sistemático, regular, constante, em relação ao funcionamento do discurso.

Para compreender melhor a ação da memória discursiva, é importante considerar a noção de interdiscurso. Quando formulamos novos enunciados, existe sempre um discurso anterior, que é exterior ao sujeito que enuncia e que sustenta o que ele diz. As palavras que usamos estão carregadas de sentidos, conteúdos ideológicos, porque há um já-dito que regula a possibilidade de todo dizer. Para que as palavras tenham sentido em um enunciado específico, é preciso que elas já façam sentido. O conjunto de formulações feitas e esquecidas que determina o que dizemos é o interdiscurso, um saber discursivo que pertence ao já-dito. Embora ignoremos sua existência, é sua repetição que nos possibilita significar. O interdiscurso, conforme Orlandi (1998), se apresenta como séries de formulações que derivam de enunciações distintas e dispersas que firmam em seu conjunto o domínio da memória do saber discursivo que se constitui da estratificação de enunciados, ganhando objetividade, assumindo função referencial.

É importante dizer que a noção de memória discursiva, trabalhada na perspectiva da Análise do Discurso, nada tem a ver com a noção de memória concebida pela psicologia e pela psicolingüística, pois não é acumulação de conhecimento linear e homogêneo. Trata-se de uma teia complexa na qual ocorrem estabilizações, mas também deslocamentos, ressignificações: "diz respeito à existência histórica do enunciado no interior de práticas discursivas reguladas por aparelhos ideológicos: como certos enunciados estão na origem de atos novos, como são retomados ou transformados, qual a força da sua permanência" (Brandão, 1998).

Essas noções ajudam a imprimir movimento no trabalho de linguagem junto à criança deficiente auditiva ou surda em contraposição a concepções formalistas ou conteudistas que levam o adulto a funcionar como simples provedor da linguagem. Ao contrário, quando a criança é envolvida em práticas de linguagem sem que seja levada a acreditar numa transparência da linguagem e conseqüente literalidade, abre-se espaço à polissemia constitutiva da linguagem. Ao se construir com a criança uma história de práticas de linguagem por meio de jogos, conversas ou leituras, por exemplo, ela passa a possuir um corpo social discursivo que forma uma memória discursiva, permitindo-lhe que, nessas práticas, formule sentidos, aprendendo não somente o que está explícito, mas também o implícito, os estereótipos, o que muitas vezes não foi dito, mas pode estar significando.

A surdez desencadeia, grande parte das vezes, mudanças no modo de conversar do ouvinte com a pessoa surda. Essa contingência, somada a uma outra, a de inacessibilidade ou captação parcial dos discursos comumente produzidos como atividade social, gera uma condição que precisa ser considerada.

Comumente, mesmo no fazer clínico, quando se conversa com a criança, pode-se dar, equivocadamente, mais atenção às mensagens, às informações que estão sendo transmitidas do que ao modo como a criança produz sentidos. Fica-se atento para perceber se o que a criança diz tem começo, meio e fim, se o discurso é coeso, se apresenta coerência, em detrimento de maior atenção às condições de produção da linguagem, à relação entre o seu dizer e sua história, à relação de seu discurso com o modo como lhe é dirigida a palavra, que esconde/revela o que se pensa dela (nosso imaginário).

Consideramos essas noções importantes, por entendermos a escrita como lugar de constituição da memória discursiva que possibilita os processos de produção de sentidos. Observemos, a seguir, um diálogo que se estrutura a partir dessa memória.

TERAPEUTA	R	G	OBSERVAÇÕES
	Ah! Piolho!		R apontou para G que estava com algumas presilhas no cabelo.
Até parece que piolho é desse tamanhão. Você já viu piolho?			
		Eu já vi uma vez.	
Qual o tamanho do piolho?			
		Desse tamanhinho assim. Eu não conseguia ver de longe. A minha mãe pegava assim e apertava na minha cabeça, né?	G mostrou com a mão.

(continua)

(continuação)

TERAPEUTA	R	G	OBSERVAÇÕES
E você, já teve piolho?			A terapeuta falou dirigindo-se a R.
	Eu já.		
Você já teve piolho?			
	Eu já. Daí eu tentava matar ele.		
		Ah! É difícil.	
Você passou um monte de remédio na cabeça?			
	Eu?		
É, ou você nem lembra mais?			
	Nem lembro. Tinha um piolhinho assim, aí ele saía.		R fez sinal de o piolho esta saindo da sua cabeça.
		Onde você pegava?	
	No alto.		
		Ah! Daí não vale.	
Ele realmente pula alto, mas onde foi que você pegou? Da cabeça de um amigo, ou de uma pessoa estranha? Você pegou de alguém? Esse piolho pulou de alguém e foi para a sua cabeça? Quando eu era pequena peguei			

(continua)

(continuação)

TERAPEUTA	R	G	OBSERVAÇÕES
piolho da minha irmã. Ela estava com piolho, eu não sabia, brinquei com ela e o piolho foi em mim. Você sabe de quem você pegou o piolho?			
		Eu sei. Tinha um colega na minha escola, que era muito nojento.	
	Nojento?		
		Nojento. Olha só: desde a segunda série ele não limpava o nariz, não lavava o cabelo...	
Vocês conhecem alguém que é nojento também? Bem nojento?			
		Bem nojento!	
Então, tem um personagem de história em quadrinhos que é bem nojento.			
		Cascão?	G. perguntou olhando para R.

(continua)

(continuação)

TERAPEUTA	R	G	OBSERVAÇÕES
O Cascão. Olha a capa. A mãe dele está varrendo para fora de casa a sujeira e ele está varrendo para dentro. Ele gosta de sujeira. Você acha que o Cascão não tem piolho? Olha o cabelo dele.			A terapeuta pegou o gibi.
		Ah! Desse tamanho o cabelo dele...	
	Aqui, esse daqui tem piolho.		R pegou o gibi da mão da terapeuta e começou a folhear.
Com certeza ele tem piolhos. Como será que o Cascão é? O Cascão deve ser fedido.			
	É esse aqui ó.		R apontou o gibi.
		Você já assistiu A gata comeu?	
Não.			
		Passa umas duas e pouco.	
Você sabe o que que é essa novela?			
	Ah?		

(continua)

(continuação)

TERAPEUTA	R	G	OBSERVAÇÕES
Você sabe o que que é A gata comeu? O que que tem a Gata comeu?			R fez meneio positivo com a cabeça.
	É antigo.		
		Sabe aquele menino. Tem dois filhos, é um menino e uma menina.	
	Aí eles dois pegaram piolho.		
		Que pegaram piolho o quê! O menino, eu não lembro o nome dele, ele não toma banho.	
	E ele pegou piolho.		
		Que piolho! Eu estou falando de sujeira. Ele não tomava banho, aí depois...	

Relatório Iniciação Científica Pibic/CNPq, 2001
Cintia Gioli (aluna bolsista)
Maria Cecília Bonini Trenche (orientadora)

A situação mostra como a construção de sentidos vai sendo tecida na conversa. No fio do discurso vários encadeamentos vão ocorrendo, da pergunta-resposta aos comentários e estranhamentos que o assunto pode trazer e dos risos e brincadeiras que permeiam alguns discursos. Conversas que se tecem no dia-a-dia promovem contatos sociais, a construção de um saber discursivo tecido por e em outras formações discursivas, um alargamento do saber fundamental para a leitura e escrita.

A escrita

É por entender que a escrita, independentemente do domínio de uma língua, se oferece como espaço que permite à criança deficiente auditiva ou surda enfrentar a polissemia constitutiva da linguagem que essa ocupa em nossa prática clínica lugar de destaque.

Escrita e fala, instâncias simbólicas de manifestação da linguagem, mostram-se pela diferença quanto à sua materialidade. A primeira, ideográfica, de caráter visoespacial, a segunda, fonetizada, acontece do ponto de vista psicofisiológico, quando vibrações sonoras se sucedem no tempo. Se diferenças e semelhanças se restringissem apenas à forma, estaríamos apenas diante de dois sistemas de representação diferentes de uma mesma língua. A escrita ideográfica (simbólica) é um instrumento histórico-sócio-cultural, cujo acesso, diferentemente da fala, é menos espontâneo e regulado por diferentes instituições sociais. Apesar de a escrita e a fala pertencerem a diferentes domínios físicos, não devem ser vistas como transposição de códigos nem como sistemas diferentes de uma mesma língua: escrita e fala, como manifestação da linguagem, colocam a língua em movimento, em discursividade, pelo caráter dialógico e intersubjetivo de ambas. Oralidade e escrita implicam produção de discurso (Balieiro, 2000).

O processo de letramento de uma criança deficiente auditiva ou surda é, por vezes, permeado por conflitos e problemas quer ela tenha sido exposta à linguagem oral quer à de sinais. No primeiro caso, pelo tempo que leva para adquirir a língua oral, não domina o que Vygotsky (1979) chamou de simbolismo de primeira ordem, condição inicial de ancoragem do processo de sistematização da linguagem escrita. No segundo caso, mesmo que haja maior habilidade lingüística a essa época, deve-se compreender que a língua de sinais difere do sistema lingüístico da escrita, o que seguramente também tem suas implicações.

Independentemente, porém, do caso e a despeito dos problemas a serem enfrentados, a escrita – da aquisição do código ao convívio com o mundo das letras – traz muitas contribuições ao desenvolvimento da linguagem de crianças deficientes auditivas ou surdas, pois faculta o acesso à linguagem comumente praticada nas atividades sociais, constituindo-se em material simbólico e instrumento que favorece a aprendizagem acadêmica e conseqüente inclusão no mundo letrado.

Crianças deficientes auditivas ou surdas, pelas alterações nos processos de interlocução e, por que não dizer, em razão da exclusão social dos meios comuns de comunicação, carecem justamente dessa experiência proporcionada pela articulação interdiscursiva para construir sentidos na linguagem.

A nosso ver, essa limitada experiência em atividades discursivas produz efeitos restritivos a essa materialidade e historicidade, fundamental ao efeito de sustentação (Pêcheux, 1975); isto é, o retorno ao que se sabe proporcionado por outro efeito, o efeito de pré-construído.

Tomando como foco a questão da polissemia, de atribuição de sentido, como vimos construindo ao longo deste texto, compreende-se o interdiscurso como elemento essencial para a produção de sentidos, o que se estende à produção de sentidos na e pela escrita (leitura e escrita).

Vejamos a situação a seguir, em que terapeuta e criança, em suas primeiras experiências com leitura de gibis, dialogam:

TERAPEUTA	PACIENTE	OBSERVAÇÕES
Ele foi mal na escola, ele foi muito mal na escola, ele foi ruim.		T faz sinal de negativo, ruim com o dedão.
	Ahh!	Com cara de espanto.
E sabe o que ele tem que fazer? Ficar nas férias, ele vai ter que ficar na escola.		P volta-se novamente para o gibi.
Você ficou na escola nas férias ou não?		P mostra não ter compreendido a pergunta.
Você ficou na escola nas férias, ou não?		
	Férias? Não.	
Não, nas férias você foi para sua casa, não é?		
	É.	
O Chico Bento vai ter que ficar na escola nas férias.		
Quando vão ser suas férias?		
	Férias?	
É, férias.		
	Dezembro.	
Só em dezembro?		
	Vai demorar.	Faz estalos com os dedos como um sinal de demora.

Arquivos
Serviço Audiologia Educacional / Derdic – PUCSP
Clay Rienzo Balieiro

Pode-se observar, pelo exemplo apresentado, que as dificuldades de linguagem se resolvem no discurso, uma vez que não há transparência naquilo que é dito; repetições descontextualizadas, articulação exagerada e elevação da intensidade da voz não garantem o acesso ao significado nem à produção do sentido, como também, nem sempre é a sintaxe que oferece a contextualização. Entretanto, há uma tendência do interlocutor da criança em operar enfaticamente sobre a relação significante/significado, como se tal repetição por si só pudesse vir a fazer sentido, de forma que a criança deficiente auditiva ou surda acaba sendo exposta a situações desse tipo em razão do efeito que a não compreensão provoca mesmo em interlocutores mais experientes. A produção de sentidos, na situação citada, só pode ser feita em relação ao conhecimento da criança sobre o período de férias escolares.

Nesse sentido, na atividade clínica, o discurso que circula entre fonoaudiólogo e criança deve ir em busca dos "já-ditos" em histórias que registram o cotidiano, em contos de fada, em gibis, em revistas, em cartas, em receitas ... de forma que venham a alimentar e ajudar a tecer outros e novos discursos. A atividade conjunta entre fonoaudiólogo e criança traz para a cena discursos de variadas formações discursivas, aquilo que pode ou não pode ser dito de acordo com a posição-sujeito ocupada, e que ainda funcionará como pré-construído para novos dizeres.

Para Guimarães (1995), a unidade de sentido de uma enunciação é efeito do modo de presença de posições do sujeito no acontecimento enunciativo, também chamada por Orlandi (1992) de dispersão do sujeito, uma vez que o texto é uma dispersão de discursos diversos, de recortes do interdiscurso. A interdiscursividade mobiliza a intertextualidade, isto é, a relação entre diferentes textos, relação essa que dá lugar à historicidade específica da enunciação. A leitura ou produção de um texto "se relaciona com a enunciação de outros textos efetivamente realizados alterando-os, repetindo-os, omitindo-os, interpretando-os". Conforme o autor, pela discursividade e sua necessária intertextualidade, a construção do sentido não se fundamenta em um trabalho formal, mas tem uma materialidade, tem historicidade.

A conversa instaurada sobre o personagem Cascão (histórias em quadrinhos *A turma da Mônica*) e transcrita a seguir ilustra essas colocações.

> *T*: Se tomar chuva limpa tudo. Lembra daquela outra revistinha que a gente leu, que o Cascão estava com um guarda-chuvinha, aí se ele via duas nuvens, ele pegava dois guarda-chuvinhas, se visse três, três guarda-chuvas, morrendo de medo de tomar chuva.
>
> *P*: Aí quando via um monte de nuvem, pegava um guarda-chuva grande.
>
> *T*: Então, é a mesma coisa. Ele nunca ia tomar chuva, nunca. Ele adora ficar sujo.
>
> *P*: Nem ia beber água, né?
>
> *T*: É, também não. Ele tomou suco de melancia, mas não tomou água, imagina.

Fonte: Relatório Iniciação Científica Pibic-CNPq, 2001
Cintia Gioli (aluna bolsista)
Maria Cecília Bonini Trenche (orientadora)

O discurso lúdico da HQ promoveu um jogo no qual a criança, pela interlocução, usa sua imaginação e criatividade, indo além da mera decodificação do texto, ancorada pelo pré-construído advindo da exposição a muitas leituras. A fonoaudióloga retorna ao pré-construído que possibilita a produção de sentidos, levando a criança a dimensionar o que a água representa na vida do Cascão, sentido historicamente construído, e mesmo a produzir novos sentidos, como no caso de questionar se a aversão à água levaria o personagem a dispensar inclusive a água para beber.

Ainda, a escrita para a criança deficiente auditiva ou surda, por sua natureza, favorece um retorno à enunciação, possibilitando um trabalho sobre as diferentes posições-sujeito veiculadas nos textos e sobre as diferentes posições enunciativas que se assume quando se lê e quando se escreve, contribuindo na construção da significação, no acesso e constituição da memória discursiva e conseqüente produção de sentidos. Uma vez que a escrita é prática de linguagem, os discursos que nela se estruturam são estruturados pela retomada do interdiscurso e são ao mesmo tempo construídos e construidores do interdiscurso.

Um trabalho na/sobre a linguagem, segundo essa perspectiva, oferece às crianças aqui em foco lugares e modos de participação de forma que se insiram no diálogo de modo singular, muitas vezes fazendo que tragam suas histórias ou questões; que retomem fatos e acontecimentos, que produzam relatos de situações de que foram protagonistas, participantes ou observadores, que falem de seu lugar ou até que ocupem outras posições. As situações apresentadas a seguir, recortes de material produzido no contexto clínico fonoaudiológico em condições que prevêem a publicação de um livro, ilustram as colocações que vêm sendo feitas no que tange às articulações que se faz para a tessitura do discurso.

1) Recorte livro 1

CAPÍTULO II

O coruja macho estava num buraco de uma enorme árvore, perto de uma linda cachoeira, lá longe, no outro canto da floresta.

A cachoeira tem água limpa e quando o sol reflete na água parece o arco-íris. Tem muitos peixes pulando, parece que estão brincando quando atravessam a água da cachoeira.

[...]

Fonte: Projeto Vamos publicar um livro? 2001
Serviço Audiologia Educacional / Derdic – PUCSP
Clay Rienzo Balieiro

Convém esclarecer que algumas estruturas sintáticas e alguns vocábulos foram solicitados pela criança, que contou com a parceria da fonoaudióloga nos momentos em que precisava melhor articular o seu dizer. O texto revela pré-construídos e experiência com o discurso da escrita, mobilizando a busca do como dizer. A produção de discurso nessas condições funcionou, nesse caso, como espaço propício para a realização de um trabalho em nível interno do discurso no momento de sua produção.

2) Recorte livro 2

CAPÍTULO VII

Seis meses depois...

Júlia e Pedro juntaram dinheiro e foram para a Bahia.

Depois os dois continuaram trabalhando. Eles queriam se casar.

Dois meses depois...

O casamento foi no dia 20 de novembro de 2000 e se casaram numa festa na casa da mãe de Júlia. Teve brigadeiro, bolo, salgadinho e bebidas gostosas.

Depois de terminar a festa foram de lua-de-mel para a Bahia na sua casa nova.

Um mês depois...

Júlia foi ao restaurante junto com Pedro, divertiram-se e comeram muito. Na hora de ir embora Júlia desmaiou. Pedro levou ela para o hospital e perguntou para o médico:

A Júlia está bem?

– Sim, está bem. Ela está grávida.

Pedro ficou emocionado.

O que será que vai nascer: menina ou menino?

CAPÍTULO VIII

Oito meses depois...

A barriga de Júlia estava muito grande, no dia 10 de agosto de 2001 nasceu o bebê no Hospital Santa Catarina: era um menino e ela escolheu o nome de Rafael.

E assim,

Os dois ficaram muito felizes,

Pedro, Júlia e o filho Rafael!

Fim

Fonte – Projeto: Vamos publicar um livro? 2001
Serviço Audiologia Educacional / Derdic – PUCSP
Clay Rienzo Balieiro

Na produção desse discurso é que foram emergindo as significações e os sentidos, de forma que terapeuta e criança trabalham sobre sua produção e não sobre o produto.

As histórias que as crianças produziram, conforme se pode observar nas situações destacadas, confirmam que o discurso da escrita se constrói na fronteira com outros discursos (interdiscursividade) e por meio da intertextualidade, conforme a teoria da Análise do Discurso. O processo de retomada (o já-dito) emerge na formulação de outros discursos, produzindo o efeito de familiaridade, essencial aos discursos do quotidiano e à construção da linguagem escrita.

Do ponto de vista da atuação terapêutica sobre a linguagem, pode-se dizer que o fonoaudiólogo fornece material escrito, propõe ou sugere leitura ou produção de textos, lê e escreve para e pela criança, escuta e conversa com as crianças, contando, comentando fatos, acontecimentos, histórias. No nosso entender, o que se realiza socialmente nesse espaço é basicamente semelhante ao que ocorre nas conversas do dia-a-dia, embora intencionalmente procure-se trazer para a cena diversas e diferentes formações discursivas para que possa entender aquilo que se diz ou não se diz em razão da formação discursiva em que o sujeito se insere (o interdiscurso). Isso possibilita que as crianças participem de conversas, que construam sua história de conversa e se instituam como interlocutores, sujeitos de discurso. A criança deficiente auditiva ou surda, ao ser incluída na história da conversa como interlocutor, inclui-se em práticas sociais, ocupando espaços dos quais muitas vezes se sentiu ou esteve efetivamente excluída.

Considerações finais

Concebemos a deficiência como parte da diversidade humana que, por sua singularidade, requer atenção a especificidades quanto a formas de comunicação, de ritmos e estilos de aprendizagem, bem como das maneiras diversas de construir o conhecimento e os relacionamentos sociais. Trata-se de fenômeno relacional, social e historicamente construído.

A escrita, histórica e socialmente construída e seu registro material que se perpetua no tempo e no espaço, oferece condições, desde que tomada em sua dimensão discursiva, de trabalho na e sobre a linguagem de criança deficiente auditiva ou surda, apesar de ser processo bastante complexo para muitas delas, especialmente se considerarmos suas histórias de desenvolvimento de linguagem.

As situações que serviram como ilustrações foram permeadas por um trabalho entre fonoaudiólogo e criança na produção oral ou escrita e mesmo sobre uma oralidade, por vezes, mediadora da produção escrita.

Não basta, portanto, oferecer um tema para que o sujeito discorra sobre ele, ou um texto para que leia e se avalie sua compreensão. Outros elementos precisam ainda ser disponibilizados aos sujeitos que produzem leitura ou escrita – os pré-construídos e o interdiscurso.

Conforme dissemos, para além da questão da acessibilidade aos sons, a surdez coloca para a clínica fonoaudiológica o problema da polissemia, do sentido, da compreensão. Não consideramos esse aspecto como o problema, mas sim como a condição de linguagem existente para alguns sujeitos, o que requer trabalho de linguagem.

Nas situações apresentadas pode-se observar a recorrência a temas do cotidiano, mesmo que por meio de personagens não-convencionais (como a coruja, que nada mais foi do que uma situação de paquera), inscrevendo-se nas formações discursivas – escola, namoro, casamento; e a partir de um já-dito, de pré-construídos em torno desses temas deparar com a polissemia, produzir novos sentidos, ser autor.

Referências bibliográficas

BALIEIRO, C. R. *Vamos publicar um livro?* A pessoa deficiente auditiva e a escrita na clínica fonoaudiológica. São Paulo, 2000. Tese (Doutorado) – Universidade Federal de São Paulo.

BERGÈS, J.; BALBO, G. *A psicanálise e a criança*. 2. ed. Porto Alegre: Artes Médicas, 1997.

BRANDÃO, H. H. N. *Subjetividade, argumentação, polifonia* – A propaganda da Petrobras. São Paulo: Editora da Unesp, Imprensa Oficial, 1998.

CIF – Centro Colaborador da Organização Mundial da Saúde para a Família de Classificações Internacionais (org.). *Classificação internacional de funcionalidade, incapacidade e saúde*. Coord. trad. Cássia M. Buchala. São Paulo: Edusp, 2003.

GUIMARÃES, E. *Os limites do sentido*: um estudo histórico e enunciativo da linguagem. Campinas: Pontes, 1995.

ORLANDI, E. P. *Discurso e leitura*. Campinas: Editora da Unicamp, 1988.

_____. *Formas do silêncio*. Campinas: Editora da Unicamp, 1992.

_____. (org.). *A leitura e os leitores*. Campinas: Pontes, 1998.

PÊCHEUX, M. *Semântica e discurso*. Campinas: Editora da Unicamp, 1975.

VYGOTSKY, L. S. *Pensamento e linguagem*. Lisboa: Antídoto, 1979.

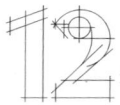

Letramento e linguagem nas práticas escritas com sujeitos surdos

Ana Cristina Guarinello

Considerações acerca da linguagem escrita dos surdos

Tradicionalmente, as questões da linguagem dos surdos têm sido tratadas em termos de habilidades de comunicação expressiva e receptiva. A surdez foi concebida, durante muitos anos, apenas como uma privação da audição, e esse
impedimento de acesso aos sons da fala era responsável pelas
dificuldades de aquisição da linguagem. A linguagem nessa
concepção fica limitada à fala, e o sujeito surdo tem problemas para adquiri-la porque não escuta. Dessa forma, todo o
entendimento sobre o processo de aquisição de linguagem e
o papel do outro em relação ao desenvolvimento lingüístico
da criança ficam reduzidos à aquisição sistemática da fala.

De acordo com Fernandes (1998), muitas escolas especiais para surdos priorizam o desenvolvimento da fala e da

audição, como se isso fosse um pré-requisito para a aprendizagem da linguagem escrita, ou seja, primeiro é esperado
que o surdo fale e depois que aprenda a escrever. Quanto à
língua de sinais, fundamental para o desenvolvimento do
surdo, muitas vezes não é enfatizada, e o surdo acaba por
dispor apenas de fragmentos da língua processada pelo canal
auditivo-oral. Cabe aqui ressaltar que vários estudos demonstram que os surdos, filhos de pais surdos, estão mais
bem preparados para enfrentar a etapa escolar, e que apresentam melhor desempenho na leitura e na escrita, já que
foram expostos a uma língua comum a si e a seus pais, ou
seja, a língua de sinais. No entanto, isso não significa afirmar que o fato de os surdos nascerem em famílias surdas é
suficiente para que tenham um melhor desempenho acadêmico e de linguagem. Apesar disso, acreditamos que a
aquisição precoce da língua de sinais é fundamental, pois
essa língua dará condições ao surdo de ter domínio pleno
de uma língua e a partir desta perceber a língua escrita sobre outra perspectiva.

    O português deveria ser ensinado aos surdos como
segunda língua; dessa forma, a escola deveria apresentar alternativas voltadas às necessidades lingüísticas dos surdos,
promovendo estratégias que permitam a aquisição e o desenvolvimento da língua de sinais, como primeira língua e, paralelamente, introduzir a língua portuguesa em sua modalidade escrita, como segunda língua. Lembrando que "o
processo de aprendizagem de uma segunda língua demanda
operações mentais que envolvem, também, relações gramaticais, nas quais a primeira língua é envolvida, mobilizando e
articulando conhecimentos prévios, fazendo comparações,
contrastes, associações, enfim, materializando sentidos ou-

tros na nova realidade lingüística que se coloca" (Fernandes, 2003, p. 100).

O que ocorre, porém, é que, geralmente, nas escolas especiais para surdos, o ensino da escrita é pautado pelo ensino de palavras soltas e frases prontas, como se a linguagem fosse somente um aglomerado de palavras. Muitas vezes esse tipo de atitude parte da crença de que os surdos possuem dificuldades cognitivas e de abstração, e, assim sendo, necessitam receber a informação aos poucos. A ausência da comunicação e a falta de uma língua realmente podem fazer que os surdos apresentem várias dificuldades.

Com relação à sua educação, mais especificamente a aprendizagem da leitura e da escrita, muitos trabalhos referem-se às dificuldades e às construções atípicas que os surdos apresentam. Atualmente, muitos surdos são considerados iletrados funcionais exatamente por essa causa. Pesquisas realizadas na Universidade Gallaudet – EUA –, em 1972, revelaram que o nível médio de leitura de surdos adultos corresponde apenas à 4ª série primária (Sánchez, 1999). No Brasil, a grande maioria dos surdos adultos não domina a língua portuguesa. Além disso, há uma considerável parcela de surdos brasileiros que não teve acesso à língua de sinais, ou por motivo de isolamento social, ou, principalmente, por opção da família por uma escola que não utilize essa língua, o que causa, além das defasagens escolares, dificuldade e impedimento quanto à inserção dessas pessoas no mercado de trabalho.

Muitos surdos que freqüentam a escola regular imaginam que nessa escola terão oportunidades iguais às dos ouvintes; porém, na grande maioria das vezes, os surdos continuam com dificuldades para aprender a ler e escrever, principalmente porque os professores não usam uma língua compartilhada, o que é uma condição indispensável para que os surdos tornem-se letrados (Botelho, 2002).

Botelho (2002) faz uma crítica ao ensino regular, referindo que a maioria das escolas desconhece o indivíduo surdo e as conseqüências da surdez. Com a inclusão, essas escolas recebem esses alunos com muita preocupação e ressalva, principalmente porque as situações de dificuldade do aprendizado passam muitas vezes a ser compreendidas como decorrência de problemas cognitivos. "Tais formas de pensar são calcadas em falsas definições, que arrasam a expectativa em relação às capacidades dos surdos, e reforçam crenças preconceituosas em relação à surdez" (Botelho, 2002, p. 20).

É fato que nem a escola regular nem a especial têm oferecido condições necessárias para que os alunos surdos construam o conhecimento. Como na escola regular, também em muitas instituições especiais, os professores não utilizam uma língua compartilhada com seus alunos, ou seja, não dominam a língua de sinais e acabam utilizando uma forma de comunicação bimodal para ensinar, ou seja, usam a fala e alguns sinais concomitantes. O uso dessa prática pelos professores, segundo Fernandes (2003), gera uma situação de acomodação, uma vez que a sinalização é dependente e subordinada à estrutura sintática da língua portuguesa. Essa situação acaba impedindo os professores de experimentar as diferentes relações sintáticas na língua de sinais, pois ficam ancorados apenas na sua língua base.

A falta de uma língua compartilhada, geralmente, advém do fato de que a grande maioria dos surdos nasce em famílias ouvintes, nas quais os pais têm muita dificuldade para se comunicar com seus filhos surdos; assim, a interação que deveria acontecer entre pais e filhos muitas vezes não ocorre de forma natural, é forçada, sistemática, pois os pais sentem-se mais confortáveis usando a fala e a audição, e as crianças surdas adquirem linguagem principalmente por meio da visão. O papel dos pais, que deveria ser de mediador na construção da linguagem, geralmente falha, e o desenvolvimento lingüístico da criança, que deveria acontecer em casa, fica sob responsabilidade da escola ou das clínicas de reabilitação. Nesses locais, geralmente a língua majoritária é ensinada formalmente, por meio de um processo que pode durar longos anos, e, mesmo assim, muitas vezes a criança surda não consegue adquirir uma fala inteligível. Assim, apesar de essas crianças freqüentarem o ensino formal, não raro a ênfase do processo educacional recai somente na fala.

Dentre as pesquisas que apontam as dificuldades dos surdos com a linguagem escrita, salienta-se também a maneira como os profissionais lidam com o sujeito surdo, a surdez e a linguagem. A língua muitas vezes é ensinada por meio de atividades mecânicas e repetitivas, como se fosse um código pronto e acabado. A descontextualização da linguagem, de seus valores, usos, significados sociais elimina o fato de que o aprendizado da escrita depende das relações que a criança estabelece com seus interlocutores e com a escrita (Berberian, 2003).

Pereira (2000) relata procedimentos utilizados com os surdos que envolvem uma prática estruturada e repetitiva, na qual a língua é concebida como um conjunto de regras que o aluno tem de aprender para falar e escrever bem. Assim, não se fala em aquisição, mas apenas em ensino e aprendizagem da língua.

A imersão na prática social da linguagem escrita se torna possível quando a criança surda mantém contato com adultos usuários e competentes nessa modalidade de língua, e quando tem a oportunidade de participar de atividades significativas. A forma como geralmente a linguagem e as atividades de leitura e escrita são concebidas pela escola, ou seja, como algo passível de ser aprendido por meio de exercícios mecânicos e descontextualizados, contribui para que os problemas dos surdos com a escrita aumentem. Igualmente, em casa, muitas vezes a criança surda não tem tido acesso aos livros e aos jogos de leitura, o que lhe dificulta a construção de hipóteses sobre o objeto escrito e a percepção das diferenças entre a escrita e a fala.

Assim, a escola tem dificuldade para entender as diferenças no processo educacional do surdo, e o surdo de inserir-se nesse processo. Muitas vezes, a falta de atividades significativas com a escrita impede que os surdos percebam sua função social e as diferenças entre a língua majoritária e a língua de sinais, ou seja, que cada modalidade de língua possui regras e recursos específicos. Somente por meio da negociação e das interações entre essas modalidades de língua é que o surdo será capaz de aprender as diferenças e usar cada língua de acordo com suas normas. No caso específico da escrita, o surdo deve partir de experiências com a língua que já domina, em geral a língua de sinais, para construir e desenvolver essa língua (Svartholm, 1999).

A escola também, geralmente, faz uso de livros didáticos ineficientes, que não permitem que a criança perceba a função do texto. Com as metodologias adotadas tradicionalmente no ensino da língua portuguesa, negou-se aos surdos:

> o acesso a práticas lingüísticas significativas que os auxilias-
> sem a perceber o sentido na aprendizagem de uma segunda

língua, como conseqüência, as respostas para o fracasso apresentado não foram buscadas nas estratégias inadequadas destinadas ao aprendizado da língua, mas foram justificadas como inerentes à condição da deficiência auditiva e não como possibilidade diferenciada de construção gerada por uma forma de organização lingüístico-cognitiva diversa. (Fernandes, 1998, p. 163)

Vários outros estudos caracterizam as construções escritas de sujeitos surdos como atípicas e relacionam essa diferença ao pouco conhecimento desses sujeitos a respeito da língua portuguesa e à interferência da língua de sinais. Um desses estudos foi realizado por Fernandes (1990) e revelou que os surdos apresentam muitas dificuldades para a leitura e compreensão de textos. A autora realizou um trabalho com quarenta surdos com mais de dezoito anos, os quais deveriam ter, no mínimo, a 4ª série. O estudo dividiu-se em quatro partes, e, em cada etapa, foram testadas as habilidades para compreender e para escrever textos e o preenchimento de estruturas frasais com verbos e preposições. Fernandes entrevistou e aplicou provas a vários surdos adultos e concluiu que eles tinham pouco conhecimento dos recursos da língua portuguesa, considerável limitação no que se refere ao domínio de sua estrutura, limitação no léxico, falta de consciência de processos de formação de palavras, uso inadequado de verbos em suas conjugações, tempos e modos, uso inadequado de preposições, omissão de conectivos em geral e verbos de ligação, troca do verbo ser por estar, falta de domínio e uso restrito de certas estruturas de coordenação e subordinação.

Essa pesquisa, realizada no Brasil, confirma o que Kyle (1981), um autor inglês, afirma sobre as dificuldades dos surdos para ler e escrever, ou seja, que os surdos apresentam dificuldades principalmente com relação à conjugação verbal, à falta de artigos e pronomes e aos verbos auxiliares, além dos erros de omissão, substituição, adição de vocábulos e ordem das palavras.

Essa mesma autora também observou, na estrutura frasal da expressão escrita, muitos elementos que a identificam com algumas características observadas na Língua Brasileira de Sinais (Libras). Percebeu, entre outras coisas, que há um predomínio de enunciados curtos; que a ordem frasal muitas vezes obedece a uma hierarquia semântica, na qual prevalecem os conteúdos de maior importância para o falante; e que o uso de preposições é restrito, basicamente àquelas utilizadas na língua de sinais; além disso, apresentam pouco domínio de tempos e pessoas quando utilizam os verbos. Conclui afirmando que a maioria dos surdos por ela analisados demonstra pouco conhecimento dos recursos gramaticais da língua portuguesa e considerável limitação no domínio de suas estruturas frasais. Essas constatações parecem ser um reflexo do processo de educação desses surdos, que foi insuficiente ou inadequado. Além disso, Fernandes (1990) menciona que é necessário que o surdo domine a língua de sinais e que tenha acesso a essa língua, pois só assim seu acesso à língua portuguesa como segunda língua será mais efetivo.

O trabalho de Góes (1999), inserido em uma visão sociointeracionista de linguagem, também caracteriza os textos de alguns surdos e analisa suas construções atípicas. Na análise preliminar de alguns textos produzidos em atividade coletiva, Góes, da mesma forma que Fernandes, notou vários desvios das regras de construção do português, tais como: uso inadequado ou omissão de preposições; terminação verbal não-correspondente à pessoa do verbo, inconsistência de tempo e modo verbal; flexão inadequada de gênero em adjetivos e artigos; uso incorreto do pronome pessoal do caso oblíquo etc.

Em um segundo momento, a autora tomou a escrita como instância de dialogia e examinou o quanto as pistas na escrita dos surdos possibilitavam a construção de sentidos pelo leitor, identificando principalmente as características que colocavam obstáculos ao seu esforço de interpretação. Baseada nos trabalhos de Kock & Travaglia (1990) e Kock (1991), Góes identificou problemas relativos a aspectos de coesão, principalmente no que concerne à referencialidade e à progressão temática, visto que esses aspectos tendem a resultar em prejuízos na coerência do texto.

Essa autora também notou que muitos textos apresentavam uma ordem sintática não-convencional, o que demandava certos ajustamentos para interpretação. Outra dificuldade referia-se à omissão de constituintes necessários à plena construção de sentidos. Por último, relacionou as inadequações que podem afetar o inter-relacionamento entre as partes de um texto, e que também podem acarretar prejuízos na composição de um sentido.

Góes salientou que as dificuldades dos surdos podem ou não permitir que o leitor encontre pistas para a construção do sentido, já que, em algumas ocorrências, é possível inferir mudanças necessárias à compreensão e, em outras, não há elementos suficientes para a interpretação do sentido. Concluiu que é necessário conceder um espaço efetivo à Libras no atendimento educacional do surdo, pois uma de suas hipóteses era que os textos analisados foram construídos com o apoio parcial em regras da língua de sinais. Porém, para que isso ocorra, é preciso, segundo Góes (1999), encorajar a expansão de projetos que tenham por meta a capacitação dos professores ouvintes, a formação de professores surdos, o incentivo ao trabalho pedagógico orientado também para o uso da língua de sinais e a ampliação de pesquisas sobre o conhecimento dessa língua.

Outros estudos da área da lingüística, como o de Fernandes (1998), analisam a interferência da Libras nas produções textuais de estudantes surdos em diferentes níveis de escolaridade. A autora desenvolveu uma pesquisa com um grupo de cinco alunos surdos que cursavam o ensino supletivo. Esses alunos já haviam freqüentado instituições especializadas anteriormente e no período da pesquisa freqüentavam uma dessas instituições. A professora desse local também era surda e ministrava suas aulas usando somente a língua de sinais. Os textos analisados foram produzidos em sala de aula, a partir de diferentes estratégias de produção. Após a escrita dos textos, era solicitado aos alunos que recontassem, por meio da Libras, o que haviam escrito. Na maioria das vezes, quando os dados foram recontados em língua de sinais, os alunos não demonstraram dificuldades com relação à coerência, à argumentação, entre outros aspectos. Porém, nos registros escritos, percebeu-se a limitação lexical desses alunos, fato que tornou seus textos pobres, limitados e muitas vezes incompreensíveis.

Essas dificuldades, segundo Fernandes (1998), podem ser relacionadas às experiências não-significativas com a língua portuguesa, decorrentes dos métodos utilizados no processo educacional desses alunos. Conclui, referindo que há interferência da língua de sinais nas produções escritas dos surdos, principalmente com relação aos aspectos morfossintáticos.

Tendo em vista os estudos anteriormente citados, é possível concluir que mesmo que os surdos não tenham tido a oportunidade de adquirir a língua de sinais precocemente, é nessa língua e não na língua processada pelo canal auditivo-oral que a grande maioria se baseia para ler e escrever. Dessa forma, a interferência dos sinais no desenvolvimento da linguagem escrita relaciona-se à aquisição de uma segunda língua. Assim, é imprescindível ressaltar que o surdo precisa desenvolver uma língua efetiva, e, para que isso ocorra, é necessário que as experiências escolares oferecidas a ele privilegiem não apenas a língua de sinais, mas também os aspectos discursivos da escrita, já que estes são fundamentais para que o surdo se constitua como sujeito leitor e escritor, realizando um trabalho que proporcione a reflexão sobre o uso da linguagem escrita e da língua de sinais.

Tomando-se por base esses estudos, percebe-se que não se podem relatar as dificuldades de escrita dos surdos sem estar atento ao que aconteceu com seu processo de aprendizado da linguagem. Cabe lembrar que "até recentemente a escolarização do surdo só teria sentido se ele conseguisse falar, ou seja, dominar os sons da língua" (Silva, 2001, p. 47). Assim, em razão das metodologias de ensino da língua portuguesa adotadas tradicionalmente, negou-se aos surdos o acesso a práticas lingüísticas significativas que os auxiliassem a perceber o sentido da escrita (como segunda língua). Além disso, uma outra questão bastante importante, que é apontada por Silva (1999, p. 11): "é que um dos grandes desafios ao lidar com a questão da linguagem escrita repousa ainda em uma compreensão limitada a respeito da linguagem".

Como conseqüência, muitas vezes, as respostas para o fracasso apresentado não foram buscadas nas estratégias inadequadas destinadas ao aprendizado da língua, mas foram justificadas como inerentes à condição da "deficiência auditiva" (Fernandes, 1998). Os estudos citados demonstram que não é apenas o fato de o surdo não receber informações auditivas que interfere nas suas práticas lingüístico-discursivas em português, mas também o fato de sua língua fundadora (a língua de sinais) não estar participando ativamente no processo de elaboração discursiva. A língua de sinais, portanto, não pode ser desconsiderada, quando se avaliar e trabalhar com as produções escritas dos surdos.

Análise da escrita de uma surda

Com o objetivo de ilustrar como o trabalho fundamentado em uma concepção discursiva de língua faz que a escrita do surdo se aproxime cada vez mais do português considerado padrão, apresentamos a seguir dois textos elaborados por uma surda (C) com quatorze anos de idade, que freqüenta a 6ª série de uma escola especial para surdos. A produção textual ocorreu durante terapias fonoaudiológicas. Cabe ressaltar que consideramos que a construção da linguagem escrita ocorre por meio de um processo, e que nesse a interferência de um adulto letrado é condição necessária, já que o adulto é que irá orientar, mediar, atribuir sentido à escrita das crianças. É por meio dessa construção conjunta de conhecimentos, do conhecimento de mundo e do conhecimento partilhado, que os textos fazem sentido para quem os lê (Guarinello, 2004).

A base teórica está coerente com a posição assumida por Franchi (1992, p. 31), na qual:

a linguagem é um trabalho que dá forma ao conteúdo variável de nossas experiências, trabalho de construção, de retifi-
cação do "vivido", que, ao mesmo tempo, constitui o sistema simbólico mediante o qual se opera sobre a realidade e
constitui a realidade como um sistema de referências em que
aquele se torna significativo. Um trabalho coletivo em que
cada um se identifica com os outros e a eles se contrapõe,
seja assumindo a história e a presença, seja exercendo suas
opções solitárias.

A posição adotada nesta pesquisa também está de acordo com Marcuschi (2001), que assume uma concepção discursiva, para a qual os fatores sociais são relevantes. Para
Marcuschi (2001, p. 125):

a língua não é um simples sistema de regras, mas uma atividade sociointerativa que exorbita o próprio código como
tal. Em conseqüência, o seu uso assume um lugar central e
deve ser o principal objetivo de nossa observação porque só
assim se elimina o risco de transformá-la em mero instrumento de transmissão de informações. A língua é fundamentalmente um fenômeno sociocultural que se determina
na relação interativa e contribui de maneira decisiva para a
criação de novos mundos e para nos tornar definitivamente
humanos.

Para priorizar a natureza interativa da linguagem, foram utilizados diferentes tipos de textos escritos em jornais,
gibis, livros, revistas, apresentando ao sujeito poesias, contos, fábulas, receitas, experiências, entrevista etc. Em todas as
sessões procurou-se enfatizar a escrita em contextos signifi-

cativos, nos quais o sujeito fosse capaz de interiorizar a língua portuguesa e perceber sua funcionalidade.

Durante as terapias, a investigadora atuou como interlocutora e intérprete da Libras para o português, e vice-versa, interferindo na produção escrita quando solicitada, principalmente com relação aos aspectos lexicais; ou seja, o sujeito explicava em sinais o que queria escrever e ela o auxiliava com uma palavra ou palavras adequadas em português. Se o sujeito não pedisse sua ajuda, procurava não interferir no momento da produção.

Na primeira produção, a investigadora solicitou a *C* que escrevesse um relato da sua história.

TEXTO 1 (05/04/04)

A Nascimento pequena bebê é surdos de 1 anos surdos não naca ouvir a leva médico aparelho mulher dela, é surdas na mim mão é penscu problema é filha surdo sempre sim futuro porque longo Campo Mourão nasceu.

Primeiramente, nesse texto podemos notar que *C* coloca-se como autora do seu relato quando escreve /mim mão/, referindo-se a /minha mãe/. Percebe-se que *C* ainda não domina os recursos coesivos da língua portuguesa, mas que já os utiliza como acha mais conveniente. Nota-se também que, nesse texto, *C* usa um tema constante e acrescenta informações a esse tema.

Apesar de se basear na língua de sinais, já que é fluente nessa língua, usa alguns recursos da língua portuguesa, como a recorrência de tempo e aspecto verbal em /leva, pensou, nasceu/, e uso da preposição /de/. O encadeamento de seus enunciados ocorre basicamente por meio dos sinais de pontuação e pelo conectivo /porque/. Percebe-se também uma inconstância quanto ao uso de letras maiúsculas e minúsculas.

Pode-se considerar que o texto de *C* apresenta alguns problemas de coerência. Assim, o conhecimento lingüístico e a situação compartilhada de produção textual foram fundamentais para que pudéssemos interpretar o texto. Além disso, como *C* interpretou a história em língua de sinais, tinha um conhecimento partilhado com a investigadora, o que possibilitou que esta fizesse menos inferências para interpretar o texto produzido.

A seguir, apresentamos o texto reestruturado.

> Eu nasci um bebê pequeno, com um ano eu não ouvia nada, a mãe me levou no médico e ele viu que eu era surda e eu coloquei um aparelho auditivo. A minha mãe pensou, eu tenho um problema a minha filha será surda para sempre. Eu nasci longe de Curitiba, nasci em Campo Mourão.

Durante a reescrita desse texto, feita pela investigadora, foi preciso incluir alguns elementos como artigos /um/, preposições /no, em/, conectivos /e, que/, pronomes /minha, sua/, verbos /viu, coloquei/ e nomes /auditivo/. Percebe-se que alguns dos elementos que faltam no texto de *C* são exatamente aqueles que ocorrem de maneira diferente na língua de sinais, como os artigos, as preposições etc. Também foi preciso fazer algumas substituições, como /nada ouvir por eu não ouvia nada/, /mim mão por minha mãe/, /a nascimento pequeno bebê por eu nasci um bebê pequeno/. E algumas supressões como /futuro, sim, porque/.

No segundo texto analisado, após quase um ano de trabalho com *C*, solicitou-se que ela escrevesse uma mensagem para ser colocada no mural da clínica.

TEXTO 2 (14/02/05)

A natureza é mais bonita, mas pessoas jogam lixo no chão. Falta de educação não tem consciência, Respeito, ignoram, cuidado. Corta árvores, fábicas fazem sujeira, ar futuro falta ar por causa. Precisa limpar, cuidado árvores flecha fabica.

Durante a produção desse texto, *C* solicitou ajuda da investigadora para escrever as palavras /consciência e ignoram/, assim ela fez o sinal correspondente às palavras e a investigadora as escreveu em outra folha.

A princípio, já se pode notar uma grande melhora entre o primeiro texto e esse. Na segunda produção, *C* articula melhor seu texto por meio de conectores como /mas e por causa/. Também se percebe o uso correto dos verbos em /jogam lixo, tem consciência, precisa limpar/. Além disso, utiliza algumas preposições corretamente como em /no chão e falta de educação/. A coesão é estabelecida por meio da recorrência de tempos e aspectos verbais, da pontuação e dos conectores.

Quanto à coerência textual, a investigadora não teve problemas para dar sentido a esse texto. Por esse motivo, não foi preciso que reestruturasse o texto inteiro, mas apenas algumas palavras como /fabicas por fábricas/, /flecha por fecha/ e a sentença /ar futuro ar por causa/ foi modificada para /por causa disso no futuro falta ar/.

Pela análise desses dois textos, pôde-se perceber que *C* está refletindo e mudando suas atitudes sobre sua maneira de utilizar a língua escrita que está sendo constituída por meio da interação. A observação desses textos e dos textos de outros sujeitos surdos nos leva a "olhar" para os dados singulares, pois são esses dados que permitem que façamos hipóteses que podem explicar a aquisição da língua escrita por sujeitos surdos. O papel desempenhado pelo outro e as propostas significativas de trabalho com a escrita fizeram que *C* produzisse textos significativos, organizados e coerentes. Assim, ela deixou de sentir medo desse objeto, e passou a encará-lo como um desafio, apropriando-se do sistema lingüístico e se constituindo como sujeito/ autor.

Considerações finais

Por meio do trabalho com sujeitos surdos realizado na clínica fonoaudiológica, percebe-se que mais do que olhar para a escrita de "surdos", devemos olhar para as manifestações escritas de pessoas que, em suas singularidades, constroem representações próprias sobre o funcionamento da língua portuguesa como resultado de suas próprias interações sociais com essa língua.

Isso nos leva a sugerir que os profissionais que trabalham com sujeitos surdos precisam observar as características da escrita de cada sujeito e reconhecer a construção da escrita como um processo, no qual o produtor do texto e o leitor devem interagir para negociar os sentidos do texto; assim, o outro interpreta o texto e juntamente com o sujeito constrói a coerência e a coesão.

A coerência, nesse sentido, implica mais que uma análise lingüística; pressupõe que essa análise se dirija ao processo dialógico que se estabelece entre os sujeitos do discurso, uma vez que depende da descoberta da intenção das ações do autor. A coerência não se apresenta no discurso como algo pronto, estático, acabado, mas se constitui na interação dialógica e pressupõe uma disponibilidade dos falantes para encontrar um ponto comum de entendimento.

É preciso que haja mudanças na maneira de os educadores trabalharem a escrita dos sujeitos surdos, já que o domínio do português escrito só acontecerá por meio de seu uso constante; assim, os surdos precisam ter acesso aos diferentes tipos de textos escritos; além disso, o trabalho com a escrita deve partir daquilo que esses indivíduos já possuem, ou seja, da língua de sinais, pois é essa língua que dará toda a base lingüística para a aprendizagem de qualquer outra língua. Desse modo, as dificuldades encontradas no português escrito dos surdos podem ser referenciais para um trabalho com a escrita como segunda língua, já que não se trata apenas de ensinar a linguagem escrita, mas de usá-la, ou seja, fazer que ela funcione como recurso para interação e interlocução, de maneira que o sujeito possa manipular a língua portuguesa nas suas várias possibilidades. As atividades com a escrita devem privilegiar a dimensão discursiva da linguagem, envolvendo a interação professor/aluno; o professor deve ser o orientador, o mediador, o parceiro e o cúmplice na construção dessa língua, deixando o sujeito surdo livre para formular hipóteses até que chegue à escrita convencional socialmente valorizada.

Referências bibliográficas

BERBERIAN, A. P. Princípios norteadores da avaliação clínica fonoaudiológica de crianças consideradas portadoras de distúrbios de
leitura e escrita. In: BERBERIAN, A. P.; MASSI, G. A.; GUARINEL-
LO, A. C. (orgs.). *Linguagem escrita*: referenciais para a clínica
fonoaudiológica. São Paulo: Plexus, 2003. p. 11-38.

BOTELHO, P. *Linguagem e letramento na educação dos surdos. Ideologias e práticas pedagógicas.* Belo Horizonte: Autêntica, 2002.
p. 11-38.

FERNANDES, E. *Problemas cognitivos e lingüísticos do surdo.* Rio de
Janeiro: Agir, 1990.

FERNANDES, S. F. *Surdez e linguagens: é possível o diálogo entre as
diferenças?* Curitiba, 1998. 216p. Dissertação (Mestrado em
Letras) – Pós-Graduação em Letras, Universidade Federal do
Paraná.

_____. *Educação bilíngüe para surdos:* identidades, diferenças,
contradições e mistérios. Curitiba, 2003. 202p. Tese (Doutorado em Letras) – Pós-Graduação em Letras, Universidade
Federal do Paraná.

FRANCHI, C. Criatividade e gramática. *Cadernos de Estudos Lingüísticos,* Campinas: Unicamp, 1992.

GÓES, M. C. R. *Linguagem, surdez e educação.* 2. ed. Campinas:
Autores Associados, 1999.

GUARINELLO, A. C. *O papel do outro no processo de construção de
produções escritas por sujeitos surdos.* Curitiba, 2004. 208p.
Tese (Doutorado em Letras) – Pós-Graduação em Letras,
Universidade Federal do Paraná.

KOCH, I. V. *A coesão textual.* São Paulo: Contexto, 1991.

KOCH, I. V.; TRAVAGLIA, L. C. *Coerência textual.* São Paulo: Contexto, 1990.

KYLE, J. Written language in a visual world. In: KROLL, B.; VANN, R.
et al. (orgs.). *Exploring speaking-writing relationships:* connec-
tions and contrasts. Londres: National Council of Teachers of
English, 1981.

MARCUSCHI, L. A. *Da fala para a escrita:* atividades de retextualização. São Paulo: Cortez, 2001.

PEREIRA, M. C. C. Aquisição de língua portuguesa por aprendizes surdos. In: SEMINÁRIO DESAFIOS PARA O PRÓXIMO MILÊNIO. Rio de Janeiro, 2000. *Anais...*, Rio de Janeiro: INES – Divisão de Estudos e Pesquisas, 19 a 22 de setembro de 2000.

SÁNCHEZ, C. La lengua escrita: ese esquivo objeto de la pedagogía para sordos y oyentes. In: SKLIAR, C. (org.). *Atualidade da educação bilíngüe para surdos.* Porto Alegre: Mediação. 1999. v. 2.

SILVA, M. P. M. *A construção de sentidos na escrita do sujeito surdo.* Campinas, 1999. 107p. Dissertação (Mestrado) – Universidade Estadual de Campinas.

_____. *A construção de sentidos na escrita do aluno surdo.* São Paulo: Plexus, 2001.

SVARTHOLM, K. Bilingüismo dos surdos. In: SKLIAR, C. (org.). *Atualidade da educação bilíngüe.* Porto Alegre: Mediação, 1999. v. 2.

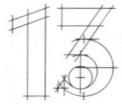

Efeitos da ressonância dialógica na clínica da linguagem

Lucia Masini

Introdução

Na física acústica, o fenômeno da ressonância é definido como a amplificação da onda sonora provocada pelo encontro de duas ondas na mesma freqüência, podendo originar efeitos inimagináveis a princípio. A queda de uma ponte em São Francisco, Estados Unidos, é um famoso exemplo do efeito dessa ressonância.

No campo da linguagem, esse termo aparece na teoria bakhtiniana para indicar o efeito da multiplicidade de sentidos provocado pelo encontro de um enunciado com outros no fluxo da cadeia de comunicação verbal. Trata-se da ressonância dialógica.

O presente texto, constituído por duas partes, tem como objetivo apresentar o conceito bakhtiniano de ressonância a partir da análise de um fato cotidiano explorado pela mídia impressa. A intenção é levar o conceito ao domínio do fonoaudiólogo, para que esse profissional reconheça a importância de se considerar a existência de ressonância dialógica em seu trabalho terapêutico.

De grão em grão... Uma ocorrência de ressonância dialógica na perspectiva bakhtiniana

Eram quatro, as galinhas. Mas o estudante da Faculdade de Direito do Largo de São Francisco preferiu jogar a preta. O alvo: a prefeita da cidade de São Paulo, Marta Suplicy. O evento: as comemorações dos cem anos do Centro Acadêmico XI de Agosto. A data: 11 de agosto de 2003.

A solenidade de abertura das comemorações do centenário do Centro Acadêmico XI de Agosto transformou-se em palco de improvisos e desencontros, e um bom exemplo do que Bakhtin chama de *ressonância dialógica* provocada invariavelmente por todos enunciados elaborados nas mais diversas esferas de atividade humana.

Bakhtin considera o *enunciado* a verdadeira unidade da comunicação verbal. Para ele, dirigir a palavra a alguém implica uma relação de sentidos que exige réplicas dos interlocutores. Em outras palavras, quem enuncia quer resposta, seja ela consentimento, objeção, execução, aceitação, recusa etc., fazendo que todos os enunciados, no interior de uma dada esfera da realidade humana, estejam ligados a outros, passados e futuros, formando uma ininterrupta cadeia de comunicação verbal. Assim, nas palavras de Bakhtin (1979a, p. 320), "O enunciado é um elo na cadeia de comunicação verbal e não pode ser separado dos elos anteriores que o determinam, por fora e por dentro, e provocam nele as reações-respostas imediatas e uma ressonância dialógica".

Na solenidade em questão, estavam presentes autoridades representantes da faculdade e dos governos municipal, estadual e federal. Eram esperados discursos que enfatizassem as ações e características do Centro Acadêmico da Faculdade de Direito mais famosa do país. Como marco do evento estava previsto o enterro de uma arca da memória a ser aberta dali a cem anos.

No momento do anúncio do discurso da prefeita,[1] vaias na platéia protestavam contra o aumento das taxas municipais. Segundo o jornalista, a prefeita considerou-as atípicas para o contexto, reagindo com bom humor. "Tô surpresa! É a primeira vez que levo vaia aqui. Diretor a gente geralmente é contra, mas prefeito, nem sempre."

Seu discurso, no entanto, não chegou a ser iniciado, porque, nesse instante, a galinha foi atirada ao palanque. A prefeita, que poderia agir como a rainha de copas, de Lewis Carroll, posou de Alice, chamando o autor do arremesso para um debate. No entanto, ele, estudante do primeiro ano de direito, teve mesmo sua cabeça cortada por uma colega, diretora do Centro Acadêmico, que devolveu a palavra à prefeita.

Para o estudante, que é membro do Partido Feudal, cujo símbolo é uma galinha branca, a preta atirada contra a prefeita foi um *despacho*, segundo suas palavras. Para ele, sua *prática política* não foi uma grosseria e não teria por que ser questionada. Foi *só* um ato contra práticas do partido político da prefeita. "Jogamos a preta para ver se damos um despacho nessa prefeita", disse.

---

1. As informações sobre o evento foram retiradas de Diamante (2003).

Tomemos a atitude do estudante como um enunciado. Ao dizer que seu intuito com o arremesso da galinha era o de despachar a prefeita e só, o estudante parece desconsiderar que um enunciado, qualquer que seja, em determinado contexto, dirige-se sempre a alguém e é elaborado em razão de uma resposta. Além disso, seu sentido não é propriedade do locutor; ao contrário, é distribuído entre as diversas vozes presentes e que se presentificam no contexto dado.

Assim, o que parecia ser fundamental para o estudante – a cor preta da galinha, que carrega ecos de um ritual de magia negra e que dá sentido à palavra *despacho* – passou a ser secundário para vários dos presentes no evento. O foco recaiu mesmo sobre a galinha e a polissemia que o termo carrega.

O inesperado que provocou a quebra de protocolos da situação fez que o interlocutor e destinatário do enunciado do estudante – no caso, a prefeita – revisse sua idéia sobre seus interlocutores, sobre a quem destinar e como elaborar sua resposta.

Como chegou a declarar, posteriormente, o vôo da galinha foi por ela compreendido como um ataque tucano (ave símbolo do partido PSDB, então de oposição): "Vi que era núcleo do PSDB. Foi um ato de total motivação política", falou aos jornalistas. Assim, o discurso preparado sobre a história do XI de Agosto e sobre um convênio firmado entre prefeitura e faculdade para assessoria jurídica universitária a pessoas que moram em terras irregulares deu espaço a um outro, de improviso, em defesa dos feitos de seu governo. Um discurso considerado, por alguns dos presentes, mais vibrante, arrancando inclusive aplausos da platéia que a vaiara anteriormente.

Para a elaboração de uma resposta a um enunciado, segundo Bakhtin, leva-se em conta o conhecimento que o destinatário possui, suas opiniões, suas crenças e o papel que desempenha na situação determinada. A avaliação do contexto, do(s) interlocutor(es) e do(s) enunciado(s) proferido(s) determina a elaboração do novo enunciado, de suas formas composicionais e recursos lingüísticos. A galinha arremessada, entendida como um ataque tucano, fez que a prefeita não destinasse mais seu enunciado aos estudantes de direito e sim a militantes do partido político que faz oposição a seu governo.

Mas não foi só de tucano que se travestiu a galinha. Um outro sentido pôde ser observado nos discursos posteriores ao da prefeita. O presidente do Centro Acadêmico XI de Agosto afirmou que a galinha atirada na prefeita foi uma ofensa a diretor*as* e ex-diretor*as* do centro acadêmico, alu-n*as*, professor*as* e funcionári*as* da Faculdade de Direito. Assim, o arremesso da galinha foi também entendido como uma ofensa à mulher. Tal sentido já se encontra, inclusive, dicionarizado (cf. *Dicionário Aurélio*): "Galinha – s.f. (3). Fig. Mulher (e por vezes homem) muito volúvel que se entrega com facilidade". Ser volúvel não é uma característica bem-vista na sociedade brasileira. Além disso, a palavra provida desse sentido não costuma circular em esferas públicas formais de comunicação. Daí a ofensa. Daí o fato de a maioria das autoridades presentes ter saído em defesa da prefeita.

O que é isso? Jogar galinha? (secretário municipal da Habitação)

Foi uma grosseria, sim. (procurador-geral de Justiça)

Constrangeu. Acho que jogar uma galinha é uma ofensa. Seria como se algum homem estivesse falando e se jogasse um veado lá dentro. (ministro da Justiça)

O que poderia ter levado falantes tão acostumados a manifestações formais públicas a elaborar tais enunciados?

O vôo da galinha parece, de fato, ter mudado o rumo dos ventos.

No lugar de discursos mais padronizados, centrados no objeto – centenário do Centro Acadêmico –, com grande probabilidade de os ouvintes captarem o todo do enunciado ainda nas primeiras palavras do locutor, por estarem familiarizados aos gêneros discursivos possíveis à situação, as improvisações resultantes da necessidade de resposta ao inusitado enunciado do estudante mostraram-se surpreendentes.

Bakhtin nos ensina que a expressividade da palavra pertence ao gênero em que ela costuma funcionar. Quando selecionamos palavras para compor nosso enunciado, não o fazemos a partir do sistema lexical da língua, mas sim a partir de outros enunciados que geralmente circulam no mesmo gênero discursivo. Assim, nessa mudança de rumo, o ministro da Justiça toma a palavra no interior de um gênero discursivo em que a palavra galinha circula com o sentido de ofensa. Um gênero mais próximo de esferas íntimas da vida cotidiana, nas quais o falante elabora seus enunciados de forma mais desenvolta, mais maleável, usando por vezes formas estereotipadas. A tentativa do ministro de explicar o porquê da ofensa à mulher é prova disso: "Seria como se algum homem estivesse falando e se jogasse um veado lá dentro".

Como o próprio ministro declarou posteriormente, "a frase foi infeliz".[2] Poderíamos dizer que o enunciado ganhou

---

2. O fato foi retomado pela mídia impressa em dias posteriores. Dois dias após o evento, o ministro da Justiça declarou ao jornal *Folha de S.Paulo*: "É evidente que o que eu quis dizer foi [para] defender a prefeita de uma agressão que – me pareceu – passou dos limites".

repercussão negativa por, pelo menos, dois motivos: o de ter se evidenciado deslocado de suas esferas mais típicas de circulação e o de ter sido pronunciado por um locutor cuja posição na hierarquia de interlocutores não permitia a licença observada na escolha do estilo do enunciado. A posição de notoriedade pública na situação dada não conferia ao locutor possibilidade de "boa vontade de compreensão responsiva" por parte dos destinatários, como sugere Bakhtin acerca do discurso íntimo. Em suas palavras:

> Os gêneros e os estilos íntimos repousam numa máxima proximidade interior entre o locutor e o destinatário da fala [...] O discurso íntimo é impregnado de uma confiança profunda no destinatário, na sua simpatia e na boa vontade de sua compreensão responsiva. Nesse clima de profunda confiança, o locutor desvela suas profundezas interiores. (Bakhtin, 1979a, p. 323)

O ministro e todos os outros interlocutores estavam, no entanto, em uma esfera de vida pública e oficial, que teve suas convenções sociais abaladas pela atitude do estudante, fora de qualquer pressuposição.

O arremesso da galinha e seus desdobramentos continuaram ressoando nos dias posteriores ao evento. Da mídia impressa,[3] ressaltamos alguns textos, em especial pela forma particular com que os autores lidaram com o tema.

---

3. Para efeito deste trabalho, foram analisados textos – cartas de leitores, artigos de opinião de diferentes seções, reportagens e crônicas – publicados nos jornais *Folha de S.Paulo* e *O Estado de S. Paulo*, entre os dias 12 e 20 de agosto de 2003.

Tomemos, inicialmente, um fragmento de um deles.

> Um estudante jogou uma galinha preta na Marta! Jogaram uma galinha preta na perua loura. Mas ela diz que o estudante era tucano. Então virou uma granja: tucano joga galinha em perua. Rarará! E em represália ela vai criar uma taxa para quem SOLTAR A FRANGA! (Simão, 2003a)

Num jogo de palavras – que poderíamos dizer que são do mesmo campo lexical: galinha, perua, tucano, franga, granja –, observa-se o cruzamento de outras vozes que atribuem novos sentidos à palavra galinha e às que a seguem. Note-se, no entanto, que não há mal-estar quanto à afirmação, nem dúvida quanto a uma possível inadequação de sua publicação. Ao contrário, ela provoca o riso autorizado.

Em coluna diária no caderno Ilustrada da *Folha de S.Paulo*, José Simão, o autor do texto, constantemente refere-se ao Brasil como o país da piada pronta. Ainda que não o fosse, sua função, no jornal, tem sido a de mostrar o avesso de situações vividas por personalidades na esfera da vida pública. O jornalista, por meio de uma máscara – a de Macaco Simão –, possui o direito de subverter a ordem e as convenções do jornalismo oficial. Tal qual o bufão – figura importante da literatura da Idade Média –, desnuda, pela sátira e paródia, momentos vividos na vida oficial. Sem se solidarizar com nenhuma situação, procura os eventos que mais se prestam ao riso e, ao exagerá-los, mostra um outro ponto de vista: aquele que, intimamente, muitos pensam, mas que nem sempre podem explicitar.

Considerando Bakhtin (1975, p. 278), as máscaras do bufão, do trapaceiro e do bobo conferem ao nosso autor jornalista o direito de não compreender, de confundir, de arremedar, de hiperbolizar a vida; o direito de falar parodiando, de não ser literal, de não ser o próprio indivíduo [...] [o direito] de representar a vida como uma comédia e as pessoas como atores, o direito de arrancar as máscaras dos outros, finalmente, o direito de tornar pública a vida privada com todos os seus segredos mais íntimos...

Num outro fragmento do mesmo texto jornalístico, a partir de novo desdobramento de sentidos da palavra galinha, Simão chega a assuntos restritos à esfera da vida privada, sem maiores constrangimentos. Ei-lo:

E queriam fazer macumba com a Marta? Um ebó. EBÓTOX! Logo com ela, que tirou todos os pés de galinha do rosto, jogam uma com pés, penas e ainda preta!? E como disse uma amiga minha: enquanto a Marta leva galinha, faz dois anos que eu não levo um pinto!

Em mais dois dias posteriores, a coluna do jornalista exibiu, entre referências a fatos mais recentes, novas construções em torno da palavra galinha. No primeiro deles, busca a cumplicidade do leitor usando da ambigüidade para, mais uma vez, chegar ao deboche: "Repercussão do galinhaço da Marta. Uma amiga minha achou deselegante jogar uma galinha na Marta. Deviam ter jogado um pavão" (Simão, 2003b).

A afirmação de ter sido deselegante jogar a galinha na prefeita adquire sentido totalmente diverso, quando acrescida do enunciado posterior, que traz a figura do pavão, animal que sugere vaidade extrema e exibicionismo. No entanto, nada é dito diretamente; o jornalista, mesmo usando sua máscara de bufão, ainda recorre ao discurso citado – "uma amiga falou" – para que o sentido se construa necessariamente entre as vozes ali presentes. Assim, o jornalista também passa a idéia de que ele não participa da vida, apenas a observa e a reflete ainda que de modo distorcido.

A última vez em que o jornalista refere-se ao fato é como se prestasse as últimas homenagens àquela que tanto rendeu frutos na mídia durante dez dias:

> Eu sei onde tá a galinha da Marta. Virou ensopado. Diz que o segurança que pegou a galinha deu o bicho de presente pro taxista que tem um ponto há 23 anos em frente à faculdade. Tá vendo como a vida é ingrata: a galinha passou dez dias na mídia e virou ensopado. (Simão, 2003c)

Observa-se, nesse fragmento, graça, mas não escárnio, ao falar pela última vez da galinha, que agora é tomada sim como o animal, cujo destino, quase que invariavelmente, é o de servir de alimento ao homem.

Ainda como fruto da ressonância dialógica provocada pelo arremesso da galinha, observamos, nos dias subseqüentes ao fato ocorrido, produções singulares de outros jornalistas. Cabe citar especificamente o texto do colunista da *Folha de S.Paulo* Walter Ceneviva. Advogado de formação, Ceneviva possui uma coluna semanal, no caderno Cotidiano, intitulada Letras Jurídicas. Nela, aborda assuntos ligados ao contexto sociopolítico nacional sempre do ponto de vista das leis, construindo, em seus textos, argumentações recheadas de artigos e incisos da Constituição. Ainda que, em alguns temas, o autor tenha se permitido certa flexibilidade no uso das palavras e na composição do texto – como podemos observar já no título do artigo "Greve de ônibus e o direito ao xixi" (publicado em 2002) –, seus enunciados são próprios do discurso jurídico.

No dia 16 de agosto de 2003, no entanto, sua coluna traz um texto intitulado "A fábula da galinha e do veado". Trata-se de uma narrativa em que, como toda fábula, os animais assumem características humanas. Aqui, galinha e veado estão frente a frente, numa discussão em que um acusa e ofende o outro, por serem veado e galinha, respectivamente, a partir dos sentidos pejorativos criados pelos humanos. Exatamente os sentidos que causaram tanta polêmica desde o evento das comemorações do centro acadêmico. Sem referências a leis ou incisos, o autor vai construindo seu texto com diálogos entre os dois animais, tornando a leitura possível e aprazível para qualquer leitor. Tal ousadia há de ter causado estranheza entre seus leitores mais assíduos, habituados ao discurso formal do direito.

Poderíamos dizer que tal ousadia foi também fruto da ressonância dialógica provocada não mais só pelo enunciado do estudante de direito, mas também por todos os outros que o sucederam. Levando em conta que "o enunciado está repleto de ecos e lembranças de outros enunciados" (Bakhtin, 1979a, p. 316), o jornalista, em sua posição situada fora do instante histórico do evento, pôde elaborar uma resposta pela qual se sentiu responsável, a partir de alguns desses ecos e lembranças. Galinhas, veados, outros bichos e as condutas humanas mais condenáveis podem remeter os humanos com conhecimento e domínio de diversos gêneros discursivos ao universo das fábulas. A escolha desse gênero pareceu ao jornalista mais adequada à elaboração de sua resposta, talvez pelo fato de não ter encontrado no discurso jurídico a expressividade desejada para o momento. Para ele, não há lei que dê conta da questão, como atesta em sua moral da história: "Para animais inteligentes, nenhum humano merece fé nem há lei que resolva o problema".

Encontramos também, no caderno Cotidiano, um outro jornalista que escreveu sobre o assunto, em sua coluna semanal. Trata-se de Moacyr Scliar, que transforma em crônica ficcional partes de notícias publicadas na semana anterior.

Sob o título "A triste história da galinha preta", o autor conta a trajetória da galinha escolhida para servir de despacho da prefeita. Como não teve o mesmo fim destinado a todas de sua cor – a morte numa encruzilhada cheia de velas coloridas –, a galinha, sentindo-se fortalecida, depois do alvoroço criado no palanque, andou pelas ruas esperando que todos os humanos abrissem-lhe caminho. "Não foi isso que aconteceu. Os dois [homens pobres e esfarrapados] se olharam e, como agindo de comum acordo, jogaram-se sobre a galinha" (Scliar, 2003).

Não deve ter sido surpresa para seus leitores o fato de Scliar eleger a história da galinha para sua crônica. O interessante a assinalar é sua capacidade de, ao final de sua história, levar o leitor a manter-se nas ondas da ressonância dialógica, quando presentifica a voz de um outro autor: "E aí, como diria Clarice Lispector, mataram-na, comeram-na e, passaram-se anos. E quem quiser que vá atrás das galinhas de Lispector".

Como vimos, o arremesso da galinha não foi só uma tentativa de despacho da prefeita. O arremesso da galinha revelou-se um enunciado potencializador de sentidos, desvelador de uma multiplicidade de sentidos quando em contato com os outros e seus olhares singulares.

Concordando com Bakhtin (1979b, p. 386),

Por isso não pode haver um sentido primeiro ou último, pois o sentido se situa sempre entre os sentidos, elo na cadeia do sentido que é a única suscetível, em seu todo, de ser uma realidade. Na vida histórica, essa cadeia cresce infinitamente; e é por essa razão que cada um de seus elos se renova sempre; a bem dizer renasce outra vez.

Daqui a cem anos, quando a arca da memória for aberta, no evento dos duzentos anos do Centro Acadêmico da Faculdade de Direito do Largo de São Francisco, a história da galinha, embora não tenha sido enterrada como tantas outras, também estará lá, talvez como parte do folclore local, ou verbete enciclopédico, ou ainda como nota jornalística *Aconteceu há cem anos*. E, se for capaz de estabelecer vínculos com a ideologia da época, nova ressonância dialógica surgirá.

O processo terapêutico fonoaudiológico nas ondas da ressonância dialógica

Entendo que, no decorrer de um processo terapêutico fonoaudiológico, terapeuta e paciente constroem uma cadeia singular de comunicação que, por sua vez, encontra-se inserida na cadeia de comunicação verbal da sociedade em que vivem.

Com suas possibilidades discursivas, pacientes dizem de si e da vida e, dentro do espaço terapêutico, ecos de enunciados produzidos em diferentes esferas cotidianas de comunicação estão presentes. Um terapeuta atento a eles pode melhor compreender e ajudar seu paciente em sua elaboração discursiva e na ressignificação da linguagem em sua vida.

Os fragmentos terapêuticos que se seguem mostram situações em que posturas diversas adotadas pelos terapeutas produzem efeitos também diversos nesse processo de ressignificação.

Tomemos inicialmente o seguinte diálogo ocorrido numa sessão fonoaudiológica de Pedro,[4] garoto de treze anos, que tinha sérios problemas de aprendizagem. Seu diagnóstico era limitrofia e ele estudava em uma escola especial.

Era sabido pelo terapeuta que Pedro gostava muito de futebol e estava atentamente acompanhando as últimas partidas do campeonato do momento. Como forma de aproximar o garoto de situações discursivas em que a leitura estivesse presente de modo significativo, o terapeuta levou para a sessão uma revista comemorativa do campeonato que trazia uma retrospectiva dos dois times finalistas. Ao entrar na sala, Pedro tomou a revista em suas mãos e iniciou o diálogo, mostrando algo em suas páginas:

P – Foi campeão aqui, né?

T – Oi?

P – Campeão, foi, né?

T – Foi. Eu trouxe só para você! E aí o que você fez de bom? O que conta de novo?

P – Fiz o projeto de... é... de cortar o cabelo Vai ensinar a cortar o cabelo. Vai ensinar.

---

4. Trata-se de um nome fictício para preservar a identidade do paciente. Seu processo terapêutico foi encerrado e o material aqui apresentado faz parte do arquivo do supervisor do estágio de fonoaudiologia, no qual o garoto era atendido.

T – A cortar o cabelo? Ah, é?

P – Vai cortar, vai ensinar e vai treinar como cortar...

T – Hum!

P – E aí vai ter a feira cultural, aprendo as coisas (SI)

T – Olha que legal! E quando vai começar?

P – É... dia vinte e cinco de outubro.

T – Hum... e aí tá preparado para cortar o cabelo? E gostou da idéia de cortar o cabelo dos outros?

P – (risos)

T – Mas você vai aprender?

P – Vou aprender a cortar.

T – Mas vai ser a primeira aula só. É isso?

P – É. É todo gol do Palmeiras, aí, ó?

A revista nas mãos do paciente parecia definir o tema da sessão: futebol.

Pedro queria uma confirmação: se seu time, Palmeiras, havia sido campeão, numa determinada época em que a foto foi tirada. Inicialmente, o terapeuta demonstrou aceitar a proposta do garoto; ambos pareciam estar com o mesmo objetivo em foco. No entanto, mal acabou de fazer a afirmação de que havia levado a revista para ele e o terapeuta introduziu um novo tópico (*e aí o que você fez de bom?*), negando não somente o enunciado de Pedro como o seu próprio. O que se seguiu, como pôde ser visto, nesse fragmento, foi o início de diálogo comum a um encontro casual, sem que um tema específico estivesse em foco. Ao perguntar sobre fatos do cotidiano de Pedro sem considerar o que já estava no horizonte comum aos dois, na dada situação, o terapeuta, de certa forma, fez prevalecer uma postura ainda muito comum no universo fonoaudiológico, qual seja, a de o terapeuta introduzir e conduzir o diálogo como se ele (terapeuta) fosse sempre o responsável pelo estabelecimento de um diálogo compreendido como inaugural[5] a cada encontro. E não são raras as vezes em que os primeiros enunciados de uma sessão estão carregados de ecos de outros enunciados, de sessões anteriores ou situações vividas pelo paciente anteriores àquele momento.

Na presente situação, o diálogo já apontava um foco, o futebol, e, mesmo assim, o terapeuta, ao elaborar sua resposta, preferiu corresponder à tendência mais comum observada na área fonoaudiológica, desconsiderando de certo modo seu interlocutor ali presente.

Pedro, no entanto, não demonstrou, inicialmente, estranheza ou resistência aparente à mudança do curso do diálogo, talvez por estar acostumado a um papel secundário nas situações comunicativas cotidianas. Respondeu à pergunta feita, falando de uma novidade ocorrida na escola. Ao dizer *vai ensinar a cortar cabelo*, deu a entender que alguém o faria, mas não explicitou quem ou como isso aconteceria. Faltaram referências que poderiam ser solicitadas pelo terapeuta. Perguntas tais como: *quem?, como?, onde?* seriam as mais esperadas para a continuidade do diálogo até que outro sentido se tornasse mais explícito, ou até que ambos tivessem outro objeto em foco. Observamos que o terapeuta, no entanto, enunciou apenas revozeando Pedro (*A cortar o cabelo? Ah, é?*). Normalmente, não é na duplicação de nossa voz que encontramos sentido para dialogar: quem enuncia quer

---

5. Inaugural no sentido adâmico, tal qual Bakhtin apresenta, isto é, como se não houvesse enunciados anteriores que pudessem estar relacionados a esses novos.

resposta. Talvez por isso Pedro tenha retomado seu enunciado anterior, acrescido de mais uma informação. Por mais uma
vez, o terapeuta parece ter frustrado seu interlocutor ao responder com uma interjeição que pouco sentido fez ao que
estava sendo dito (*P – Vai cortar, vai ensinar e vai treinar
como cortar... T – Hum!*).

Seguimos mais adiante, no fragmento citado, e a composição se repete, sendo sempre Pedro quem procurasse introduzir os assuntos a serem discutidos. Tanto ele quanto o
terapeuta possuíam intenções distintas com esse diálogo des-
viado de seu rumo inicial. O objetivo de Pedro logo se evi-
denciou, o do terapeuta não.

É tudo gol do Palmeiras, aí, ó? Foi a forma utilizada
pelo garoto para retomar o que era seu desejo desde o início: ver a revista, falar de futebol, falar de seu time que estava na final do campeonato.

Eis nova seqüência do diálogo:

P – Parece o Raí, né?

T – Parece o Raí? Não, acho que é porque ele tá fazendo...

P – Foi em 94, olha a camisa. Corinthians. Mudou a camisa, né?

T – É.

P – Foi em 94. Esse daqui é o Edílson, né? É ele mesmo.

T – É o Edílson? Aqui tá: *festa do porco, Antonio Carlos...*
deve ser esse, *Evair...* é, acho que é o Edílson.

P – É o Edílson.

T – Isso mesmo, *João Luiz,* acho que deve ser esse de cos-
tas. *Edmundo, Zinho...* E quem é esse cara aqui, ó?

P – É o... como fala? É o ...ele mesmo...acabei de falar.

T – O Edílson.

P – Ele também foi para o Palmeiras, não sabia. Um abraço, né? Porque ganharam, né, em 94.
T – Esse quem é? *Mazinho e Edmundo somam-se à montanha verde. Tabu quebrado: campeão paulista.*

Um dos grandes equívocos no trabalho com o diálogo como instrumento terapêutico é o de se considerar a obediência à alternância de turnos como condição única para seu estabelecimento. Deixar falar, falar mais tem sido o objetivo final para muitos fonoaudiólogos, como se o processo fisiológico da materialização da palavra fosse condição suficiente para o homem constituir-se um falante de sua própria língua.

Retomemos essa nova seqüência citada. Para o terapeuta, o simples fato de ter levado uma revista de um assunto do interesse do paciente parecia ser suficiente para o sucesso daquela sessão, afinal Pedro mostrava-se envolvido com um material escrito, falando sobre o assunto, algo pouco observado em outras situações. Assim, não considerou que a revista e os enunciados de Pedro estavam carregados de ecos de outros enunciados presentes na cadeia maior de comunicação verbal do momento em que viviam. Cabem, então, os seguintes esclarecimentos:

Edílson, na época da referida sessão fonoaudiológica, era jogador do Corinthians, arquiinimigo do Palmeiras, e ambos os times disputavam o título de campeão da temporada, com direito a embates entre Edílson e Paulo Nunes (jogador do Palmeiras). A briga entre os dois jogadores foi amplamente divulgada pela mídia, na semana que antecedeu essa sessão terapêutica, e nenhum cidadão simpático a futebol desconheceu o fato. A revista que o terapeuta levara ostentava, no entanto, uma informação inédita para Pedro: Edílson, jogador do Palmeiras. Vale lembrar que a revista fazia uma retrospectiva da história desse time, fato não compreendido por Pedro nem considerado pelo terapeuta, que não levou em conta o estranhamento de seu paciente diante do fato: *Ele foi para o Palmeiras, não sabia.*

É certo que o terapeuta, como pessoa, podia não ser propriamente um amante de futebol e desconhecer os fatos. Mas, como terapeuta, sensível à dúvida que seu paciente levantara sobre o assunto em foco, não poderia deixar de pedir-lhe maiores esclarecimentos, até admitindo sua ignorância sobre o assunto. Ao desprezar o estranhamento de Pedro, desvalorizou seu conhecimento prévio, desvinculando-o de sua própria história como torcedor palmeirense. Ainda que Pedro afirmasse que o jogador apontado na revista era o Edílson, o terapeuta buscou a confirmação dessa afirmação em sua própria leitura da revista, minando aos poucos a confiança que o paciente tinha em seu próprio conhecimento. E se é como Bakhtin afirma, que só podemos nos ver percebendo-nos nos olhos dos outros, torna-se compreensível a finalização que Pedro deu para o assunto, que destruiu por completo o conhecimento que tinha sobre o assunto:

> (Folheando a revista, agora falavam sobre os uniformes dos times)
> *T* – Diferente, né? A camisa também era diferente, né?
> *P* – Gostei da nova do Palmeiras...
> *T* – É?
> *P* – Ele jogava no Corinthians, ele jogava, ele.
> *T* – Quem?
> *P* – Corinthians, ele.
> *T* – Quem? Não é o Evair, não. Não é o Evair? Não, não, o Edílson.

P – O Edílson, era do Corinthians.

T – Ah, é?

P – Agora ele é do Palmeiras.

O que fazer com o desprezo que Pedro tinha por Edílson, sabendo agora que ele era jogador do Palmeiras? Essa confusão de idéias e sentimentos não foi percebida pelo terapeuta que, quase ao término da sessão, deixou transparecer seu verdadeiro objetivo nessa sessão:

P – Tá gravando, né?

T – Tá. Você quer falar e ouvir depois? Então pode falar alguma coisa.

P – Tudo que a gente falamos. E grava tudo aí?

T – Hum, hum... conta alguma coisa que você gostou.

P – Amanhã vou com meu pai trabalhar.

T – Conta mais, porque se não a gente não consegue ouvir bastante.

Contar mais, qualquer coisa que fosse, pois o importante, como já foi dito, era falar, bastando que os enunciados fossem inteligíveis apenas do ponto de vista da língua.

Vimos, por esse fragmento, que isso não é o bastante para um trabalho terapêutico que vise à ressignificação da linguagem na vida do paciente. Ao contrário, a forma como o diálogo foi conduzido fez por reiterar a imagem cristalizada que se tinha de Pedro (incluindo ele próprio): a de um sujeito incapaz de levar adiante suas elaborações discursivas por falta de capacidade de abstração e de conhecimento de mundo.

E o que poderia ter sido feito?

Se lembrarmos do *efeito de multiplicidade de sentidos provocado pelo encontro de um enunciado com outros*, próprio da ressonância dialógica, a dúvida levantada por Pedro (exatamente por seu conhecimento do assunto, é bom que se diga) poderia ser resolvida com a busca de novas fontes sobre o assunto. Notícias e artigos de opinião veiculados em diferentes meios sobre os últimos jogos entre os dois times, a verificação daquela informação tão inédita para o momento (quem sabe, assim, Pedro e seu terapeuta se dessem conta de que a revista era uma retrospectiva), a elaboração de cartas para outros interlocutores conhecedores de futebol ou ainda a de uma crônica, que falasse do absurdo daquela situação exatamente na final do campeonato, seriam algumas opções de atividades significativas ao paciente que o colocariam em contato com a linguagem de modo que a vivenciasse, com suas dificuldades e capacidades, em situações mais positivas.

É o que podemos observar na seguinte situação terapêutica.

Leila[6] era uma garota de doze anos quando iniciou terapia fonoaudiológica. Entre as questões que a levaram a esse atendimento estavam sua dificuldade em compreender e desenvolver textos escolares, sua resistência em ler e escrever fora da escola, ainda que tivesse exemplos e incentivo familiares, e uma idéia muito íntima de que não valia a pena se posicionar em situações cotidianas porque não era escutada.

Vale citar que, na clínica fonoaudiológica que freqüentava, havia um painel, colocado em lugar visível por todos os

---

6. O nome é ficcional e dados mais pessoais do paciente foram omitidos para preservar sua identidade. Seu atendimento terapêutico já foi encerrado e o material aqui apresentado faz parte do arquivo do terapeuta.

pacientes, em que eram expostos textos jornalísticos, literários, informativos, publicados em diferentes meios de comunicação e também os produzidos por pacientes, com sua devida autorização.

Era prática comum a todos da clínica, pacientes e terapeutas, olhar o painel antes de entrar na sessão fonoaudiológica e, caso o paciente se interessasse por algum tema, o texto era levado para a sala de terapia, compondo o trabalho do dia. Cabe ressaltar que essa prática não era imposta, nem obrigatória. Passava a fazer parte do contexto terapêutico quando o paciente demonstrava curiosidade, interesse ou ainda disponibilidade para entrar em contato com os temas que circulavam no painel.

A idéia de que não era escutada fazia que Leila evitasse colocar seus textos no painel, embora se mostrasse sempre interessada pelos temas que nele circulavam.

Em um momento de seu processo terapêutico, seu terapeuta apresentou-lhe uma crônica de Luiz Fernando Veríssimo que falava sobre uma experiência feita com filhotes de macacos. Segundo o autor, um filhote era deixado numa jaula com dois bonecos que representavam macacos adultos: um, duro e frio, que dava leite, e outro, quente e aconchegante, no qual o filhote poderia ficar aninhado. Os cientistas queriam saber para qual macaco o filhote se dirigia quando estava amedrontado e descobriram que era sempre para o quente e aconchegante. Veríssimo termina sua crônica propondo nova experiência: no lugar do filhote, uma criança, no dos bonecos, uma TV e um livro. Para qual a criança se encaminharia?

Leila achou sem fundamento a pergunta final, porque *era óbvio que a criança ia direto para a TV. Óbvio por quê?,* perguntou o terapeuta. *Ora, por quê? Como uma criança vai pensar em correr para um livro?* E, então, Leila começou a procurar argumentos para justificar sua opinião. Ela não conhecia ninguém que preferisse ler a ver TV. Bem, na sua família tinha sim quem o fizesse, mas amigos, ela não conhecia nenhum. Para fortalecer sua *argumentação*, lançou mão de *semelhantes* a ela, as outras pessoas que freqüentavam a clínica. Para Leila, nenhum paciente que freqüentasse uma clínica de fonoaudiologia preferiria ler um livro. Caso contrário, o que estariam fazendo ali? Tinha certa lógica, mas o terapeuta sugeriu-lhe fazer uma pesquisa para comprovar sua tese.

Leila relutou em organizá-la, porque isso implicava sua exposição no painel. Na verdade, tinha medo de não obter resposta, mas a curiosidade a fez pôr à prova essa tese e, assim, Leila produziu o seguinte texto:

Uma experiência com macacos e crianças

Uma vez fizeram uma experiência com um filhote de macaco. Puseram-no em uma jaula com dois bonecos no lugar da mãe. Um duro e frio que dava leite e um quente e aconchegante.

Os cientistas assustavam o macaquinho para ver para qual mãe ele fugia. Ele fugia para a mãe quente e aconchegante, sempre.

Poderiam fazer uma experiência igual, mas no lugar do macaco, uma criança, e no lugar dos bonecos, um livro e uma televisão.

Quem faria o papel da mãe aconchegante: a televisão ou o livro?

RESPONDA E EXPLIQUE O PORQUÊ DE SUA RESPOSTA

Inicialmente, o mais importante para Leila, naquele momento de seu processo terapêutico, foi observar que seu texto foi lido e respondido. Sua fantasia era a de que, em meio a tantos outros textos expostos no painel, o dela passaria despercebido, como ela, em muitas situações cotidianas.

Eis duas respostas pelas quais ela mais se interessou:

Eu iria para a televisão buscar conforto. A TV também é quentinha e também distrai. Ela dá mais segurança porque pode passar coisas boas como desenhos, notícias de que prenderam ladrões, novelas, filmes de comédia ou de final feliz e também o Programa Livre, que eu gosto, porque fala sobre a vida dos outros e o que eles pensam.

Mas por outro lado a TV pode não dar segurança quando transmite programas de baixaria como o da Márcia em que as pessoas discutem, brigam e até dão porrada. O Alô Cristina é um programa que eu não gosto, mesmo não sendo baixaria, porque a Cristina, que é a apresentadora, é burra. Ela fala muitas coisas erradas e faz perguntas muito idiotas.

Eu não gosto de ler nada, então, mesmo que só passasse Márcia e Alô Cristina na televisão, eu iria assistir em vez de pegar um livro.

Ver TV é só ficar assistindo. Ler é forçar o olho e até ter de pensar, por isso eu prefiro a TV. Eu também não gosto do livro porque a gente não está vendo as coisas.

Então eu acho que a criança iria para a TV.

BM

Eu acho que o livro faria o papel da mãe aconchegante, porque quando você está lendo um livro, às vezes você tem a impressão de viver a situação, ou que você se encaixa perfeita-

mente no personagem que o faz sentir ainda mais dentro da história. A TV, ao contrário, lhe transmite as informações friamente e não de forma exclusiva ou mais particular, pois ela é um veículo de informações e imagens fixas para milhares de pessoas e não especificamente para você.

DR

Para Leila, a primeira resposta, escrita por *BM*, foi identificação total. Era exatamente essa sua opinião e ela tendia a concordar integralmente até que leu a resposta de *DR*. Dessa, chegou a achar que foi escrita por um dos terapeutas da clínica, *só para fazer a gente gostar de ler*.

Até poderia ter sido escrita por um dos terapeutas, mas não foi o caso.

Entendemos que, uma vez exposto para um público, o texto pode suscitar em qualquer leitor o desejo da resposta, independentemente de sua idade, profissão, momento no processo terapêutico ou demanda clínica. Não deve haver por parte dos terapeutas uma divisão por queixa, idade ou nível do conhecimento para a interlocução com um ou outro paciente. O critério para o estabelecimento de interlocução entre quaisquer pessoas que freqüentam uma clínica fonoaudiológica deve ser, na perspectiva aqui adotada, o de trabalhar, dentro das possibilidades discursivas de cada paciente, a totalidade de seu enunciado, isto é, nos dizeres de Bakhtin (1979a), dar-lhe um acabamento específico caracterizado por um querer dizer, por um tratamento exaustivo do objeto de sentido e por formas típicas de estruturação.

Isso necessariamente implica o interesse pelo assunto, a leitura ou apresentação de outros textos que possam ampliar sua compreensão, a escolha do interlocutor a quem dirigir sua resposta, bem como a forma de elaborá-la. E isso demanda tempo e disponibilidade tanto do paciente quanto do terapeuta para fazê-lo. Não é, evidentemente, tarefa para uma única sessão fonoaudiológica. Estar atento aos efeitos da ressonância dialógica que um enunciado possa provocar é uma importante condição para o trabalho terapêutico de res-significação da linguagem na vida do paciente.

Voltemos, então, a Leila e suas réplicas às respostas de seus interlocutores.

Embora não compactuasse com a escolha de DR, ela não deixou de concordar com seu argumento. O fato de o leitor ter mais liberdade de imaginação ao ler um livro do que ao assistir a um filme a fez lembrar dos livros que gostou de ler e isso influiu na resposta que elaborou para BM, seu interlocutor por identificação. Para DR, encontrou um meio de justificar-lhe (e para si mesma) porque, na sua opinião, a criança preferiria a televisão.

> DR
> *Meu nome é Leila, eu li sua resposta sobre a experiência e achei que você está certa, mas essa experiência é com criança peque-na e pode ser que ela ainda não saiba ler ou tenha dificulda-de, por isso eu acho que ela prefere a televisão A televisão é mais clara, as pessoas falam e têm movimento e isso deixa mais fácil da criança entender o sentido do assunto.*
>
> Leila

> BM
> *Eu achei legal você ter respondido minha pesquisa. Acho que você está certo em dizer que a televisão é mais legal que o livro, mas às vezes o livro também tem coisas interessantes; algumas, às vezes, até mais legais que a televisão. Eu, por exemplo, já li*

*vários livros para a escola. A maioria eu gostei, porque tinha
ação e história que prendiam a minha atenção. Se você lê um
livro, mesmo sem figura, você imagina como é.*

*Você disse que para ver TV não é preciso pensar, eu acho que
nisso você está errado, porque sem pensar não dá para entender o sentido do que você está assistindo.*

Fale o que você achou sobre a minha resposta.

Leila

Ao responder para ambos, Leila pôde viver a experiência de se colocar diante de interlocutores que exigiam dela
posturas diversas, pois diversa foi a relação que estabeleceu
com eles. Para ela, *DR* era alguém que merecia atenção, porque falara *coisas importantes,* ainda que fossem contra sua
idéia inicial, e porque se dispusera a responder sua pesquisa.
Mas era também um interlocutor mais distante. Assim, sua
resposta adquiriu um tom mais formal, sem muitas referências pessoais na argumentação.

Já para *BM,* o tom foi de cumplicidade, pois vira, por
seu texto, que estava diante de alguém parecido com ela. Assim, na elaboração de sua própria resposta, sentiu-se mais à
vontade para expressar sua opinião fazendo referências pessoais, revelando-lhe, inclusive, a satisfação em ver sua pesquisa respondida. O fato de ter entrado em contato com uma
opinião diferente da sua também contribuiu para uma melhor elaboração de suas idéias. Incorporando o dado de que
a leitura aguça a imaginação, falou dos livros de que gostou
e sentiu-se capaz de discordar de seu interlocutor, acrescen-
tando elementos que o ajudassem a repensar o assunto. Fi-
nalizou explicitando seu desejo de resposta. Do ponto de vista terapêutico, um dado muito significativo e positivo.

A partir da resposta seguinte de *BM*: "*Eu concordei com sua resposta pois não dá para fazer nada sem pensar, eu não tinha pensado nisso quando dei minha resposta. E você? Se a professora mandasse ler um livro que você de cara vê que é ruim, você faz o quê? Você costuma ler por interesse próprio ou é só quando alguém pede?*", a interlocução entre os dois pacientes tomou rumos cada vez mais direcionados às suas próprias dificuldades na relação com a linguagem. Algumas dicas de livros, programas, jogos de que um e outro gostavam foram motivos para novos trabalhos num e noutro processo terapêutico. E a cadeia de comunicação singular construída em cada um desses processos constituiu-se como seiva para a ressignificação da linguagem em suas vidas.

Por fim, a idéia de trazer a análise de um fato cotidiano para apresentar ao fonoaudiólogo o conceito de ressonância dialógica teve como objetivo alertar esse profissional para o fenômeno da multiplicidade de sentidos e do desdobramento de elaborações discursivas decorrentes de um dado enunciado. Assim, qualquer que seja a dificuldade discursiva do paciente, o fonoaudiólogo deve estar atento à possibilidade de seus enunciados ecoarem e evocarem outras vozes, proporcionando-lhe, por meio da cadeia singular de comunicação construída no decorrer do processo terapêutico. condições de constituir-se como um interlocutor em sua comunidade, que pode até deparar com dificuldades, mas sem sofrimento.

Referências bibliográficas

BAKHTIN, M. Formas de tempo e de cronotopo no romance. In: _____. *Questões de literatura e estética* – A teoria do romance. 4. ed. São Paulo: Hucitec, 1975.

_____. Os gêneros do discurso. In: _____. *Estética da criação verbal*. 2. ed. São Paulo: Martins Fontes, 1979a.

_____. Apontamentos. In: _____. *Estética da criação verbal*. 2. ed. São Paulo: Martins Fontes, 1979b.

CENEVIVA, W. Fábula da galinha e do veado. *Folha de S.Paulo*, São Paulo, 16.8.2003, caderno Cotidiano, p. 2.

DIAMANTE, F. A galinha pousou no palanque: Marta era o alvo. *O Estado de S. Paulo*, São Paulo, 12.8.2003, caderno Cidades, p. 1.

REPORTAGEM local. Declaração foi infeliz, diz ministro. *Folha de S.Paulo*, São Paulo, 13.9.2003, caderno Cotidiano, p. 2.

SCLIAR, M. A triste história de uma galinha preta. *Folha de S.Paulo*, São Paulo, 18.8.2003, caderno Cotidiano, p. 2.

SIMÃO, J. Socorro! Jogaram galinha preta na perua loura! *Folha de S.Paulo*, São Paulo, 13.8.2003a, caderno Ilustrada, p. 9.

_____. Galinhaço urgente! Deviam ter jogado um pavão! *Folha de S.Paulo*, São Paulo, 14.8.2003b, caderno Ilustrada, p. 9.

_____. Exclusivo! A galinha preta virou ensopado! *Folha de S. Paulo*, São Paulo, 20.8.2003c, caderno Ilustrada, p. 9.

As autoras

Ana Claudia Balieiro Lodi é fonoaudióloga, doutora pelo Programa de Lingüística Aplicada e Estudos da Linguagem da Pontifícia Universidade Católica de São Paulo (Lael-PUC-SP). É docente do curso de Fonoaudiologia da Universidade Metodista de Piracicaba. Coordena o Curso Seqüencial de Formação Específica de Intérpretes de Língua Brasileira de Sinais da Universidade Metodista de Piracicaba, no qual também é docente. E-mail: analodi@uol.com.br

Ana Cristina Guarinello é fonoaudióloga, doutora em Estudos Lingüísticos pela UFPR; docente do curso de graduação em Fonoaudiologia e do mestrado em Distúrbios da Comunicação da Universidade Tuiuti do Paraná. Coordena o Núcleo de Trabalho Linguagem, Surdez e Educação desde 2002, constituído por pesquisadores envolvidos com a investigação de aspectos referentes à surdez. E-mail: ana.guarinello@utp.br

Ana Paula Berberian é fonoaudióloga, pós-doutora pelo Programa de Pós-Graduação em Letras da Universidade Federal do Paraná; doutora em História pela PUC-SP; docente do curso de graduação em Fonoaudiologia e do mestrado em Distúrbios da Comunicação da Universidade Tuiuti do Paraná. Coordena o Núcleo de Trabalho Fonoaudiologia e Linguagem Escrita desde 1999, constituído por pesquisadores envolvidos com a investigação de aspectos referentes à linguagem escrita e às suas manifestações atípicas. E-mail: asilva@utp.br

Ana Paula Fadanelli Ramos graduou-se em Fonoaudiologia pela Universidade Federal de Santa Maria e obteve os títulos de mestre e doutora em Letras pela Pontifícia Universidade Católica do Rio Grande do Sul. É docente do curso de graduação em Fonoaudiologia da Ulbra,

professora colaboradora do programa de pós-graduação em Saúde Coletiva da Ulbra e fonoaudióloga clínica. E-mail: anafara@uol.com.br

Ana Paula Santana é fonoaudióloga, mestre e doutora em Lingüística pela Unicamp; docente do curso de graduação em Fonoaudiologia e do mestrado em Distúrbios da Comunicação da Universidade
Tuiuti do Paraná. Coordena o Núcleo de Trabalho Procedimentos Pre-
ventivos, Avaliativos e Terapêuticos da Linguagem Oral nessa mesma
universidade. Participa como pesquisadora do Centro de Convivência
de Afásicos da Unicamp desde 1997. E-mail: ana.santana2@utp.br

Claudia Campos Machado Araújo é fonoaudióloga clínica, especialista em Linguagem pela Universidade Metodista de Piracicaba – Unimep, mestre e doutoranda do programa de pós-graduação em Saúde
da Criança e do Adolescente da Faculdade de Ciências Médicas da
Universidade Estadual de Campinas (SCA/FCM/Unicamp), locais
onde desenvolve, desde 1998, sua linha de pesquisa em linguagem e
desenho infantil. E-mail é: claudia-araujo@uol.com.br

Clay Rienzo Balieiro é fonoaudióloga, mestre em Distúrbios da Comunicação pelo Programa de Estudos Pós-Graduados da Pontifícia
Universidade Católica de São Paulo, doutora em Distúrbios da Comunicação Humana pela Universidade Federal de São Paulo, docente do Departamento de Clínica Fonoaudiológica da Faculdade de
Fonoaudiologia – PUC-SP, e fonoaudióloga do Serviço de Audiologia Educacional Derdic-PUC-SP, local em que tem desenvolvido
pesquisas na área da escrita e deficiência de audição. E-mail:
clay@pucsp.br

Cristiane C. Mori-de Angelis é fonoaudióloga, mestre em Lingüística pelo Instituto de Estudos da Linguagem (IEL/Unicamp) e
docente do Departamento de Lingüística da PUC-SP desde 1992.
Faz parte, desde 1996, da equipe de especialistas do Programa Nacional do Livro Didático (PNLD/MEC), analisando livros didáticos de
língua portuguesa. E-mail: de-angelis@uol.com.br

Cristina Broglia Feitosa de Lacerda é fonoaudióloga, mestre e doutora em Educação pela Faculdade de Educação da Universidade Estadual de Campinas (Unicamp), com pós-doutorado realizado no

Centro de Pesquisas Italiano (CNR-Roma), docente do curso de Fonoaudiologia da Universidade Metodista de Piracicaba e docente ligada ao Programa de Pós-Graduação em Educação da Unimep. É pesquisadora atuante com projetos financiados pela Fapesp e CNPq. E-mail: clacerda@unimep.br

Giselle Massi é fonoaudióloga, mestre e doutora pelo Programa de Pós-Graduação em Letras da Universidade Federal do Paraná; professora da graduação em Fonoaudiologia e do mestrado em Distúrbios da Comunicação da Universidade Tuiuti do Paraná. Vem atuando na coordenação do Núcleo de Trabalho Fonoaudiologia e Linguagem Escrita desde 1999, o qual é constituído por alunos e professores envolvidos com pesquisas, bem como com atuações clínicas e institucionais vinculadas à linguagem escrita e às suas manifestações atípicas. E-mail: giselle.massi@utp.br

Heloísa de Oliveira Macedo é fonoaudióloga, doutora pelo Programa de Pós-Graduação em Lingüística do Instituto de Estudos da Linguagem (IEL), da Universidade Estadual de Campinas (Unicamp) e mestre em Distúrbios da Comunicação pela PUC de São Paulo. Suas produções atuais têm versado sobre a relação entre oralidade e letramento nas produções escritas de afásicos e não-afásicos (adultos e crianças). Atua como pesquisadora junto ao Centro de Convivência de Afásicos (CCA) – IEL, Unicamp, onde também é uma das participantes e colaboradoras no trabalho do Grupo 1. E-mail: helomacedo@uol.com.br

Lucia Masini é fonoaudióloga clínica, doutora em Lingüística Aplicada pelo Programa de Lingüística Aplicada e Estudos da Linguagem (Lael/PUC-SP) e docente da faculdade de Fonoaudiologia da PUC-SP. E-mail: lumasini@uol.com.br

Lucila Maria Pastorello é fonoaudióloga, mestre em Semiótica e Lingüística Geral pela Faculdade de Filosofia, Letras e Ciências Humanas da USP e doutoranda na área de Linguagem e Educação na Faculdade de Educação da USP. É consultora para projetos em literatura infantil em escolas e editoras e membro da banca examinadora do Certificado de Proficiência em Português como Língua Estrangeira (Celpe-Bras), organizado pelo MEC. E-mail: lucilap@uninet.com.br

Maria Cecília Bonini Trenche é fonoaudióloga, mestre em Distúrbios da Comunicação pela PUC-SP, doutora em História e Filosofia da Educação pela PUC-SP e docente da Faculdade de Fonoaudiologia da PUC-SP. Lidera, junto com Clay Rienzo Balieiro, o grupo de pesquisa Métodos e Processos Clínico-Terapêuticos, cadastrado no diretório do CNPq. E-mail: cecilia@trenche.com.br

Miriam Aparecida Graciano de Souza Pan é professora do Departamento de Psicologia da Universidade Federal do Paraná. Na mesma Universidade coordena o Núcleo de Psicologia, Educação e Trabalho, no qual desenvolve atualmente Projetos de Pesquisa e Extensão em Práticas de Letramento e Processos Subjetivos de inclusão e exclusão escolar. Doutora e mestre em Letras pela UFPR. Especialista em Educação Especial pela PUC-PR, onde se graduou em psicologia e fonoaudiologia. Possui artigos publicados em periódicos nacionais e internacionais. E-mail: panpsico@netbank.com.br

Neusa Amorim Fleury Machado é pedagoga e fonoaudióloga, com especialização em psicopedagogia, e mestre em Distúrbios da Comunicação pela Universidade Tuiuti do Paraná. É docente do curso de Pedagogia e Fonoaudiologia da Universidade do Vale do Itajaí (Univali), Itajaí-SC. E-mail: neusafm@brturbo.com.br

Patrícia Prado Calheta é fonoaudióloga, mestre em Lingüística Aplicada pelo Lael-PUC-SP e docente da Faculdade de Psicologia e Fonoaudiologia da Universidade Metodista de São Paulo. Participou da organização do livro *Assessoria e fonoaudiologia*: perspectivas de ação (Revinter, 2005). E-mail: anselmopatricia@uol.com.br

Sueli Fernandes é doutora em Letras pelo Programa de Pós-Graduação em Letras da Universidade Federal do Paraná. Atua como assessora técnico-pedagógica do Departamento de Educação Especial da Secretaria de Estado da Educação do Paraná; é professora dos cursos de Letras e Pedagogia do Centro Universitário Campos de Andrade (Uniandrade) e em cursos de pós-graduação em diferentes instituições de ensino superior do estado do Paraná. Desenvolve pesquisas e consultoria na área de letramento para surdos, com foco no ensino de português como segunda língua. E-mail: suelif@seed.pr.gov.br